提升基层医疗服务能力
视域下的医联体运行机制研究

鲁盛康　马鸣　杨忆文　著

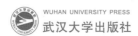

WUHAN UNIVERSITY PRESS
武汉大学出版社

图书在版编目(CIP)数据

提升基层医疗服务能力视域下的医联体运行机制研究/鲁盛康,马鸣,杨忆文著.—武汉:武汉大学出版社,2021.11

ISBN 978-7-307-22578-7

Ⅰ.提… Ⅱ.①鲁… ②马… ③杨… Ⅲ.医疗卫生服务—研究—中国 Ⅳ.R199.2

中国版本图书馆 CIP 数据核字(2021)第 182724 号

责任编辑:陈 豪 责任校对:汪欣怡 版式设计:马 佳

出版发行:**武汉大学出版社** (430072 武昌 珞珈山)
(电子邮箱:cbs22@ whu.edu.cn 网址:www.wdp.com.cn)
印刷:武汉邮科印务有限公司
开本:720×1000 1/16 印张:21.75 字数:321 千字 插页:1
版次:2021 年 11 月第 1 版 2021 年 11 月第 1 次印刷
ISBN 978-7-307-22578-7 定价:65.00 元

前　言

随着人口老龄化、非传染性慢性疾病发病率的增高和人类预期寿命的延长，各国医疗卫生体系都面临着越来越大的压力和挑战。由于历史、政策、制度等各种原因，我国城乡二元结构由来已久，在医疗卫生领域的突出表现就是资源分布和利用的不合理。一方面，近50%的城市人口拥有80%的医疗卫生资源，超半数的农村居民医疗卫生资源相对不足；另一方面，大部分优质卫生资源又集中在大中型医院，基层医疗卫生机构优质资源匮乏。世界卫生组织指出，提高医疗卫生体系效率是实现健康千年发展目标的必由之路，而医疗卫生服务整合是提升体系效率的重要手段。2009年，《中共中央国务院关于深化医药卫生体制改革的意见》明确提出要重构城市医院与基层医疗卫生机构的分工协作机制，各地积极响应开展了各种医疗卫生服务整合重构的尝试，包括医疗机构间的兼并、联合、托管、对口支援等形式。实践证实，医疗联合体是深化医疗联合体制改革制度创新的重要形式，它有利于调整优化我国医疗资源的结构布局，促进医疗卫生工作重心下移和资源下沉，提升基层服务能力，有利于医疗资源上下贯通，提升医疗服务体系整体效能，更好地实施分级诊疗和满足群众健康需求。本书着眼基层，从提升基层医疗卫生机构服务能力角度入手，寻求发展基层医疗卫生机构的路径和长效机制，从制度设计上找到医疗联合体分工协作的动力机制，促进我国医疗卫生健康事业的发展。

目　　录

第一章　绪　　论

一、研究背景

(一)人口老龄化

1. 我国已进入老龄化社会

人口老龄化已经逐渐成为我国经济社会发展中面临的一大问题。1971年7月,国务院转发原卫生部军管会、商业部、燃料化学工业部等部委《关于做好计划生育工作的报告》(国发文〔1971〕51号),要求加强对计划生育工作的领导,标志着我国在政策层面正式开始实行计划生育政策。1973年7月,国务院成立计划生育领导小组,提出"晚、稀、少"的口号,我国开始全面推行计划生育政策。1982年2月,中共中央进一步发文《关于进一步做好计划生育工作的指示》(中发文〔1982〕11号),提出人口增长控制目标,要把人口自然增长率控制在13‰以下;同年9月,计划生育被定为基本国策;同年12月,计划生育政策被列入宪法,提倡晚婚、晚育,少生、优生,从而有计划地控制人口增长。此后,独生子女的数量急剧增长,总的出生人口数不断减少,少儿占总人口的比例不断降低,老年人口占比逐年增长,人口老龄化现象日益显现。进入21世纪以来,我国的人口老龄化问题更加严重。联合国国际人口学会《人口学词典》规定,一国60岁以上人口占比达到10%,或65岁以上所占比例达到7%,就步入老龄化社会。1999 年年末，我国 60 岁以上人口所占比重已达到 10%，自此我国已经进入了老龄化阶段。[①] 2010 年全国第六次人口普查显示，60 岁以上人口占比为 13.3%，65 岁以上人口所占比例为 8.9%，[②] 两个指标都远远超过了联合国的标准，面临的老龄化挑战越来越严峻。2015 年，我国 65 岁以上人口达 14386 万人，占比为 10.5%；2018 年，65 岁以上人口上涨到 16658 万人，占比为 11.9%；2020 年，65 岁以上人口为 19063 万人，占 13.50%，[③] 对比 2010 年 65 岁以上人口占比 8.9%，10 年间共上涨了 4.6 个百分点，增长速度较快。与世界其他国家比较，我国老龄化虽起步相对较晚，但由于人口基数大发展极快，人口老龄化已然成为我国的基本国情。

2. 我国老年人口增长迅速

衡量人口老龄化的人口统计学指标除 60 岁、65 岁以上老年人在总人口中的占比外，一国或地区年龄中位数、少儿人口比例、老年人与少儿人口比例、老年人口比例年平均增长率、抚养比等也是常用的指标。本书以老年人口系数和老年抚养比来说明我国老年人口增长情况。老年人口系数（old population coefficient）是指一个国家或地区 60 或 65 岁以上人口占总人口的比重，本书以 65 岁人口占比作为老龄化参照指标。老年抚养比（elderly dependency rate，ODR）是指一个国家或地区中非劳动年龄人口中老年人口数占劳动力人口数的比例，本书将该计算公式中老年人口的划分标准定为 65 岁。这一指标表示每百名劳动人口需要负担多少个老年人的抚养任务。国际上，将老年抚养比划分为三种类型：（1）年轻型，指老年抚养

---

① 李建民，原新，王金营. 持续的挑战——21 世纪中国的人口形势、问题和对策[M]. 北京：科学出版社，2000：94-142.

② 国务院人口普查办公室. 中国 2010 年人口普查资料[M]. 北京：中国统计出版社，2012：112-125.

③ 陆亚楠. 我国仍是世界第一人口大国，约占全球人口 18%——人口家底有了新变化[N]. 人民日报，2021-05-12（2）.

比小于 4%；（2）成年型，指老年抚养比介于 4%～7%；（3）老年型，指老年抚养比大于 7%。根据 1992—2020 年《中国统计年鉴》统计数据来看，我国 1992 年 0～14 岁的少儿占比最高，高达 27.6%，15～64 岁年龄段的人口占比为 66.2%，65 岁以上老龄人口的占比为 6.2%。1999 年年底，少儿占比为 25.4%，15～64 岁年龄段的占比为 67.7%，老龄人所占比重约为 7.0%，自此我国进入老龄化阶段。1992—1999 年，老龄化增长还相对缓慢，7 年仅增加 0.8%，但步入老龄化以后增长迅速。2020 年，我国人口数为 141178 万人，0～14 岁的少儿占比为 18.0%，相比 2010 年减少了 8.5%，15～64 岁人口数占比为 63.4%，65 岁以上老龄人口占比为 13.5%。65 岁以上老龄人口数与 2010 年相比，增长了 4.6 个百分点，增长十分迅速；人数从 2010 年的 7218 万人增长到 2020 年的 19064 万人，净增长 11846 万人，增长了近 1.64 倍。由此可见，我国人口老龄化的趋势正在加速。具体发展趋势见图 1-1。

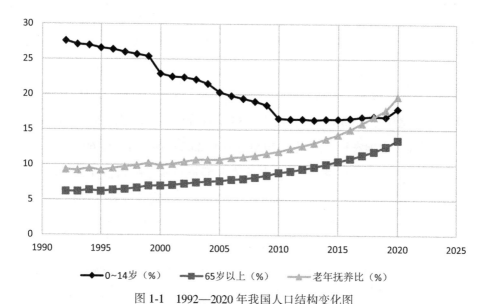

图 1-1　1992—2020 年我国人口结构变化图

数据来源：根据 1992—2020 年《中国统计年鉴》整理。

另外，还可以通过老年抚养比这一指标来观察人口老龄化的现象。老年抚养比越大，劳动力所需要负担的越多，二者具有正相关关系。图 1-1 显示，老年抚养比大体上与 65 岁以上老年人比例同步增长。由 1992 年的 9.3%增长到了 2020 年的 19.7%。老年抚养比 2010 年为 11.9%，仅较 1992 年增长 2.6 个百分点，增长相对缓慢。2006 年的老年抚养比为 11.0%，2011 年为 12.3%，增长了 1.3 个百分点，相较前几年增长速度有所减缓。2012 年之后，老年抚养比又呈现快速上升趋势，比率由 2011 年的 12.7%，上升到 2020 年的 19.7%，增加了 6 个百分点。根据联合国的预测，到 21 世纪中叶之前，我国人口老龄化规模都将处于不断增长状态。到 2030 年，我国 60 岁以上老年人口规模将超过 3 亿人，到 2050 年将上升到 4.7 亿人左右，65 岁以上老年人口规模将从 2020 年的 1.7 亿人上升至 3.6 亿人。①

3. 我国人口老龄化结构不均衡

我国人口老龄化结构分布十分不平衡，主要体现在两个方面：城乡间不平衡、区域间不平衡。城乡发展不平衡体现为城乡人口年龄结构倒置，这在世界范围内也是一个比较普遍的现象，即农村老年人口的数量高于城镇。全国第六次人口普查结果显示，全国农村老龄人口占比为 10.06%，而城镇占比仅为 7.68%，二者相差 2.38 个百分点，农村老龄人口远远多于城镇;② 据《中国农村发展报告 2020》推测，2025 年我国农村 60 岁以上人口比例将达到 25.3%。③ 全国各省整体上都是农村老龄人占比大于城镇。出现这种老龄化结构上的差异主要是农村大量人口向外迁移所导致。随着我国城市化进程的开展，越来越多的农村青年出于发展和生活的考虑，进

---

① 杜鹏，Asghar Zaidi，陈鹤. 老年公平在中国 [R/OL]. [2021-05-13]. https://china.unfpa.org/zh-Hans/publications/老年公平在中国.

② 国务院人口普查办公室. 中国 2010 年人口普查资料 [M]. 北京：中国统计出版社，2012：84-98.

③ 中国社会科学院农村发展研究所. 中国农村发展报告 2020 [R/OL]. [2021-05-02]. http://www.cssn.cn/xnc/202008/t20200819_5171677.shtml.

入城市打工，甚至举家搬到城市生活；年轻人到城市求学，尤其是前往大城市上大学更为普遍。① 而农村老年人由于生活习惯和思想观念不愿改变，很多都更想留在老家农村，这使得大量老年人留守在农村，老年人口占比渐渐增大。区域结构上，我国东部地区老龄化程度最高，经济欠发达的西部地区老龄化相对较低。国际经验表明，经济发展程度往往与人口寿命和老年人口比例有很密切的关系。经济实力雄厚的地区有良好的保障制度、完善的社会福利，使得人口寿命延长，进而增加了发达地区的老龄化程度。所以，我国东部地区老龄化人口比例高于西部。

人口老龄化给社会发展带来一系列挑战：一是经济发展水平上，我国的人口老龄化水平超前于经济发展，"未富先老"现象突出；二是人口老龄化对未来经济可持续发展会产生潜在消极影响，随着老龄化的加剧，适龄劳动力人口比例越来越少；三是老年人口数量庞大，给社会保障体系、养老服务体系和老年人健康支持体系带来巨大压力，据专家推算，我国60岁以上老年人医疗卫生支出高达5000亿元，老人患病后对家庭连带造成的看护负担和间接经济损失更是难以估量。如何满足不断增长的老年群体在生活保障、养老服务和健康等方面的需求，将是极大的挑战。

(二)疾病谱及其经济负担

1. 非传染性慢性疾病发病率高

疾病谱(disease pattern)是指疾病按患病率(或死亡率)在整个疾病构成中的高低而排列的顺序，通常以前10位(或前5位)作为影响人群健康和生命的主要疾病。中华人民共和国成立以来，党和政府高度关注人民的身体健康，开展群众卫生运动，从预防减少疾病入手，保护人民群众健康。通过控制传染源、预防接种、改善环境等方式，有效控制了鼠疫、霍乱等

---

① 连蕾. 我国人口迁移过程中的空间效应实证研究[J]. 人口与经济，2016(2)：30-39.

烈性传染病的流行，消灭了天花、丝虫病等传染病，大幅降低了肠道传染病、寄生虫病和媒介传染病的发病率，基本上消除了克山病、大骨节病等重点地方病，国际社会对我国医疗卫生事业上取得的成就给予了高度评价。① 改革开放以后，随着经济的发展、人民生活水平的日益提高和工作生活方式的改变，以高血脂、高血压、高血糖为代表的"富贵病"，以及癌症、呼吸系统疾病等非传染性慢性疾病已成为广大人民群众健康的主要威胁。表1-1列出了根据第五次国家卫生服务调查的两周患病率整理得到的发病率排名前十位的疾病类别。由表1-1不难看出，由于社会经济的发展、医疗卫生事业的进步和人们生活方式的改变，与环境因素和不良生活方式密切相关的慢性非传染病患病情况日趋严重，影响我国人群健康的主要疾病和死亡原因已由急慢性传染病转为非传染性疾病为主的疾病模式。

表 1-1 发病率前十位的疾病 （单位:‰）

序号	疾病名称	2003 年	2008 年	2013 年
1	循环系统疾病	24.4	50.3	116.8
2	呼吸系统疾病	52.6	47.8	41.3
3	内分泌、营养和代谢疾病	3.1	7.4	28.4
4	肌肉、骨骼结缔组织疾病	14.7	25.0	16.5
5	消化系统疾病	21.1	26.4	15.0
6	泌尿生殖系统疾病	5.2	6.6	5.2
7	损伤和中毒	5.7	5.6	4.2
8	神经系统疾病	3.5	3.4	2.7
9	皮肤皮下组织疾病	1.9	3.0	2.1
10	恶性肿瘤	0.9	1.4	1.7

数据来源：第五次国家卫生服务调查。

---

① 中华人民共和国国家卫生和计划生育委员会. 中国疾病预防控制工作进展（2015 年）[J]. 首都公共卫生，2015，9(3)：97-101.

《中国心血管病报告 2018》调查显示，我国心血管病患人数约为 2.9 亿人，其中包括 2.5 亿高血压患者和 1100 万冠心病患者；而且《中国卫生和计划生育统计年鉴 2018》数据显示，自 2013 年来我国城市和农村人群冠心病死亡率呈持续上升趋势。目前脑卒中已成为 60 岁及以上人群的第二位死亡原因，其高发病率、高病残率、高死亡率使得脑卒中成为全球性公共卫生问题。《中国心血管健康与疾病报告 2019》显示，2014—2018 年我国 31 个省、自治区、直辖市 35~75 岁监测人群中，报告有缺血性脑卒中病史比例高达 1.7%。18 岁及以上人群糖尿病患病率已高达 11.2%，较 1980 年 0.67% 的患病率增长了百余倍；糖尿病前期患病率已高达 35.2%；我国大陆成人糖尿病患病人数达 1.298 亿。① 慢性阻塞性肺疾病（chronic obstructive pulmonary disease, COPD）是呼吸系统疾病中发病率最高的病种，以 COPD 为代表的慢性呼吸系统疾病病程长、反复发作，对全身多个器官产生严重影响。2019 年《慢性阻塞性肺疾病急性加重抗感染治疗中国专家共识》指出，我国 40 岁以上居民 COPD 的患病率为 13.7%，60 岁以上老年人群已超过 27.0%，即约有 1 亿名 COPD 患者。心血管疾病、慢性脑血管疾病、慢性内分泌代谢系统疾病、慢性呼吸系统疾病已成为健康的主要杀手。

2. 非传染性慢性疾病负担高

2011 年世界经济风险报告提出警示：心血管系统疾病、肿瘤、糖尿病、呼吸系统疾病及精神类疾病为主的五大类慢性病在未来 20 年对世界各国的医疗卫生体系和经济体系都将产生深远的影响。②《中国居民营养与慢性病状况报告（2020 年）》显示，2019 年我国慢性病导致的死亡人数已占全

---

① 中国心血管健康与疾病报告编写组. 中国心血管健康与疾病报告 2019 概要 [J]. 心脑血管疾病防治，2020，20(10)：437-450.

② Bloom D, Cafiero E, Eva Jané-Llopis, et al. The global economic burden of noncommunicable diseases[EB/OL]. [2021-04-03]. http://www.weforum.org/EconomicsOfNCD.

国总死亡人数的 88.5%,① 其疾病负担约占我国疾病总负担的 70%,② 慢性病的防治工作面临严峻挑战。

据世界卫生组织全球疾病负担研究报告显示,我国高血压患者人数超过 2.7 亿人,2013 年由高血压带来的直接经济负担高达 2103 亿元,占中国卫生总费用的 6.61%。全球疾病负担(global burden of disease, GBD)根据 1990—2013 年 188 个国家人口死因数据,通过发病率、患病率、死亡率、伤残调整寿命年(disability adjusted life year, DALY)等指标对疾病负担进行综合性评价。发展中国家的脑卒中死亡率占全球的 75%,脑卒中所导致的伤残调整寿命年占全球的 81%。作为发展中国家和世界第一人口大国,中国脑卒中的疾病负担尤为严重。2013 年全球脑卒中所导致的伤残调整寿命年占所有疾病的 4.62%,而中国占 9.71%,中国脑卒中的疾病负担占比是全球平均水平的 2.1 倍。糖尿病主要特点为患病率和致残率高,而早期就诊率相对较低,导致的经济负担非常沉重。2010 年全球 193 个国家的糖尿病健康开支总计为 3760 亿美元,人均 1330 美元,占全球健康开支总额的 12%。而且糖尿病的疾病负担还呈现出全球加重的趋势,2010 年全球共损失 24.9 亿个伤残调整寿命年,其中,因糖尿病损失 0.47 亿个伤残调整寿命年,所占比例为 1.9%。1990 年全球疾病负担顺位糖尿病排在第 21 位,2010 年上升至第 14 位,按区域排名,包括中国在内的东亚地区上升至第 5 位。③ 近 20 年来我国糖尿病的经济负担逐渐增加,我国糖尿病医疗总费用从 1993 年的 22.16 亿元,上涨到 2007 年的 2000 亿元,15 年间增加了 8 倍。2007 年我国 2 型糖尿病患者共 2346 万人,造成的总经济负担为 322 亿美元,其中直接和间接经济负担分别为 300 亿美元和 22 亿美

---

① 国家卫生健康委员会. 中国居民营养与慢性病状况报告(2020 年)[J]. 营养学报, 2020, 42(6):521.

② 孔天骄. 慢性病负担占比近 70%,全国政协委员霍勇建议完善慢性病管理体系[N]. 健康时报, 2021-03-06(5).

③ 宇传华,崔芳芳. 全球疾病负担研究及其对我国的启示[J]. 公共卫生与预防医学, 2014, 25(2):1-5.

元，人均 1372 美元。① 我国关于慢性阻塞性肺疾病负担的计量研究不多，朱永芬、蔡乐等（2014）对云南富民县慢性阻塞性肺疾病的经济负担研究结果显示，该病造成的人均直接经济负担为 6452.95 元。②

（三）我国医疗卫生资源总量及结构

1. 我国医疗卫生资源总量不足

我国的人口占全世界人口的 1/6 左右，而卫生总费用占世界卫生总费用的比重却远远低于 1/6。这一方面说明我国用较少的卫生资源解决了大量人口的医疗卫生问题，但同时也表明我国医疗卫生资源总体不足，优质卫生资源和人均卫生资源拥有情况更令人担忧。2009—2018 年 10 年间，我国卫生总费用支出不断攀升，截至 2018 年，我国卫生总费用已经达到 57998.3 亿元，占我国当年国内生产总值（gross domestic product，GDP）的约 6.4%。2009—2018 年各年卫生总费用占国内生产总值比重逐年增大（各年数据详见图 1-2），但如果横向比较，我国卫生事业总费用与其他国家地区相比还是稍逊一筹（见表 1-2）；如果考虑到庞大的人口基数和广大的人民群众需求水平，从某种角度而言，增长甚至可以说是微不足道的。我国卫生总费用、人均卫生总费用、卫生费用总费用占国内生产总值的比重都远远低于发达国家，甚至低于一些低收入国家。这在一定程度上也说明，我国医疗卫生事业发展还落后于自身的经济发展。我国优质卫生资源严重不足，截至 2016 年，我国每千人口执业（助理）医师数为 2.3，每千人拥有注册护士数为 2.5，大学本科及以上学历者，执业（助理）医师占比仅为 45%，注册护士占比仅为 10%。而欧美发达国家接收本科水平教育的执业医师占比高达 100%。人力资源质量有待提高，这和目前我国经济迅速发

① 胡善联，刘国恩，许樟荣，等. 我国糖尿病流行病学和疾病经济负担研究现状[J]. 中国卫生经济，2008，27（8）：5-8.
② 朱永芬，蔡乐，崔文龙，等. 云南省富民县吸烟相关慢性阻塞性肺病的经济负担研究[J]. 昆明医科大学学报，2014（12）：34-37.

展和人民群众不断日益增长的服务需求相比极不相称。

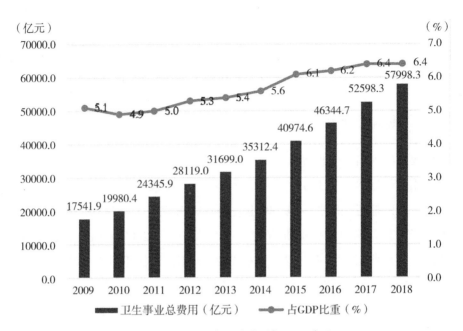

图 1-2 我国卫生事业总费用与 GDP 占比

数量来源:《2018 年中国卫生健康统计年鉴》。

表 1-2 世界各国或地区卫生总费用与 GDP 占比 （单位:%）

国家/地区	2000 年	2010 年	2015 年
全球平均	8.0	9.2	6.3
非洲地区	5.8	6.2	6.2
美洲地区	11.3	14.3	6.9
欧洲地区	8.0	9.3	7.9
西太平洋地区	5.7	6.4	7.0
巴西	7.2	8.4	8.9
南非	8.5	8.6	8.2
中国	4.6	4.9	6.1

数据来源：世界卫生组织和世界银行官方网站。

2. 我国医疗卫生资源分布不尽合理

目前，我国在医疗资源总量不足的前提下，还存在着公共医疗卫生资源配置不合理、结构不均衡的问题。医疗卫生领域的顶级配置、高新技术、先进设备和优秀人才等优质医疗资源基本都集中在大城市的大医院，而这些大医院对优质资源的虹吸效应仍在持续，优质医疗资源越来越丰富，以致出现了"大医院、小社会"现象。而小城市和小医院医疗服务资源短缺，基本建设和设备配置薄弱，检验技术水平低，且基层医务人员缺乏系统医学知识和能力锻炼，其提供的医疗服务无法完全满足群众的卫生服务要求。基层医疗卫生机构服务能力不济无法吸引和留住病员，导致医疗服务收入较低，进而无法留住高素质医疗卫生人才，无力购买、更新设备设施，与大医院形成显明反差，使医疗资源配置和医疗机构的发展陷入恶性循环。

根据图 1-3，分析 2009—2018 年我国公立医院数量和各等级医院患者

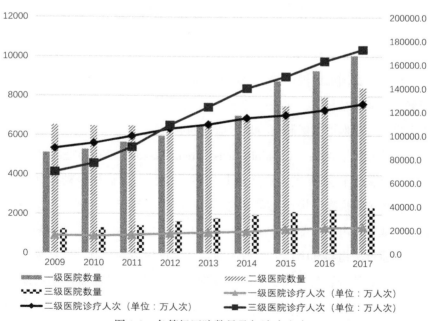

图 1-3　各等级医院数量及年诊疗人次

数据来源：《2013 年中国卫生统计年鉴》《2018 中国卫生健康统计年鉴》。

就诊和入院情况可以看出：全国一级医院、二级医院、三级医院数量均连年递增，其中一级医院数量增势较快，说明我国近年来越来越重视基层医疗机构的建设，但是一级医院诊疗人次增势缓慢，与一级医院数量的增势不匹配。三级医院虽然数量增势平缓，但诊疗人次曲线增幅很大，患者数量增势迅猛。这说明不论是门诊还是住院，患者都过度集中于医疗资源丰富的三级综合性医院，致使本身就短缺且配置不合理的医疗卫生资源的供给结构更加失衡，极大地影响了医疗卫生服务的公平与效率。

二、问题的提出

(一)慢性疾病防治的特点

随着社会经济的发展和人类预期寿命的延长，许多国家都进入人口老龄化社会，人群中慢性非传染疾病发病高居不下。目前，我国心脑血管疾病、恶性肿瘤、慢性呼吸系统疾病、糖尿病等慢性非传染性疾病导致的死亡人数占总死亡人数的88%，导致的疾病负担占总疾病负担的70%以上，是普遍影响我国居民健康的主要疾病，成为制约健康预期寿命提高的重要因素。肝炎、结核病、艾滋病等重大传染病防控形势仍然严峻，地方病、寄生虫病等仍然严重威胁流行地区居民的健康。

慢性非传染性疾病(noninfectious chronic disease，NCD)是指不具传染性、具有长期积累形成疾病形态损害的疾病，如高血压、糖尿病、冠心病、脑卒中等疾病，慢性病需要进行及时的干预治疗，否则将对患者的生命造成威胁。由于大部分慢性病在临床上无法彻底治愈，这类疾病的治疗主要是通过药物和健康行为管理帮助患者进行病情的控制。这些疾病除危重等特定病情外，诊疗方式相对已常规化。大部分慢性非传染病属于常见、多发性疾病；越是常见、多发的疾病，诊疗方案越是相对简单和规范的疾病，基层医疗卫生机构可发挥作用的空间就越大。在基层医疗卫生机构诊治疾病不仅成本低廉，还可以节约稀缺的优质卫生资源。而且基层医疗卫生机构往往设在居民聚集居住区，患者前往就医也非常方便，就医成本低廉。因此，如果能有效调动基层医疗卫生机构包括基层公共卫生机构工作的积极性，从事常见病和慢病的防治，不论是诊断、治疗还是预防，我国都是能够很好解决新时期人口老龄化、慢性非传染性疾病发病率高这一难题的。

（二）基层医疗卫生机构现状

我国基层医疗卫生机构包括社区卫生服务中心、街道卫生院、乡镇卫生院、村卫生室和门诊部（诊所），它们占我国医疗卫生机构总数的94%以上。随着医药卫生体制改革不断深入，基层卫生工作成为新时期卫生与健康工作的重点。从2013—2020年各年卫生和计划生育事业发展统计公报和卫生健康事业发展统计公报可以看到，① 随着新医改的不断推进，我国基层医疗卫生机构总量持续增加；截至2020年，我国基层医疗卫生机构数量为970026个。基层医疗卫生机构的床位总数呈不断增加的趋势，其中，社区卫生服务中心和乡镇卫生院的床位数均呈明显增加的趋势，年均增长率分别为3.24%和3.19%，每千农村人口乡镇卫生院床位数的年均增长率为3.32%。我国社区卫生技术人员从40.6万增加到55.8万人，年均增长率为5.34%；同期乡镇卫生院卫生技术人员数由104.4万人增加到126.7万人，年均增长率为3.05%，略低于社区的卫生技术人员增长速度。卫生技术人员结构上，社区卫生服务中心的执业（助理）医师和注册护士的年均增长率分别为4.12%和7.14%，而乡镇卫生院的年均增长率分别为1.92%和6.31%，同样略低于城市社区的人员增长速度。基层医疗机构医护比例倒挂现象比较突出，尤其在村卫生室矛盾更为凸显。截至2020年年底，全国50.9万个行政村共设60.9万个村卫生室。村卫生室人员达144.2万人，

① 2018年3月根据全国人民代表大会提出的方案进行了改革，将国家的卫生和计划生育委员会的职责进行了整合，由此组建中华人民共和国国家卫生健康委员会。此前每年发布《卫生和计划生育事业统计公报》，之后改为发布《卫生健康事业发展统计公报》。

其中执业(助理)医师 46.5 万人、注册护士 18.5 万人,而《全国医疗卫生服务体系规划纲要(2015—2020)》(国办发〔2015〕14 号)中规定的医护比目标为 1∶1.13。基层医疗卫生机构卫生设施配备水平偏低,且卫生设施存在功能不全、适用性不高和更新速度缓慢的问题。综上,我国基层医疗卫生机构主要的问题是服务提供能力不能满足宏观国家三级卫生服务网络规划和居民医疗服务需要。

不过经过基层医疗卫生机构标准化建设和各方努力后,目前基层医务人员对于各种常见病和慢性病的规范治疗还是有了一定的提升,但是还有更大的进步空间。这需要我国整个医疗服务提供系统的协同,需要从城市大医院医务人员到基层医务人员的共同努力,特别是需要大医院对基层发挥好专家人才的辐射作用,专科医生需要跟基层医生加强结合,特别是心脑血管疾病、恶性肿瘤、呼吸系统疾病、糖尿病这几大慢病的专科医生更应该注重和基层的结合,以更好地实现基层医疗卫生机构的服务功能。

(三)优化资源配置,提高基层能力

由于历史、政策、制度等各种原因的综合,我国城乡二元结构由来已久,在医疗卫生领域的突出表现就是资源分布和利用的不合理。一方面,近 50%的城市人口拥有 80%的医疗卫生资源,超半数的农村居民医疗卫生资源相对不足;另一方面,大部分优质卫生资源又集中在大中型医院,基层医疗卫生机构优质资源比较匮乏。①

2009 年 1 月,国务院常务会议通过《关于深化医药卫生体制改革的意见》(中发〔2009〕6 号)和《2009—2011 年深化医药卫生体制改革实施方案》(国发〔2009〕12 号),这标志着我国新一轮医药卫生体制改革方案正式出台(以下简称《新一轮医改》)。新一轮医改指出:要进一步完善医疗服务体

---

① 牛亚东,张研,叶婷,等. 我国基层医疗卫生机构医疗服务能力发展与现状[J]. 中国医院管理,38(6):35-37,41.

系建设，大力发展农村医疗卫生服务体系，完善以社区卫生服务为基础的新型城市医疗卫生服务体系，建立城市医院对口支援农村医疗卫生工作的制度。这是改革开放以来非常明确地提出要夯实基层医疗卫生服务机构的基础，并提出以高等级医院帮扶基层医疗卫生机构的形式，促进存量医疗卫生资源再配置。自此各地开始了各种尝试，有些地方借鉴国外整合型医疗(integrated delivery systems，IDS)的理念开始组建医疗集团，以便更好地实现集团内医疗卫生工作的有效分工，缓解三甲医院人满为患，床位利用率紧张，基层医疗机构无人问津的困境，并取得一定效果。

　　受到医院集团盘活存量资产，促进基层医疗卫生机构发展的启发，2013年"两会"期间，原卫生部陈竺部长在接受媒体采访时首次提到"医改下一步的重点是建立医疗联合体"，也常简称为医联体，并指出建设医疗联合体需要调动全科医生积极性，促进医疗资源下沉。这与后来我国进行的医疗联合体建设概念基本一致，可以视作我国医疗联合体概念在政府层面的首次提出。2015年5月，国务院办公厅印发了《关于城市公立医院综合改革试点的指导意见》(国办发〔2015〕38号)，首次在政策文件中明确提及医疗联合体，医疗联合体建设正式进入探索实施阶段。同年9月，国务院办公厅下发《关于推进分级诊疗制度建设的指导意见》(国办发〔2015〕70号)，明确提出了医疗联合体建设对分级诊疗制度的保障和促进作用。2016年8月，国家卫生计生委下发《关于推进分级诊疗试点工作的通知》(国卫医发〔2016〕45号)，将医疗联合体建设和家庭医生签约服务等一同列为推进分级诊疗的重点工作，进一步明确了医疗联合体和分级诊疗之间的关系。此外，初步提出了城市、县域两种类型的医疗联合体模式。2016年12月，国家卫生计生委出台了《关于开展医疗联合体建设试点工作的指导意见》(国卫医发〔2016〕75号)，对医疗联合体、医疗共同体、专科联盟、远程医疗协作网四种模式进行了初步归纳，我国医疗联合体开始进行试点实施。2017年，政府工作报告做出了三级公立医院要全部参与医疗联合体并发挥引领作用的工作部署；同年4月，国务院办公厅印发了《关于推进医疗联合体建设和发展的指导意见》(国办发〔2017〕32号)，明确指出："到 2020 年，所有二级公立医院和政府办基层医疗卫生机构要全部参与医疗联合体。"

虽然目前医疗联合体的建设正在全国如火如荼地进行，然而对于究竟何谓"医疗联合体"，目前仍然没有一个明确的定义；医疗联合体的相关研究大多停留于理论层面和案例介绍层面，深入的实证性研究不多。到底怎样建设医疗联合体，才能更好地盘活我国现有的医疗资源，真正有效实现优质医疗卫生资源向基层医疗卫生机构配置？何种医疗联合体运行机制创新才能更好提升基层的服务能力？医疗联合体治理方式如何才能更好地促进不同级别医疗机构的融合？这些问题亟待回答。

三、研究的目的和意义

基层医疗卫生机构医务人员业务水平偏低，服务能力欠佳，是导致居民就医选择高等级医院的重要原因之一。因此，通过医疗联合体建设优化资源结构布局，实施分级诊疗的必要前提是提高基层医疗卫生机构服务能力。本书研究目的：以提升基层医疗卫生机构服务能力、理顺双向转诊流程为重点，探索医疗联合体内不同级别医疗机构间目标明确、权责清晰、公平有效、分工协作的运行机制。

研究的意义主要体现在以下两个方面：(1)理论层面上，首先，本研究着力于基层医疗卫生机构服务能力提升，谋求医疗联合体整体功能的优化，侧重点有别于以往的体系构建，能进一步完善分级诊疗体系构建的理论框架；其次，本研究将涉及如何利用互联网、大数据促进医疗机构间的协同，提升基层的服务能力，这可推动互联网医疗等新型医疗业态的理论研究进展。(2)现实层面上，基层医疗卫生机构服务能力的提升，分工协作机制的形成，既可提高疾病，尤其是慢性病防治效果，大幅降低医疗费用，又可促进我国医疗资源合理配置，同时还迎合了居民医疗服务的诉求和顶层设计的政策意图。

四、研究内容

本研究拟从基层医疗卫生机构视角，探索能提升基层医疗卫生机构服务能力，促进城市医院优质医疗资源往基层配置的医疗联合体运行机制，具体研究内容主要有以下几个方面：

(一)医疗联合体内基层医疗卫生机构职责

我国医疗卫生相关政策制度虽已明确三级医疗服务网络中各级机构的职责，但这并不意味着各级医疗机构已具备相应的能力，可实现相应的功能。故研究内容首先是探明当前基层医疗卫生机构的基本情况，对照政策规定的职能，结合居民医疗卫生服务需求找到能力短板，具体研究包括：(1)调查了解基层医疗卫生机构现实的服务提供能力；(2)调查了解城乡居民医疗服务诉求和就医行为特点；(3)根据上述两项调查结果界定现阶段基层医疗卫生机构的职责。

(二)医疗联合体运行模式及机制

通过收集已有文献和现场调查的方法，调查目前医疗联合体的主要运行模式和内部运行机制，分析比较不同模式医疗联合体运行的特点，总结各种机制的利弊。分析医疗联合体内各医疗机构的行为表现，以及利益相关者对医疗机构的作用，研究政府与市场、医院管理者与员工、患者和家属以及医疗保险政策和卫生行政部门的管制对医疗机构行为模式的作用，厘清医疗机构开展分工协作的动因，找出医疗联合体产生协同作用的原理。该部分研究重点是找到大型医院与基层医疗卫生机构合作的压力源和动力源，破解阻碍医疗资源向下配置的羁绊，构建能持续发展基层医疗服务能力的医疗联合体运行机制。

(三)提升基层医疗卫生机构服务能力的路径

提升基层医疗卫生机构服务能力是本研究的重点，在基层医疗卫生机构服务能力提升路径研究上，主要内容包括：（1）依据基层医疗卫生机构现实的服务能力与设定的职责功能目标查找差距，确定影响基层医疗卫生机构服务能力的维度要素；（2）深入分析国内外基层医疗卫生机构建设已取得的经验；（3）探索基层医疗卫生机构利用大数据、远程医疗提升服务能力的效果；（4）运用沙锥模型理论(sandcone model)厘清与服务能力提升有关的维度要素，如卫生政策、医疗联合体治理结构、激励制度、双向转诊制度、员工职业生涯管理等之间的关系，进而探寻基层医疗卫生机构服务能力提升的最佳路径。

（四）医疗联合体建议对策

根据上述研究结果，聚焦我国基层医疗卫生机构服务能力提升，针对医疗联合体建设和运行中存在的各种问题和不足，主要从政府管理的角度，提出进一步促进医疗联合体建设和持续发展的策略和建议。

五、研究的基本思路和方法

（一）研究的基本思路

首先，通过文献回顾明晰医疗联合体、运行机制、分级诊疗等几个关键概念和内涵，洞察医疗联合体的理论基础和相关研究的最新进展，确定研究大体框架。其次，在文献回顾的基础上，深入归纳不同医疗联合体运行的特点和优缺点，分析我国当前各种医疗联合体运行存在的主要问题。而后，再通过实地调查了解城乡居民医疗服务需求的特点，重点是了解居民对基层医疗卫生机构的服务诉求；同时结合基层医疗卫生机构能力现状，探明能力短板。最后，针对基层医疗卫生机构服务能力不足，探索以提升基层服务能力为主要意图的医疗联合体运行机制。

（二）研究的主要方法

1. 文献研究法

采用非结构、非定量的文献检索方法，系统检索中文、外文数据库，以及部分有关医疗整合、社区首诊、双向转诊、分级诊疗、医疗联合体、医院并购、医疗机构分工协作、基层医疗服务能力提升的纸质文献资料。采用文献计量法和内容分析法对相关文献进行定量和半定量分析，并进行客观的、系统的归纳和总结。

2. 现场调查法

受研究经费的限制，本研究调查对象主要集中在湖北省、安徽省、江西省等地。根据各省医疗联合体建设现状和调研的可行性，选择各地典型医院为研究对象。调查总共有四部分：基层医疗卫生机构基本医疗服务能力调查，居民就医行为和基本医疗需求调查，关键人物及利益相关者访谈、医疗联合体调查。

（1）基层医疗卫生机构基本医疗服务能力调查：自行设计《医疗卫生机构调查表》，采用典型抽样法，选取样本地区有代表性的 10 家基层医疗卫生机构，调查其基本情况、基本医疗服务开展情况、基础设施设备配置情况、卫生人员基本情况、人员培训情况、远程医疗和大数据使用情况等；自行设计 Likert 四点量表，由基层医疗卫生机构管理人员、关键员工根据自身情况对服务能力评价指标打分，指标包括卫生政策、人员规模结构、医疗质量、服务水平、管理模式 5 个维度。

（2）居民就医行为和基本医疗需求调查：为确保样本代表性，除选择 10 家基层医疗卫生机构所在地居民为调查对象外，还采用分层随机抽样的方法，确保各市经济发展水平排在第 25、50、75 百分位街道（乡镇）至少 1 个，按目标式随机抽样方法，优先选择医疗服务利用率高的家庭（如慢性病家庭）为调查对象；自制调查问卷，调查居民的人口社会学特征、健康状况、疾病类型、就医机构、选择的原因、满意度、就医费用以及基本医疗需求等。在调查地选择 600 户家庭作为调查对象，通过入户、电话问卷调查方式，了解家庭成员 3 个月内的医疗服务利用情况；调查内容主要包括：家庭基本情况、家庭经济收入、个人医疗保险和健康状况、病后就医情况等。

(3)关键人物及利益相关者访谈：选取卫生行政部门管理者、医疗保险管理者、新农合经办机构管理者(部分地区两类医疗保障机构已整合)、医院以及基层医疗卫生机构的管理者和医护人员，采用半结构式深入访谈，通过自制的访谈提纲，收集访谈对象的意见，涉及的访谈内容包括：基层首诊、双向转诊、分级诊疗、医疗联合体运行的具体举措、存在的问题和困难、有关政策的作用和存在问题、基层医疗卫生机构服务能力提升办法等。

(4)医疗联合体调查：采用典型案例法，选择调查地典型医疗联合体开展现场调查，主要调查其运营模式，剖析协同作用的动力来源和动力机制。

3. 扎根理论

用扎根理论方法对访谈资料进行三级编码，找到制约基层医疗卫生机构服务能力的主要影响因素。

4. 数理分析法

运用 SPSS 20.0 做统计分析。对收集的各类数据资料采用双人核对方式，将数据录入 Excel 2016；首先对资料做一般描述统计分析；再采用一般线性模型对影响居民医疗行为的社会经济学因素、临床学因素做进一步分析；根据初步确定的变量进行多重对应和二分类 Logistic 回归分析；筛选区分度好、比分检验得分高的变量，排除变量间存在的交互作用得到最终的结果；以沙锥模型为理论依据，用结构方程分析影响基层医疗卫生机构服务能力各因素间的直接效应和间接效应，从而找到能力提升的合理路径。首先，采用 Cronbach's α 系数检测基层医疗卫生机构自评服务能力 Likert 量表信度；然后，采用验证性因子分析衡量调查表的聚合效度和区分效度；最后，用 AMOS 软件对变量和指标进行拟合，得到基层医疗卫生机构能力提升路径。

（三）研究的技术路线

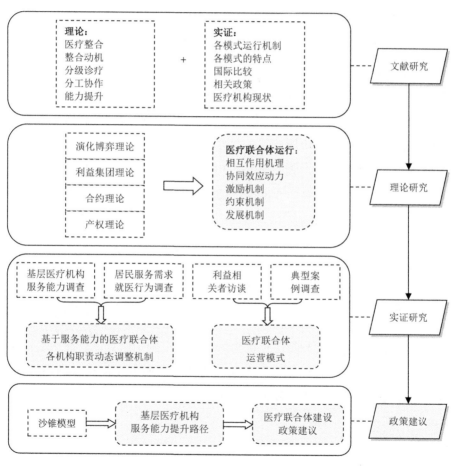

图1-4 研究的技术路线图

六、研究拟解决的关键问题与创新之处

(一)研究拟解决的关键问题

本研究拟解决的关键问题有以下两个:

(1)医疗联合体内各等级医疗机构职责的动态调整机制。当前,尤其是农村地区的基层医疗机构服务能力欠缺的现象比较突出,需要根据其实际服务提供能力和居民医疗服务需求,调整职责功能;以此为基础,确定医疗联合体内其他各级医疗机构的职责功能,并建立响应基层医疗机构能力提升的各级医疗机构职责功能动态调整机制。

(2)提升基层医疗机构服务能力。医疗资源的稀缺性,必然使得难以同时对影响基层医疗机构能力的所有维度按需进行改造。本研究选用沙锥模型理论,厘清各维度与服务能力,以及维度间的直接、间接效用关系,寻找能力提升的最佳路径,并据此设计医疗联合体运行机制,力图尽快提高基层医疗机构服务能力。

(二)研究的创新之处

1. 研究思路

研究思路上,提出根据医疗机构的现实能力确定医疗联合体内各级医疗机构的职责功能,并建立以服务能力为依据的职责功能调整动态机制。这是对现行的顶层制度设计模式的一种丰富和突破。

2. 研究内容

研究内容上,以基层医疗机构服务能力提升为研究的重要目标和核心,侧重点有别于以往医疗联合体体系构建,能进一步完善分级诊疗体系构建的理论框架,对医疗联合体建设也有一定的实践指导意义。

3. 研究方法

研究方法上，沙锥模型理论多用于制造业能力提升路径探索，文献检索尚未发现其应用于医疗卫生领域。本研究将之用于基层医疗服务机构能力提升路径的定量分析，这对相关研究和管理实践具有一定的参考价值。

第二章　医疗联合体的理论基础

一、核心概念

(一)健康及其属性

1. 健康的内涵

健康，通常被简单地认为是机体可以正常运作，没有疾病的一种身体状态。反过来看，如果机体受到某种程度的干扰，出现功能下降，生活质量受到影响甚至早亡，这种影响也多指有肉体疼痛感的不适，我们就视为不健康。《辞海》中对"健康"是这样定义的："人体各器官系统发育良好、功能正常、体质健壮、精力充沛，并具有良好劳动效能的状态。通常用人体测量、体格检查和各种生理指标来衡量。"这种提法显然要比"健康就是没有病"要完善些，但仍然是把人作为生物机体来看待。因为它虽然提出了"劳动效能"这一概念，但更多地仍是从纯生物学角度来分析健康，忽视了人生活、工作的社会背景，即没有考虑到人在交往和心理等社会人方面的需求。《简明不列颠百科全书》中关于"健康"的定义是：使个体能长时期地适应环境的身体、情绪、精神及社交方面的能力。这一定义虽然在概念的描述中提到心理因素，但在测量和疾病分类方面缺乏具体的内容。可以说，这一定义是从生物医学模式逐渐向生物—心理—社会医学模式过渡的产物。世界卫生组织(World Health Organization，WHO)在成立之初就在

《世界卫生组织宪章》中提到健康的定义：健康是一种在身体上、心理上和社会上的完满状态，而不仅仅是没有疾病和虚弱的状态。不难看出，世界卫生组织关于健康的定义，将个人健康的内涵从生物学的领域扩展到精神和社会关系层面，从社会人的角度把人的身心、家庭和社会生活的健康状态也都包括在内。世界卫生组织关于健康的定义是我们目前比较公认的定义。1978 年，国际初级卫生保健大会发表了《阿拉木图宣言》，提出"健康是基本人权，达到尽可能的健康水平，是世界范围内的一项最重要的社会性目标"。至此，获得和维护健康被视为每个人的权利，健康问题不仅仅事关个人工作生活，而且是涉及提高生命质量和保护生产力，关系国家昌盛、民族振兴、中国梦能否如期实现的大事。我国《宪法》第二十一条规定：国家发展医疗卫生事业，发展现代医药和我国传统医药，鼓励和支持农村集体经济组织、国家企业事业组织和街道组织举办各种医疗卫生设施，开展群众性的卫生活动，保护人民健康。这进一步说明保护人民健康，国家也要肩负职责。我国政府向来高度关注并大力发展我国医疗卫生事业，改善生活居住环境，维护广大人民群众的身体健康。

2. 健康的社会性

健康不仅仅是个体赖以生存的人力资本，它更是社会全面、协调、可持续发展的一种社会财富。美国著名微生物学家勒内·杜博斯就认为：健康可以看成是发挥功能的能力……健康人并非没有健康问题，但健康人能够做他们想做的事。健康无论对于个体还是社会来说都是一种宝贵的财富。对于个人来说，健康是个人人力资源形成和发挥效力的必要前提；对于社会来说，健康是特定范围内社会生产力发展的基石。健康与发展密不可分、相互促进，健康是社会发展的前提，社会的发展又能促进人的健康，而且发展的根本目的也是为了促进人的健康和福祉。联合国发展署的报告中就曾经指出，长寿且健康的生活、获得教育的机会是确保体面生活所必需的资源，是人类发展所需要的三大关键选择。卫生经济学也已经证实，个体健康不仅与个体收入高低相关，是决定家庭收入的重要因素，它还与经济社会发展息息相关。无论对于个体还是社会，健康都是最重要的生产力，丰富而又健康的人力资源是任何国家经济发展的必备基础。医疗服务、公共卫生不仅仅作为一种公共品或准公共品被民众消费，它更是一种社会性的健康投资。国家对医疗卫生事业的投资，是一国经济和社会可持续发展的根本保障，也就是对国家健康财富的投资。单纯追求经济粗放式增长发展，不顾及环境和人民健康的维护和改善，必然是一种寅吃卯粮、涸泽而渔的行为，终究要付出巨大的社会健康成本。

健康是一项社会权利。世界卫生组织认为，超越种族、宗教、政治信仰和经济社会条件的差别，享有可获得的最高健康水平应是每一个人的基本权利之一。通过发展医疗卫生事业，改善和创造符合生理、心理和社会要求的工作生活条件，可以预防疾病的发生，增进人体健康。现代医学的重要职能之一就是要保持个体与其生活环境的调适，使个体成为一个身心健康的社会成员；当社会成员因生理、心理等疾病脱离或不能适应社会时，对其加以调适，并使之重新回到社会体系之中。从发展的眼光来看，国家发展医疗卫生事业，提供各种医疗卫生服务是在创造一种机会，而非单纯提供一种产品。对于个人而言，这是一种公平参与各类社会活动的机会；对于国家而言，这是一种谋求长远可持续发展的机会。高质量的医疗卫生服务应当是全体民众可以获得的权利，而不管他们的经济状况和社会地位如何。

现代医学已证实，在人的一生中，影响个体健康的因素是多方面的，其中生活方式大约占 60%，社会因素大约占 10%，气候因素大约占 7%，环境因素大约占 15%，医疗服务大约只占 8%，遗传因素仅为 15%。[①] 生活方式是在一定社会条件下，人们各种生活实践模式的总和，它一定受到社会经济、文化和价值观的影响；人们的生活方式还要受工作方式的影响。由此可见，个体健康影响因素中绝大多数是外部环境因素。综上，健

---

① 申曙光，曾望峰. 健康中国建设的理念、框架与路径[J]. 中山大学学报(社会科学版)，2020，60(1)：168-178.

康不仅是个体人力资本，也是经济社会可持续发展的重要基础；个体健康极大程度上受到社会环境的影响；享有健康是人的根本权利；国家对人民健康负有一定的职责，政府要发展医疗卫生事业，保护人民健康。健康是医疗卫生服务的产出物，虽然并非所有的医疗服务都是公共品，但鉴于健康的属性和医疗卫生服务的信息不对称性，以及我国的社会主义性质，政府必须主导医疗卫生服务的提供，不断优化医疗卫生服务的提供体系，让人民群众享有便捷、适宜、必需的医疗卫生服务。

（二）基层医疗卫生机构及其职能

医疗卫生机构，是指依法定程序设立的从事疾病预防、诊断、治疗等各类医疗和卫生活动的机构总称。医院、社区卫生服务中心、乡镇卫生院是我国医疗卫生机构的主要形式；此外，还有各类疗养院、门诊部、诊所、卫生所(室)以及急救站等，它们共同构成了我国的医疗机构。基层医疗是指位居第一线的，以门诊服务为主体的医疗，是整个医疗保健体系中最基本的层次，是广大人民群众获得医疗保健系统的门户。基层医疗卫生机构则是主要提供基本公共卫生服务和基本医疗服务的专业机构。根据《2020中国卫生健康统计年鉴》的归类，我国基层医疗机构主要包括社区卫生服务中心(站)、街道卫生院、乡镇卫生院、村卫生室、门诊部、诊所(医务室)等。它们主要负责提供诊断明确常见疾病、病情稳定的慢性疾病等基本医疗服务和公共卫生服务。

我国绝大多数基层医疗卫生机构属于非营利性、公益一类组织，其主要职能包括：(1)预防职能，指基本的卫生诊断、疫情监测和报告，具体有肺结核、出血热、艾滋病、新冠肺炎、甲型流感等重特大传染性疾病预防，常见传染病防治，地方病、寄生虫病防治，儿童成人各类预防接种工作，健康档案管理，对所管辖的群众进行爱国卫生指导等。(2)保健职能，主要分儿童、妇女、老年等各项保健工作，儿童保健不仅需要对辖区儿童提供保健服务，还要对辖区内托幼机构卫生保健提供相应指导；妇女保健主要是开展妇女常见病预防、筛查和不同年龄层的针对性保健服务；老年保健工作则是对辖区老年人进行疾病预防和自我保健知识普及、家庭访视、提供针对性的健康指导。(3)医疗职能,指对患者进行日常诊疗工作,慢性病筛查和重点慢性病病例的管理,对精神类疾病患者进行病案登记管理,参与辖区大中型活动的现场医疗救护,参与建立医疗联合体,落实分级诊疗制度等。(4)康复职能,对有身体残疾、精神类疾病、骨伤后等属于康复期内的人员或有相关需要的家庭和团体组织进行康复技能训练指导等。(5)卫生宣教职能,对辖区内居民进行各类卫生知识普及讲座,在重点场所和对重点人群开展健康教育活动,宣传健康行为和健康生活方式等,对个人和单位团体等进行健康管理。(6)优生优育职能,指的是对有需要的人群进行计划生育方面的相关技术服务和咨询指导,发放避孕药具等。

(三)分级诊疗

2009年颁布了《中共中央国务院关于深化医药卫生体制改革的意见》(中发〔2009〕6号),即新医改方案首次提出,要建立城市医院与社区卫生服务机构分工协作机制。2010年,原卫生部、中央编办、国家发展和改革委、财政部、人力资源和社会保障部五部委联合发布《关于公立医院改革试点的指导意见》,进一步确立了公立医疗机构间分工协作的发展方向,并扩大了医疗机构分工协作的范围,文件指出要建立公立医院之间、公立医院与城乡基层医疗卫生机构之间的分工协作机制,其目标是建立职责分明、分工有序、富有效率的公立医院服务体系。2013年,党的十八届三中全会决定指出:"完善合理分级诊疗模式,建立社区医生和居民契约服务关系。"这是分级诊疗这一概念正式在官方文件中被提出。随后,2015年9月8日国务院办公厅发布了《关于推进分级诊疗制度建设的指导意见》(国发〔2015〕70号),为指导各地推进分级诊疗制度建设,围绕总体要求提出以强基层为重点、完善分级诊疗服务体系、建立健全分级诊疗保障机制、组织实施四方面的具体指导意见。

所谓分级诊疗,就是按照疾病的轻、重、缓、急和治疗的难易程度进行分类，不同级别的医疗机构按照分工的不同，承担不同类型疾病的治疗，各尽所长，实现不同类别疾病治疗的专业化。将大中型医院正在从事的常见轻症疾病的门诊服务、康复和术后简单护理服务等分流到基层医疗机构，以形成"健康进家庭、小病在基层、大病到医院、康复回基层"的新格局。大中型医院因此可以减轻由居民盲目跨级就诊、无序就医所造成的超负荷运行困境。不用在简单重复的病例上耗用太多宝贵资源，大中型医院可将主要精力放在疑难危重病例上，以及从事相关的医学研究工作。基层医疗卫生机构则可以获得大量常见病、多发病病例，长期地、大量地从事常见疾病、多发疾病的诊疗，对提高基层医疗卫生机构水平是大有帮助的，久而久之不同等级的医疗机构就可各尽其能，实现对不同疾病的分类专业化诊疗。

分级诊疗制度的内涵可以用 16 个字概括，即"基层首诊、双向转诊、急慢分治、上下联动"。基层首诊就是坚持患者自愿的原则，通过政策引导，鼓励常见病、多发病患者首先到基层医疗卫生机构就诊。双向转诊是指通过完善转诊程序，重点畅通慢性期、恢复期患者由高等级医院向下级医疗机构转诊，以及基层医疗机构将病情较复杂、危重、诊疗难度大的患者向上级医疗机构转诊，逐步实现不同级别和类别医疗机构之间的有序转诊。急慢分治是通过完善亚急性、慢性病服务体系，将渡过急性期患者从三级医院转出，转由基层医疗机构接续后期诊疗，落实各级各类医疗机构急慢病诊疗服务功能。上下联动是在医疗机构之间建立分工协作机制，促进优质医疗资源在不同等级医疗机构间纵向流动。建立分级诊疗制度，需实现慢性疾病、常见疾病、多发疾病的基层首诊和转诊，并构建布局合理、层级优化、功能完善、协同联动的城乡医疗卫生服务体系；同时，结合疾病诊疗特点，围绕患者预防、治疗、康复、护理等不同需求提供科学、适宜、连续、高效的各类诊疗服务。长期以来，我国医疗卫生事业一直坚持城乡三级医疗服务网络建设，新常态下分级诊疗制度建设的内涵，侧重于体系各层级间诊疗功能的有机整合与协同，通过统筹城乡医疗资源，明确各级各类医疗卫生机构职责分工，有效引导优质医疗资源和患者的下沉，规范就医秩序，确保基本医疗卫生服务的公平可及。

（四）医疗联合体

医疗联合体在我国什么时候开始出现，现在已难以考证。从已查阅的学术文献来看，这个词汇最早出现在《卫生经济》1985 年第 11 期，由杨选杰和刘跃平合写的《医疗联合体的调查分析》一文中。① 以中国知网、万方数据为主要检索工具，结合专家咨询发现，与医疗联合体称谓近似、相关的词汇很多，主要有：医疗联合体、医院联盟、医疗联盟、医院集团、医疗集团、医院托管、医院兼并、医院收购、医疗整合、专科联盟、医疗合作、医疗协作等。从广义角度而言，这些词汇与医疗联合体并没有本质上的差异，它们的核心意思有很多共同之处，都是通过某种形式实现特定区域内的资源再配置，以提高资源利用效率。

至今关于医疗联合体的概念莫衷一是，国内学者的观点主要集中在以下几种。白宣娇(2003)认为医疗联合体是医疗体制改革的一种形式，通常是由一家三级医院联合一个区域范围内的二级医院和社区卫生服务中心、乡镇卫生院等基层医疗机构组成的联合体；在这一联合体内，患者可以自愿选择距离较近的医疗机构进行诊治，比如在乡镇卫生院进行初次诊疗后，因疾病需要而逐级向更高等级医院转诊治疗。② 岳公正(2006)的观点与白宣娇有类似之处，他将医疗联合体定义为：为提高我国一定地区医疗卫生服务水平的新一轮医改活动或举措，其目的是在一定区域范围之内，由二、三级医院带头，联合其他基层医疗卫生机构对现有医疗体制进行的一种改革创新。③ 林娟娟(2014)认为：医疗联合体主要是以高等级医疗机构为主体，联合其他基层医疗卫生机构，实现医疗资源的共享，提升区域

---

① 杨选杰，刘跃平. 医疗联合体的调查分析[J]. 卫生经济，1985(11)：6-8.

② 白宣娇. 医联体：利益问题亟待解决[J]. 医院领导决策参考，2003(13)：37-39.

③ 岳公正. 管理型医疗运行机制特征与案例分析——镇江案例分析[J]. 北方经济，2006(2)：39-41.

内的医疗水平的不同层级医疗机构整合。① 朱凡、高卫益、马捷（2014）等学者通过对上海瑞金-卢湾医疗联合体进行实证研究后提出：医疗联合体是一定区域内为实现各类医疗单位或机构医疗资源共享而进行的整合。② 归纳言之，他们认为医疗联合体是以一个区域内高等级医疗机构为主体，联合该区域若干医院和基层医疗机构，通过横向或纵向的资源整合在一起的共同体。本书研究医疗联合体的主要目的是研究如何有效提高基层医疗卫生机构的服务能力，与政府所倡导的医疗联合体目的是一致的。为明晰概念，不妨首先分析一下国家政策中对医疗联合体的描述。

2017年5月9日，在总结各地医疗联合体建设试点经验的基础上，国务院办公厅于2017年4月23日印发《关于推进医疗联合体建设和发展的指导意见》（国办发〔2017〕32号），以下简称医疗联合体建设指导意见。文件中明确指出，建设医疗联合体的工作目标是在不同等级医疗机构间建立分工协作机制，促使优质医疗资源有序有效下沉，使医疗秩序更加合理规范。基本原则有：坚持政府主导，坚持公益性，面向基层、偏远和欠发达地区，资源下沉和能力提升。主要的组织模式有：医联体（医疗联合体）、医共体（医疗共同体）、专科联盟、远程医疗协作网四种模式。

鉴于特定的研究目的和政策指引，本书将医疗联合体定义为：旨在整合优质医疗资源，促成优质医疗资源分布的公平性，加强人民群众特别是基层、偏远和欠发达贫困地区人民群众对优质资源的可及性，由一所或几所高等级医院，通常为三级或二级医院，或者地区医疗机构龙头牵头组建，成员可以是三级医院、二级医院、社区卫生服务机构、村镇医疗服务机构等，以提高基层医疗卫生服务机构服务能力为主要目的的医疗合作体；其组建形式可以是，但不限于医联体（医疗联合体）、医共体（医疗共同体）、医疗机构托管、专科联盟、远程医疗协作网等模式。当前在医疗

---

① 林娟娟. 构建医疗联合体的关键问题分析及其对策建议[J]. 南京医科大学学报，2014(2)：104-107.

② 朱凡，高卫益，马捷，等. 新医改背景下瑞金-卢湾医疗联合体运行模式的实践与思考[J]. 中国医院管理，2013，33(5)：10-12.

联合体研究和实践领域中，牵头医疗机构多以城市大型三甲医院为主，称为核心医院；参与组建的其他医院以基层医疗卫生机构为主，称为成员医院。

（五）医疗联合体运行机制

"机制"一词最早源于希腊文，原指机器的构造和工作原理。对"机制"一词的内涵可以从以下两方面来理解：一是机器组成的具体零部件构造，以及形成特定构造的原因；二是机器具体运作的机理，即是如何工作的。理解机制这个概念，最主要的是要把握两点：第一，事物各个部分的存在是机制存在的前提，事物必然是由不同的部分组成的，各个部分必有存在理由，由此必然导出如何协调各个部分之间关系的问题；第二，协调各个部分之间关系一定是以一种具体运行方式进行的。机制是以一定的运作方式把组成事物的各个部分联系起来，并使它们协调运行而发挥作用的。

运行机制，简单来说，是指组织或者物质在一定的规律运作下，各要素之间的相互联系和相互作用，从而使组织更好运作下去的一种方式或方法。在一个组织或者物质中，运行机制形成相应的基本准则和相应制度，引导和制约着各群体在组织中的活动，从而保证组织各项任务与目标的实现。运作机制在不同的环境中呈现着不同的形式，如市场运行机制、竞争运行机制、企业运行机制等。在这些运行机制中，企业运行机制最为典型，也是人们提及最多的一种机制。在企业中，需要制定运行机制，在其引导下，形成规章准则，从而规范员工行为，实现企业协调、高效且灵活地运营，促进企业的长远发展。

医疗联合体作为一种较新型的医疗服务组织形式，在其运作发展过程中离不开机制发挥有效作用。为了让医疗联合体更好地发展运行，促进优质医疗资源往基层、偏远和欠发达地区配置，切实提高基层医疗卫生机构服务能力，需要对医疗联合体运行机制进行相应的界定和说明。目前，我国新一轮医改正在如火如荼地开展，中央虽然要求各地必须因地制宜开展形式各异的医疗联合体探索和建设，但至今并没有一个放之四海而皆准的

"金模式"，也就没有明确运行机制到底为何，如何构建。基于此，本研究设想，医疗联合体运行机制是指在政府主导下，以医疗机构自愿为基础，通过搭建医疗卫生资源整合配置平台，提升基层医疗卫生机构服务能力，有效实现分级诊疗，为居民提供整体性医疗卫生服务所进行的一系列活动的总和，主要包括组织形式、协同动力、利益主体间关系协调、治理结构、激励与约束制度以及绩效评估等各种制度政策安排。

二、医疗联合体的主要类型

自 20 世纪 80 年代医疗联合体在我国出现以来，医疗联合体的组建主要是秉承自愿的原则，各地医疗机构根据各自的诉求和特点，借鉴国内企业运营的做法和国际医疗机构整合的经验，灵活选用并创新了各种医疗联合体创建形式。纵观我国最近三十多年医疗联合体的创建历史，主要类型有：医疗机构(医院)联盟、医院集团、医院托管、专科联盟、远程医疗(集团)、医疗共同体等。以不同的角度对现有医疗联合体进行分类，医疗联合体有多种划分方式。例如：根据医疗资源重新整合方向的角度划分，医疗联合体可分为横向型医疗联合体和纵向型医疗联合体；根据医疗联合体内部医疗机构紧密关系的角度划分，医疗联合体可分为松散型医疗联合体、半紧密型医疗联合体和紧密型医疗联合体；根据各个医疗联合体内医疗机构类型的角度划分，医疗联合体可分为综合型医疗联合体和专科型医疗联合体；根据各个成员单位地域范围的角度划分，医疗联合体一定程度上可分为城区医疗机构联合体、县域医疗机构联合体、城市大医院与县级医院对口联合体以及省际医疗机构联合体等。下面针对几种常见的医疗联合体做简要介绍。

(一)按医学专科综合性划分

按参与组建医疗机构成员的医学专科综合性划分，医疗联合体可分为综合型和专科型医疗联合体。综合型医疗联合体是指，组建后的医疗联合体拥有多种医学专科，从我国医疗联合体组建的实践来看，这类医疗联合体往往提供综合各种科别的医疗和公共卫生服务，而且很多还具备医学研究、人才培养功能。2003年7月成立的大庆油田总医院集团就是一家集医疗、护理、教学、科研、预防、保健、康复于一体的综合型医疗联合体。该医疗联合体由大庆油田总医院、大庆龙南医院、大庆市九个一级医院、一个成员企业和大庆医学高等专科学校共同组成。其中，9个一级医院作为成员医院下辖13个社区卫生服务中心，大庆医学高等专科学校拥有两个研究所和一个司法鉴定中心，两个研究所为优生遗传研究所和特殊病原研究所。大庆油田总医院集团占地面积52万平方米，职工5400多人，设置病床3049张，固定资产原值11.4亿元，拥有国内领先的大型医疗设备2000余件（以上均为2004年组建之初时的统计数据）。这种类型医疗联合体的优势在于：提供的医疗服务范围综合广泛，有城市大医院品牌、设备和专业技术为保障，可以满足大部分患者的就医需求；同时，整个集团在核心大医院的带动下，在一定程度上能够较快提高基层医疗卫生机构的服务能力。但由于我国基层医疗卫生机构能力不足，以及高等级医院分级诊疗动力不一定强烈的现实，患者在基层首诊和双向转诊的实现上存在众多的困难。同时，由于基层医疗卫生服务质量不一定跟得上，患者获取医疗服务的及时性和就医体验上容易产生一定的不满。①

　　所谓专科医疗联合体，是指以专科医院为主要单位成员组建的医疗联合体，山东枣庄医疗联合体、北京儿童医院医疗联合体都是这一类医疗联合体的典型。2012年，北京儿童医院以推动公立医院改革为契机，探索建立专科联盟创新医疗联合体建设，初步搭建起全国儿科四级诊疗体系，以让更多患儿就近就医、及时就医、有序就医。作为专科医疗联合体核心的北京儿童医院先后对北京市大兴区人民医院儿科进行科室托管，对北京市顺义区妇幼保健院和河北省保定市儿童医院等专科医院进行整体托管，对

---

① 《中国医院》调研组.国企医院改革新取向——大庆油田总医院集团组建情况的初步调查[J].中国医院，2003，7（10）：5-7；刘湘彬.发挥大型医院集团优势搞好社区卫生服务[J].中国医院，2006，10（11）：51-53.

河南省儿童医院等省级专科医疗机构与地方政府进行共同托管。主要通过下派管理团队，帮助完善医疗、质控、门诊等管理制度；以学术讲座、临床带教、指导查房、疑难病会诊等方式，实现专家、管理"双下沉"，探索核心医院"单纯输血"和培育成员医院"自身造血"的双重帮扶机制，以有效加强托管医院专业学科建设为核心，带动基层成员医院技术水平和服务能力"双提升"，强化托管地当地儿科专业建设，并辐射周边地区，从而使更多患儿在当地就能得到及时、高质的诊疗。2013年，北京儿童医院又牵头组建跨省专科联盟——北京儿童医院集团，与各省级儿童医院实现"六个共享"：专家共享、临床共享、科研共享、教学共享、预防共享和管理共享，以资源共享的方式实现首都顶级医疗资源的放大效应。这种专科型医疗联合体的主要优势在于：专业性强，权威性高，以患者和学科为中心组建，针对特定病种能够得到及时有效和规范的治疗。但正由于其专业性强，该种医疗联合体模式也存在着难以满足患者多学科需求的弊端，只能有针对性地解决主要疾病的相关病症。①

（二）按成员等级划分

按组建医疗联合体成员是否为同一等级医疗机构，医疗联合体可分为纵向型和横向型两种类型。纵向医疗联合体一般是以三级综合医院为核心，以基层医疗卫生机构和一级、二级医院为成员单位开展的合作模式。排除政策性因素外，这种整合的初衷一般是想将三级医院的医疗技术和基层医疗机构的病员进行有效契合。我国现有医疗联合体多以纵向合作模式为主。武汉市第五医院组建的医疗联合体就属于典型的纵向型医疗联合体。作为汉阳地区唯一的三甲医院，武汉市第五医院直管区内6家社区卫生服务中心。在保持各基层成员医疗机构公益性质、独立法人身份、"六

① 田剑，牛雅萌，白继庚，等. 跨区域医联体内质量管理同质化方法初探[J]. 中华医院管理杂志，2016，32（2）：105-107；倪鑫，刘永，田剑，等. 北京儿童医院集团探索公立医院改革新模式的实践与思考[J]. 中华医院管理杂志，2015，31（9）：654-658.

位一体"职能不变的前提下，将其人、财、物统一移交给武汉市第五医院统一管理，形成分工协作的纵向区域医疗联合体。武汉市第五医院医疗联合体在资源整合方面，还未形成实体性的各种集约化管理中心，只是在具体运营方面实行集约化，即技术难度稍大、需贵重仪器设备支持的检查集中在大医院做，社区的基层医疗卫生机构只负责较基本常规的检查，并实现结果互认；医疗联合体内部器械、卫生耗材、试剂和药品等物品实行打包集中采购。在推进分级医疗和双向转诊方面，武汉市第五医院以提高社区服务能力为目标，主要从人才、设备等方面寻求突破。首先从人才方面入手，五医院委派高职称医生和中青年骨干医生轮流到社区坐诊，下派人员每月可获得来自医院和区政府给予的 2000 元补贴；同时分批次对社区医务人员进行规范化培训；并以五医院名义在社会上招聘在社区行医的医务人员，充实基层医疗机构人员队伍。其次，武汉市第五医院先后共投资 500 余万元，用于改善社区卫生服务中心基础设施，政府也投资为每家社区卫生服务中心配备"健康快车"，以方便患者双向转诊。为保证双向转诊畅通，武汉市第五医院建立了管床医生电话随访制度和主任医生定期查房制度；慢性病患者一出院，专门负责双向转诊的社管办人员就会通知相应社区，转出、转入双方安排专门人员跟进实现无缝对接。纵向型医疗联合体突出的优点显而易见，理论上可以让高等级医院的优质医疗资源向基层配置。不过，从武汉市第五医院纵向型医疗联合体的实践来看，要实现优质医疗资源下沉，政府也必须承担一定的成本，并对有关医疗保险、基本药物制度等政策做出一系列的调整。[①]

横向型医疗联合体的参与医疗机构范围相对狭窄，同等级医疗机构之间的合作才属于此种类型。其特点是：在同一区域的相同等级医疗机构横向联合比较容易实现规模效应，运营成本可以大幅降低，可以为社会提供更廉价优质的医疗服务。2017 年，国务院办公厅出台了《关于推进医疗联

---

① 黄培，易利华. 3 种不同类型医联体模式的实践与思考[J]. 中国医院管理，2015，35(2)：16-19；王笑君，王静，沈汉斌，等. 武汉市第五医院纵向医联体模式的创新与实践[J]. 中国卫生质量管理，2017，24(1)：72-74.

合体建设和指导意见》(国发〔2017〕32号),提出了四种医疗联合体组织模式,其中医疗共同体的某些具体类型应属于此类典型代表。

重庆市下辖彭水县由于地处大山深处交通不便,经济发展滞后,一度是国家级贫困县。2009年全县国民生产总值为59.20亿元,农村常住居民年人均可支配收入仅为17192元,分别在重庆市排名倒数第4和第7。受制于经济发展,彭水县基层医疗卫生机构的各种医疗卫生资源过去一直比较缺乏,具体表现为:业务用房紧张、医疗设施设备简陋、人员素质整体不高。用当地人的话来说,基层医疗卫生机构基本处于"运行相当艰难、发展几乎停滞"的状态。为解决上述问题,彭水县2009年着手开始尝试改革,当地卫生局牵头成立以农村卫生管理中心为决策机构,全县40家乡镇卫生院和社区卫生服务中心全部参与组建基层横向医疗联合体,借鉴企业集团化运营模式,对全县乡镇卫生院实行集团化管理。其具体运行机制如下:农村卫生管理中心为最高权力机构,主要负责各种重要决策和重要人士任免,管理中心下设会计核算中心和基本药物采购服务中心,主要负责乡村两级医疗卫生机构业务运行、质量安全、人才队伍的监督管理;乡镇卫生院和社区卫生服务中心为核心执行层,主要负责各自内部经营管理、利益分配。医疗联合体内财务统一由会计核算中心集中管理,每年会计核算中心提取基层医疗卫生机构业务收入的10%和医疗业务收支结余的10%作为公共储备发展基金,用于成员机构的基础设施建设、卫生设备集中采购、人才引进与培养等,以确保基层医疗卫生机构间相对公平和可持续发展。同时,为强化集中管理,在所有成员机构中建立统一的财会核算信息系统,各基层医疗卫生机构的业务收入、财政资金和医疗保险基金统一汇入会计核算中心。基层医疗卫生机构只预留日常周转资金,大额支出和人员薪资都由会计核算中心核定后直接划转支付;基层医疗卫生机构当月业务收支结余扣除20%后,主要用于人员绩效工资的发放。人才队伍建设机制方面,首先,建立津贴补助制度,以稳定基层卫生人员队伍,对在交通不便、经济条件差的地方工作的各类人员,有突出贡献的特殊人才每月给予一定额度的津贴补助。其次,建立人才引进制度,简化招聘程序,对特需人才实行快速转正定级、调高薪级工资、安家补助等优惠政策。再次，建立多层次的全科医生激励制度，对定向委培、在职参加全科医生培训的医师分别给予不同程度的补助；对从外县招聘自愿到基层工作 5 年以上的拥有中级职称的医生一次性给予 3 万元奖励；对于工作达到一定年限的优秀全科医生，可优先调入条件较好的乡镇卫生院或县城医疗卫生机构工作。最后，鼓励乡镇卫生院医务人员到上级医院进修，对到市级三级公立医院进修的医生按每人每年 6 万元标准发放补助。经过多年的发展，2017年彭水县基层医疗卫生机构总资产达 3.6 亿元，床位数 1462 张，首次超过重庆市 12 个县的平均水平，这对于底子较薄的彭水县来说非常难得。在医疗服务产出方面，也取得不俗成绩，人均每日负担诊疗人次为 11.8 人次，日均负担住院床日为 4.6 天，两项指标分别比地区平均水平高 63.8% 和59.6%。不过，人才引进和在职培养方面效果仍不太理想，人才结构改善不够明显。①

与纵向型医疗联合体相比，横向型医疗联合体在整合机构资源、贯彻政策方面的协同性较高，更有利于基层医疗卫生机构发挥防治结合的功能；乡镇卫生院在上转患者时，对县级医疗机构的选择具有更多的灵活性，患者具有更充分的选择权。同时，县级医疗机构可按照既定的不同功能定位，发挥各自的技术专长，吸引不同需求的患者就诊。但是，在技术帮扶方面，纵向型医疗联合体通过重点帮扶，对基层医疗卫生机构形成了更稳定的技术扶持机制，医疗业务合作关系较为紧密，更有利于优质资源下沉，提升基层医疗机构的技术服务水平。

（三）按成员单位地域范围划分

根据组建医疗联合体成员单位所涉及的地域范围划分，医疗联合体一定程度上可分为：城区医疗联合体、县域医疗联合体、城市大医院与对口

---

① 马艺，李顺平. 重庆市彭水县基层医疗卫生横向医联体改革成效分析[J]. 医学与社会，2019，32（2）：52-56.

县级医院联合体以及省际医疗联合体等形式。

城区医疗机构联合体就是指参与联合的成员都地处一个城市，成员间利用地缘相近的优势形成医疗联合体，以便在联合体内实现资源或病员的优势互补。2010年10月，上海颁布《关于本市区域医疗联合体试点工作的指导意见》，2011年，上海首个医疗联合体"瑞金-卢湾"医疗联合体诞生。在"瑞金-卢湾"医疗联合体组织架构方面，由百年老院瑞金医院这所三级甲等医院为核心医院，2所二级医院和4所社区卫生服务中心共7家医疗机构共同组成，形成"3+2+1"的医疗联合体模式，即三级、二级和基层医疗机构共同联合而成。该医疗联合体旗下医疗机构均为独立法人单位，以章程为共同规范，以管理、技术为联结纽带；医疗联合体理事会为最高决策机构，实行理事会领导下的总监负责制。在资源整合方面，医务人员在联合体内柔性流动；组建统一的后勤服务平台，以及医疗设备、药品、耗材等医用物资统一采购平台；财务统一管理。联合体内部以信息化为基础，开展检查检验结果共享互认、预约诊疗、双向转诊等，并借鉴美国将医院与检查检验中心分设的做法，建立区域检验检查中心和影像诊断中心等辅助诊断部门。为促进形成双向转诊的局面，首先，该医疗联合体以提高基层社区卫生服务中心服务能力为着眼点，统一安排二级、三级医院专家到社区基层坐诊，分批次安排社区基层全科医师和专科医生到上级医院接受培训。其次，在试点阶段，为激励当地居民在联合体内基层首诊，大力推行家庭医生签约制，签约的居民在医疗联合体内，按照社区首诊、逐级转诊的就医流程就可以享受一定的优惠；同时，签约居民在上级医院治疗且病情稳定之后，可以优先转置临近社区卫生服务中心进行康复治疗，非签约居民则不享受上述优惠。以此举措期望通过改变需方的就医习惯，来促进"社区首诊、逐级转诊"诊疗模式的形成。在配套政策方面，主要是进行了支付方式的改革，由医疗保障部门对各级医疗机构的单独支付调整为对医疗联合体统一预付。从"瑞金-卢湾"医疗联合体运行实际效果来看，它对分级诊疗还是起到了一定的作用。但同时也暴露出分级诊疗受制于基层基本药物制度，不同医疗机构转诊时患者需要依转诊次数反复自付住院起付金等各种政策的限制。另外，各级医疗机构的隶属关系比较复杂，成员医疗机构上级主管部门有上海交通大学、区县级政府和各级卫生行政机构等，管理"条块"现象比较突出，各机构间利益不尽兼容，各个医疗机构仍存在一定的竞争的关系，这些也限制了该医疗联合体的顺畅运行。"瑞金-卢湾"医疗联合体运行一段时间后，有学者还发现，基层医疗卫生机构服务能力不足是种种原因长时间作用的结果，很难一蹴而就得以转变，仅依靠专家下沉、社区医师再培训对于整体社区医疗水平提升是杯水车薪。①

县域医疗联合体主要是由地处同一个县内的医疗机构联合组建而成。通常，此类医疗联合体由一个或几个县级二级医院牵头，乡镇卫生院、村医务室和社区卫生服务中心为参与成员单位。青海省湟中县组建的医疗联合体就是该类典型。湟中县位于青海省东部，县城位于青海省省会西宁西部市郊，距西宁市中心仅 25 公里，交通便捷，县域境内有著名藏传佛教圣地塔尔寺。湟中县虽地处祖国青藏高原，属于西部少数民族地区，经济欠发达，但由于党和国家少数民族政策的大力倾斜，2013 年新型农村合作医疗参合人数就达 44 万余人，参合率近百分之百。不过乡镇卫生院人才缺乏，业务水平不高的现状仍比较突出。便捷的交通条件、全面的医疗保险覆盖、薄弱的基层卫生服务能力，以及近年当地居民收入的增长，使得湟中县居民越级到西宁大医院就诊现象十分普遍；而湟中县自身公共财政能力有限，无限的医疗服务需求和局限的医疗保障资金的矛盾愈演愈烈。因此，如何将患者留在县内就诊，实现医保资金供需平衡是当时湟中县亟须解决的问题。于是该县在 2013 年就尝试了县域内医疗卫生机构的纵向整合，具体做法是在县域范围内成立以县第一人民医院、县第二人民医院、县中医院为牵头医院的三个医疗联合体。以县二级医院为核心，与下级乡镇卫生院实行医疗业务、人员培训、医疗信息、技术帮扶、双向转诊、检

---

① 林婧，赵丹丹，马捷，等. 上海市瑞金-卢湾医疗联合体运行模式的实践与思考[J]. 医学与社会，2013，26（7）：25-27；朱凡，高卫益，马捷，等. 新医改背景下瑞金-卢湾医疗联合体运行模式的实践与思考[J]. 中国医院管理，2013，33（5）：10-12.

查考核为主要内容的统一管理，目标是提高湟中县基层医疗卫生机构的服务能力。主要的运行机制为：实现县医疗联合体工作领导小组管理下的医疗联合体理事会两级管理模式。医疗联合体工作领导小组由分管副县长牵头，县卫生局、县人力资源和社会保障局、县财政局、县发展和改革委员会、县监察局与县审计局等共同组成，其主要职责包括：对全县医疗联合体的建设规划、运行进行指导、监督、考核与职责审计，协调各相关部门政策，为医疗联合体运行提供政策和资金支持。医疗联合体理事会为日常运营管理机构，负责医疗联合体内部各医疗机构总体发展规划并落实具体工作。湟中县医疗联合体地方特点比较突出，政府起重要的主导作用，模式涉及的面非常广，涵盖了医疗机构行政管理、人力资源、双向转诊、信息系统互联和检查结果互认等多个方面。湟中县医疗联合体建立后的第一年，最明显的成效是平衡了当地县乡两级医疗机构以往诊疗总人次过于悬殊的状况，但未实质性地扭转医疗保险资金收支不平衡的状态；另外，县域内各类医疗卫生人员根据服务提供需要进行了再配置，基层人力资源短缺的状况有所改善。从湟中县医疗联合体的实践来看，在资金、人员和卫生设备相对较薄弱的地区，尤其是乡镇医疗资源不足问题较突出的情况下，政府的组织与协调可以在短期内较快实现资源的重新配置，这对于提高基层医疗卫生服务能力有一定促进作用，县域卫生信息化平台是整合服务体系的技术基础，但这种整合的长期效果还有待观察。①

为缓解城乡医疗资源分布不均、基层服务能力欠缺的困境，我国很早就制定了对口帮扶的政策，比如2006年原卫生部就下发了《关于印发公立医院支援社区卫生服务工作意见的通知》（卫医发〔2006〕244号），鼓励城市大医院主动深入基层，与基层建立协作关系，帮助基层提高服务能力。在这一号召下，很多省市开始了城市大医院与县级医院对口联合体建设的尝试。青海省人民医院医疗联合体就属于这种合作模式。青海幅员辽阔、

---

① 张鲁豫，朱炜明，马慧芬，等. 青海省湟中县医疗联合体改革实践[J]. 中国卫生政策研究，2015，8(10)：24-28.

地广人稀，相对于其他省市区，医疗资源分布不均、失衡现象更突出，基层医疗机构服务能力欠缺，医疗服务的可及性和同质性与群众期望达到国内平均水平有显著差距。2016 年，青海省人民医院与本省乌兰县人民医院建立医疗联合体。他们以提升基层医疗服务能力为切入点，以高端人才下沉为着力点，创新工作机制，实施医疗联合体内"双主任、双专家制"帮联制的运行机制，促进了核心医院"人才下沉"和"资源下沉"，做到医疗联合体内"多点执业合法化，劳务薪酬阳光化"。具体操作上，青海省人民医院神经外科、骨科、呼吸与危重症医学科、重症医学科等 56 个科室的 136 位高端人才下沉到基层医疗卫生机构，落实"双主任、双专家制"。下沉的专家不仅仅是坐诊，帮助基层能力不足的燃眉之急，还被聘任为下级医疗机构的科主任或首席业务专家，具体担任临床、科研指导工作。通过"双主任、双专家制"，切实提升了县医疗服务能力，同时解决了基层医院"接得稳"的问题。这大大提升了医疗联合体内基层医疗机构的服务能力，提高了医疗服务效率，明晰了各级医疗机构的功能定位，形成了病人的合理流向，降低了医疗费用，使群众坐收红利。不过青海省人民医院与乌兰县人民医院的联合有赖于政府的主导，短期效果确实不错。但由于没有涉及产权、管理权等深层次的变动，其帮扶范围仅仅限于技术帮扶，以及检查检验结果互认和共享，医疗联合体内部人、财、物等医疗资源管理权限不能统一调配，这可能不利于实现资源的高效再配置。①

（四）按产权关系划分

根据医疗联合体组建是否涉及产权变更，可以将医疗联合体分为实体整合型和虚拟联合型两种方式。实体整合是合作医疗机构间以产权合并为基础，达到内部统一管理、资源统一调度，整合方式主要有并购联合和资产重组两种。对公立医疗机构而言，由于产权属于各级地方政府，实体整

---

① 付锐森，王绍忠，赵春香. 青海医疗联合体体系建设研究——以青海省人民医院医联体建设为例[J]. 现代医院，2020，20（3）：326-329.

合型医疗联合体的组建通常要在各级政府的主导下完成。

2006 年年底，青岛大学医学院附属医院全资收购山东万杰集团下属万杰医院，2007 年 1 月在双方办理完成所有移交手续后，万杰医院正式更名为"青岛大学医学院附属医院东区"。被收购的万杰医院法人资格注销，不再设置财务机构，资金财务完全由青岛医科大学附属医院接管，实行统一管理，附属医院派出挂号、收费、住院、医疗保险办公室等财务机构及人员。这既保证了合并中最关键的财务整合，实现财务管理的规范化，又减少了职能部门的工作人员，节约了管理成本。行政后勤部门的整合也与财务部门类似，都由附属医院后勤总公司统一管理，充分发挥集约经营优势，突出成本管理和提高综合服务能力。东区后勤工作人员的各种维修服务效仿海尔集团的内部市场化做法，实行有偿服务、外包服务，人员成本完全由各科室、部门承担，有效地降低了医院运行成本。并购之初，东区医院员工 537 人，包括正式员工、合同制员工，返聘资深专家 60 人；行政管理部、业务管理部工作人员各 5 人，急诊科全为各科室下派的兼职人员；人员管理实行竞争聘任和岗位管理。收购仅一年，东区医院就取得不俗战绩，门诊量翻 5 倍，年人均业务收入近 50 万元，是原来的 3 倍。之所以取得如此骄人战绩，主要得益于收购后，青岛大学附属医院对原有设备设施进行了投资改造，实行"大专科、小综合"鲜明的战略，输送部分临床经验丰富的医务人员补充实力，以及凭借青岛大学附属医院"百年老院"的品牌效应。显然这种涉及产权变更的实体整合型医疗联合体的组建也有需获得主管部门批准，审批手续复杂，需要大量并购资金等不足，而且这种构建模式所能包容的医疗机构数量极度受制于资本的规模。①

虚拟整合多以医疗技术或资源或其他非所有权要素为纽带，通过达成一定契约(一般多为医疗联合体章程)形成联合，并共享医疗资源及其附带资源，以技术指导为主。南京医科大学附属无锡市人民医院于 2015 年年底

---

① 董鸣，陈维鹏. 公立医院收购民营医院后运行管理模式探析[J]. 中国医院，2009，13(1)：43-45.

正式启动了区域医疗联合体建设，组建的无锡市最大的医疗联合体就属于这种类型。该医疗联合体内共有成员单位 16 家，其中原南长区社区卫生服务中心 6 家和新吴区社区卫生服务中心 7 家、二级医院 1 家、民营医院 1 家、科研院所 1 家。联合体实行市、区政府领导下的理事会负责制。理事会设理事长 1 名，由无锡市人民医院院长担任，副理事长 2 名，由原南长区、新吴区管委会政府医疗卫生分管区长担任，理事由医疗联合体内各相关基层医疗机构负责人担任。理事会负责统筹协调医疗联合体内部各医疗机构总体发展规划、资源统筹、学科建设、人员培养等重大事项的决策管理，负责制订理事单位的权利义务及职责分工。医疗联合体的组建完全不涉及任何产权变更，属于典型的虚拟性医疗联合体。组建的医疗联合体帮扶形式主要以无锡市人民医院各科室与基层医疗卫生机构结对子的方式开展。具体措施有：专家定期到基层坐诊、专家培训带教基层医务人员、人民医院优先安排接受基层医务人员进修等。帮扶确实对提高基层医疗机构的服务能力起到了一定作用，但虚拟性医疗联合体的成员单位中，不同等级的医疗机构属于不同级别的行政部门管理，各成员单位都是独立的法人机构，财政渠道、医疗保险资金来源均不同，因此，理事会缺乏管理的有效性和权威性，收益分享、风险承担机制也并不健全。另外，各成员机构的医疗保险仍单独支付，不能体现一体共赢的利益兼容机制，三级医院与社区卫生服务中心的医疗保险定额差距较大，这些都给分级诊疗及双向转诊带来一定的阻力。①

（五）按管理权限划分

按管理权限划分，医疗联合体可分为紧密型、半紧密型和松散型。紧密型医疗联合体一般是指以一家三级医院为龙头，向下整合二级医院和/或社区卫生服务中心、乡镇卫生院等基层医疗卫生机构；这类医疗联合体

---

① 郭华，陈卫平，朱华淳，等. 某市医院医联体的构建及实施成效[J]. 江苏卫生事业管理，2017，28(5)：12-15；陈敏亚，陈卫平，罗春. 无锡市医联体信息管理平台建设实践[J]. 中华医院管理杂志，2016，32(11)：830-832.

多由政府主导，甚至政府出资补偿整合滋生的交易成本，组建后实行集团化管理。紧密型医疗联合体的特点主要表现为：医疗联合体内成员医疗机构的人、财、物属于同一个组织，实行统一调配，行政管理和经济利益一体化，基层医疗卫生不再是大医院的附庸，而真正肩负起民众健康的"守门人"，负责基层首诊和诊后康复、治疗等一系列工作。紧密型医疗联合体能有效降低各个医疗机构的运营成本，提高基层医疗卫生机构的服务能力，更好地推进分级诊疗；但由于该模式对管理的要求高、基层全科医生需求大等原因，其推广应用也面临着巨大的挑战。

镇江作为我国医疗体制改革的试点城市，很早就开展了各种体制上的大胆有益尝试，医疗联合体就是其众多改革中的惊鸿一笔。江苏康复理疗集团 2009 年 11 月组建，它是典型的紧密型医疗联合体。该医疗联合体的组织架构为：镇江市政府委托市卫生局作为出资人履行办医职能，成立以资产为纽带的紧密型医疗联合体，医疗联合体以第一人民医院为核心，还包括第二人民医院、妇幼保健医院、镇江新区医院、精神卫生中心等 5 家二级医疗机构和 10 家社区卫生服务中心。在资源整合方面，医疗联合体内部资源重新优化整合，组建了临检、影像、采购配供、消毒供应、信息和社区卫生管理 6 大中心，以实现医疗联合体内一体化管理和集约化发展，让所有成员共享医疗资源，降低医疗机构的运营成本。在推进分级医疗和双向转诊方面，首先，医疗联合体成立后陆续投入 500 多万元进行社区卫生服务标准化再建设，同时二、三级医院每派一名医生到社区坐诊，还可以获得一年 8 万元财政补贴，下派的医生也会在职称晋升方面得到一些优惠照顾，以此切实将人才、技术和设备下沉到基层。其次，医疗联合体推出了家庭健康责任团队服务，在社区开设康复联合病房，对下转至社区的康复病人，由医疗联合体医院派遣主任和护士长指导基层开展后续治疗工作；同时解决设备、药品、护工、转诊等问题，开展联合体内同质化医疗护理服务，缓解患者下转基层的顾虑，做到从个人到家庭医生再到三级医院之间无缝衔接。医疗联合体成立 4 年间，基层医疗卫生机构共向上级医院转诊病人 1.77 万人次，上级医院下转病人 6550 人，有效促进形成"小病在社区、大病在医院、康复回社区、健康进家庭"的新型有序就医模式。在配套政策等方面，镇江充分发挥卫生部门统筹管理医疗保险和医疗卫生服务的优势，开展了以总额预算、按病种付费、按人头付费等方式相结合的组合支付方式改革。同时，辅以对大医院医务人员的适当激励刺激，在医疗联合体内部形成了一个适当的利益共享机制。①

从管理权限角度而言，医院托管是仅次于以产权为纽带的半紧密型联合体。医院托管一般也是城市大医院与县级医院组建医疗联合体的常见方式。托管是在医疗机构性质不变、隶属关系不变、人员身份不变、职责不变，同时保持各级财政投入和相关政策基本维持原有状态下，将医疗卫生机构的行政、人事调配权和经营管理决策权进行委托管理的一种院际间联合方式。通过管理权限的委派，托管模式增强了托管医院的责任感和使命感，有利于建立不同层级医疗机构之间责任明确、机制灵活的双向转诊机制和密切的分工协作机制。广东省汕头市潮南区是该市山区面积最大、老区最多、贫困面积最广、基础设施落后、城市化水平最低的区域，卫生资源十分匮乏，人民群众就医难的问题十分突出。潮南区人口占汕头市 1/4 左右，仅有一所区属二级乙等区人民医院，该医院是由一所乡镇卫生院转制而来，基础较差。潮南区病床数仅占全市的 6.2%，医生数占全市的 10.5%，护士数占全市的 9.2%。全区在职医技人员共 1126 人，平均每千人口不足 1 人。卫生技术人员中，仅有副主任医师 12 人，主治医师 78 人。这样的医疗卫生条件根本无法满足当地人民群众对于基本医疗卫生服务的需要。在这一背景下，2006 年，汕头大学医学院第一附属医院在当地政府支持下托管了民营潮南民生医院。具体方式为，区政府和潮南民生医院作为委托方委托汕头大学第一附属医院对潮南民生医院进行全面托管；民营潮南民生医院产权关系没有变更，医院投资人作为产权所有者先负责出资对医院进行全面改造，并购买更新部分医疗设备；汕头大学医学院第一附

---

① 岳公正. 管理型医疗运行机制特征与案例分析——镇江案例分析[J]. 北方经济，2006(2)：39-41；梁思园，何莉，宋宿杭，等. 我国医疗联合体发展和实践典型分析[J]. 中国卫生政策研究，2016，9(5)：42-48.

属医院负责提供技术、人才和管理，负责潮南民生医院的日常运营，并向潮南民生医院收取一定的托管费用。潮南民生医院依托三甲医院的管理、医疗技术资源和设备的更新，在短期内服务能力得到迅速成长，潮南区医疗服务供需失衡的矛盾也在较短时间内得以缓解。经过 13 年的建设发展，2019 年，潮南民生医院病床数已从建院初期的 260 张发展至目前 1326 张，13 年来诊疗人次累计超过 520 万人次，一跃成为汕头市潮南区规模最大、设备最先进、技术力量最强的医院，经营规模在汕头市卫生系统中位列第四，综合实力位居广东省民营医院第 3 位，在"2017 中国非公立医院竞争力 100 强"排行榜中位列第 20 名。汕头大学医学院第一附属医院作为托管方，通过输出管理和技术力量，利用民营医院的资本扩大了公立医院的公益性医疗卫生服务范围和数量，有效地履行了大型公立医院的社会责任，缓解了原潮南区居民"看病难"的困境，让居民在家门口就能享受优质的三甲医院服务，免去远途就医带来的心理压力和经济负担，创造了良好的社会效益，更难能可贵的是探索出公立医疗机构如何利用民营医院资本提供公益性医疗服务的途径，这对我国医疗卫生领域借助民营资本发展医疗卫生事业有一定的借鉴意义。①

松散型医疗联合体是指参与组建医疗联合体的各医疗机构间不存在行政管理、人事调配和经济分配上的联系，更不涉及统一运营管理的问题，仅仅是以共享医疗资源、共建医疗服务为目标来开展的合作关系。该种医疗联合体模式组建较容易，组建成本低，但波动性相对较大，作用发挥不稳定。2005 年，为提升区域内医院管理水平、人才技术能力和病人满意度，在扬州市政府主导下，扬州市人民医院牵头，联合区域内 2 家县级医疗机构、10 家社区医疗卫生服务中心，建设成立了扬州市人民医院医疗联合体。该医疗联合体成员单位间实行协议式管理体制，医疗联合体成立理事会，设立医疗联合体办公室，负责每月帮扶人员下派安排、各院工作量

---

① 刘贻佳."以大代小"托管模式在民营医院成长中的探讨[J]. 吉林医学，31（14）：2143-2144.

统计、转诊会诊协调、征求意见、牵头召开工作座谈会等。优质医疗资源下沉主要通过扬州市人民医院临床医护专家到下级成员单位坐诊、查房、疑难危重病人会诊、专业技术人员业务培训、义诊及健康教育讲座等对口支援活动方式开展；同时，扬州市人民医院对下级成员医疗机构开放大型检查和特殊检验检查绿色通道，方便基层医疗机构共享本院先进医疗设备资源；和其他形式一样，不同等级医疗机构间也建立了绿色转诊通道，实施双向转诊。在医院管理方面，人民医院作为核心单位仅派遣管理人员协助成员单位管理，无权对成员单位人、财、物管理实施任何事实上的干涉，医疗联合体为完全松散型。经过几年的运营，双向转诊、优质医疗资源下沉效果均没有达到预期水平。松散型医疗体内人、财、物的管理均是独立建制，上级医疗机构可对基层医疗机构提供技术支持，组织人员培训、义诊，提供规范管理建议，但缺乏行之有效的监督管理。各家医疗机构的管理意识、人力资源结构、科室设置等有较大差异，管理上也不一定配合，这也不利于上级医院的成熟管理经验的实施和推广。各家医院间信息系统也未实现信息共享，医院间联系不畅，无法了解病人在对方医疗机构住院的诊断治疗详细情况，双向转诊渠道不够通畅。由于形式松散，双向转诊单位之间也缺少必要的信任和了解，有效沟通的渠道不多，一定程度上都不愿接受对方转来的病人，特别是治疗效果不好、术后恢复欠佳的病人，担心日后出现医疗纠纷而难以解决。①

　　以上依据不同划分标准对医疗联合体的分类，其关系并非是互斥的，不同划分结果存在着重叠，比如涉及产权变动的实体整合型通常也具有紧密型的特征，如果这种组建发生在不同层级医疗机构间，那还具备纵向型特征。现实中，不同医疗机构在组建医疗联合体时会根据实际产权隶属关系、组建目的、监管要求、利益相关者的诉求，灵活选择或创新组建方式。

---

① 李小芳，潘云龙，王永祥. 松散型医联体双向转诊的现状思考[J]. 江苏卫生事业管理，2018，29(3)：269-271；眭胜勇，马克杰，李杨，等. 医疗联合体实践难点问题分析与思考[J]. 中国医疗管理科学，2018，8(1)：19-23.

三、医疗联合体组建理论基础

(一)公共产品理论

自改革开放起,我国开始实行社会主义市场经济体制,如何处理好公平与效率、政府与市场、社会与个人之间的关系,一直是理论和实践争论、探讨的焦点。我们常用公共产品理论来分清政府与市场的关系。根据产品(此处产品包括有形产品和无形服务)的竞争性和排他性不同,社会上的产品分为公共产品、准公共产品以及私人产品。公共产品的特征是非竞争性和非排他性,私人产品则恰恰相反,准公共产品介于二者之间。在市场经济体制下,由于存在市场失灵、信息不对称等现象,从而使得市场机制无法按效率的原则对公共产品的生产、配给产生效力,人们在享受公共产品的时候就不可避免地出现"诱导消费""搭便车"等机会主义现象,因而无法实现全体社会成员的公共利益最大化。这时就需要政府来出面负责或管制公共产品的生产与提供,以缓解市场机制无法解决的难题。

各级医疗卫生机构提供的医疗卫生服务具有公共产品和准公共产品的特征。医疗卫生资源配置和医疗卫生服务提供如果完全依照市场机制,必然会出现市场失灵的现象。因而,政府有必要对医疗卫生资源配置与医疗卫生服务提供进行相应的干预,使全民享有基本医疗卫生服务,从而促进社会的和谐稳定,保障人民群众的基本健康权利。所以明确政府在医疗卫生事业发展中的责任,并且在医疗联合体建设的整个过程中给予相应的政策支持是非常必要的。因此,坚持政府主导、公益性为导向的运行机制,引导医疗联合体的发展不仅必要而且十分关键。

(二)帕累托最优理论

帕累托最优(Pareto optimality)也称为帕累托效率(Pareto efficiency),是由意大利经济学家维弗雷多·帕累托在资源分配中提出的概念,指一个群体在分配一定数量的资源时，如果从一种分配状态到另一种分配状态的改变中，在没有使任何人境况变坏的情况下，可以至少使得一个人境况变得更好。这一理论目前在经济学、工程学和社会科学中有着广泛的应用。当资源的配置达到帕累托最优时，会满足三个条件：（1）交换最优，即使再交易参与分配的个体也不能从中得到更大的利益；（2）生产最优，某个特定的经济体，如一个国家或地区必定在生产可能性的边界上；（3）产品混合最优，特定经济体产出产品的组合必须反映消费者的偏好。显然，帕累托最优状态是人尽其才、物尽其用、公平与效率完美契合的理想状态。创建医疗联合体是以盘活存量医疗资源为目标，有效促进优质医疗资源的下沉，从而一定程度上缓解城市大医院人满为患，医务人员工作负担较重，居民看病难，而基层医疗人、财、物相对闲置，所造成的资源相对不足和资源使用效率不高同存的现实困境。医疗联合体在解决医疗资源与医疗服务需求错配现象的同时，还能改善医患关系、提升医疗服务质量，其内在的逻辑是：通过医疗联合体有效实施分级诊疗，城市大医院患者必然减少，故医务工作者平均工作负担减轻，每位患者均摊到的诊疗时间必定增多，医患关系得到改善；同时，基层医疗机构也会因优质医疗资源的下沉，服务能力上升而使居民的信任感增加，最终导致就医满意度上升。总之，遵循帕累托路径的医疗联合体组建可以在节约医疗成本的同时，提高医疗服务效率和质量，使得优质医疗资源配置更加公平、可及。

（三）交易成本理论

1991 年诺贝尔经济学家得主罗纳德·哈里·科斯，于 1937 年首次在《企业的性质》一文中提出市场交易有成本的观点，独辟蹊径地讨论了企业存在的原因及其扩展规模的界限问题，创造性地提出了"交易成本"（transaction costs）的概念。之前人们一直认为市场是一双无形的手在不辞辛劳地配置各种资源，促成各种交易的实现，必须遵循市场机制来组织商品的生产和交易，这种行为本身是不存在成本的。科斯却指出交易本身存在成本，即所谓的交易成本，它是利用价格机制而产生的成本费用，或利用市场的交换手段进行交易产生的成本费用，包括提供价格的费用、讨价还价的费用、订立和执行合同的费用等。当市场交易成本高于特定组织内部管理协调成本时，企业便应运而生了，企业的存在正是为了节约市场交易费用，即用费用较低的内部交易取代费用较高的外部市场交易；当市场交易的边际成本等于企业内部的管理协调的边际成本时，就是企业扩张规模的界限。① 在科斯的研究基础上，交易成本的内涵一再被拓展，交易成本还包括对产权进行界定和控制的成本、监督管理的成本以及一系列对制度结构进行改变所需的成本，等等。

交易成本经济学偏重于结构取向，主要探讨如何选择合适的合作伙伴、合作组织间的策略联结和经济诱因，以及所有权的控制等问题。该理论最重要的研究内容之一就是如何让参与合作的组织觉得合作有保障且满意，主要论点在于组织可以通过合作以降低运营活动的风险。根据交易成本理论，假定参与合作当事人获得的信息是对称的，那么无论最初所有权如何配置，由于可以无成本地反复重新签订合约，那么总能形成事后的有效配置。因此，建立联盟的意义在于，各方通过合约配置所有权使事前投资的扭曲最小化。从这个意义上看，通过合约组建医疗联合体，可以节省各参与医疗机构和市场的交易成本，换而言之，就是建立医疗联合体比纯粹凭借市场机制运营成本低；同时，这也符合健康生产活动中的知识溢出效应和规模经济效应。从医疗联合体参与各方的角度看，组建医疗联合体至少可带来以下各种利益：（1）有资源优势的城市大医院可以通过技术和人员下沉，带动联合体内低等级医疗卫生机构业务技术水平提升，以吸引更多患者留在基层就诊，从而节省平日接诊大量常见病、多发病所徒增的运营成本，使城市大医院可以更专注于应尽本职，即危重病症、急重病症和疑难杂症的诊疗，以及医学科学研究工作；（2）低等级医疗卫生机构可以节省搜寻普通病人的成本，通过优质医疗资源下沉和上级医疗卫生机构提供的辅助，它们可提高自身机构的医疗服务质量和社会声誉，吸引常见

---

① Coase R H. The nature of the firm[J]. Economic, 1937, 4(16): 386-405.

病、多发病患者前来就诊。所以，根据交易成本理论，医疗联合体的各参与医疗机构都能实现交易成本的节约，即各参与医疗机构都能产生额外的净收益。此外，医疗联合体对于居民来说，降低看病的交易成本也是显而易见的。高等级医院尤其是知名三级甲等医院多位于省会、计划单列市等大城市，数量大大少于基层医疗机构；而且我国人口众多，人均医疗资源相对不足，优质医疗资源更是紧缺，故城市大医院常常人满为患。因此，对于大部分居民来说，去城市大医院看病要付出舟车劳顿、排队等候等交易成本。相反，基层医疗卫生机构占我国医疗机构总数八成以上，绝大多数分布在居民居住区，交通非常方便，在身边"小医院"就诊的就医成本比到大城市"大医院"看病的就医成本要小得多。总之，如果优质医疗资源可以下沉到基层，对不同层级的医疗卫生机构和患者来说节约的交易成本不容小觑。

（四）资源整合理论

约翰霍普金斯大学（Johns Hopkins University）教授安迪斯·潘罗斯（1959）在《企业增长理论》中提出"基于资源的企业理论"（resource-based view of the firm），她认为企业是一个管理组织，是人力和物力资源的集合。企业成长的基础是其自身资源和能力的突出特性和功能，并进一步把能力归于资源的最优配置和使用。[1] 沃纳菲尔特（1984）在《企业的资源基础论》一文中提出，企业是各种资源的集合体，各企业拥有的资源不尽相同，其中异质性资源决定了企业竞争力的差异。[2] 异质资源是企业竞争的优势源泉，当然并非所有的异质资源都能成为形成竞争优势的基础，只有具备有价值、不能完全被仿制、自我发展能力三个条件的异质资源才有价值。要实现企业的愿景和使命，企业的各种资源必须随着外部环境和企业内部条

---

[1] Penrose E T. The theory of the growth of the firm[M]. 4th ed. New York: Oxford University Press, 1995: 23-29.

[2] Wernerfelt, B. The resource-based theory of the firm[J]. Strategic Management Journal, 1984, 5(2): 171-180.

件的变化，不断相应进行整合与优化，并相机对战略也做出调整。企业通常都存在资源-能力-竞争力的递进过程，也就是不断进行资源能力的整合调整优化，持续竞争优势源于组织对于资源和能力在时间和空间上的不断整合调整，企业所拥有的异质性资源始于其对于不同资源的整合能力，这种整合能力不仅是对于企业内部不同资源的整合，也包括企业内部和外部资源的整合。企业竞争力虽然来自异质性资源，但还需要将这些异质性资源与其他资源进行有效的整合。所以，资源整合是企业竞争力的核心，这就是资源整合理论（resource and integration-based view，RIBV）的要义。常见的资源整合策略有：业务外包、企业合资、特许经营、资源共享、产品价值包拓宽、渠道共享、联合品牌、联合促销等。

通过资源整合获得资源上的异质性，构建竞争优势，同样适用于非营利性医疗卫生机构。医疗卫生机构进行资源整合的意义至少有以下两个：（1）获得竞争优势，虽然我国大多数医疗机构属于非营利性质，但非营利组织间并不排除竞争，而且由于医疗资源绝对稀缺性，医疗卫生机构之间必然存在着资源上的竞争关系；另外，非营利性医疗卫生机构通过占据竞争优势，发挥竞争标尺作用，可以控制医疗服务价格在适度的较低水平上，提高医疗卫生服务的可及性；（2）整合资源也是医疗卫生机构提高服务能力的重要手段，按沃纳菲尔特的观点来分析，所有的医疗机构由于发展的历程不同，其特点各异，通过挖掘发展这些特点就可能提高一定的医疗服务能力。基层医疗卫生机构业务上虽然与大医院有差距，但它们拥有地缘优势，而且长期扎根居民居住区，与居民建立了和谐的人际关系，这往往是大医院所不具备的，以此为基础建立起居民对基层医疗卫生机构在常见病和多发病诊疗上的信任，就能构建特有的竞争优势。

（五）协同理论

协同理论（synergistics）也称"协同学"或"协和学"，其创立者是著名物理学家哈肯。协同理论是研究不同事物共同特征及其协同机理的一门学科，其核心的内容包括协同效应、伺服原理和自组织原理。协同效应是指由于协同作用而产生的结果，在复杂开放的系统中，大量子系统互相作用，由此产生的整体或集体效应。如果系统内各子系统间协同得好，那么系统的整体性功能就好，系统则会发挥协同效应。如果一个管理系统内各子系统内部及之间相互配合，齐心协力围绕核心目标运作，就能产生"1+1>2"的协同效应，反之则会增加整个系统的内耗，各子系统难以发挥应有的效能，最终导致整个管理系统处于混乱无序的状态。

如果把特定区域内的医疗卫生事业视作一个系统，各级各类医疗卫生机构就是子系统。特定区域内医疗资源错配，医疗机构忙闲不均，就是整个系统没有实现协同效应。如果通过医疗联合体的组建，使特定区域内医疗卫生机构成为一个协同系统，那么医疗联合体内部各个不同级别的医疗机构就是构成协同系统的子系统，不同级别医疗机构的合作与分工是否协调决定着整个医疗联合体系统功能的发挥，如果医疗机构有准确的定位、明确的分工，各个级别医疗机构发挥不同的效果，把自身的利益和医疗联合体的整体利益紧密地联系在一起，同时政府、医疗机构、社会相互协作，那么就能使得协同效应产生最大化的效果。

(六)利益相关者理论

利益相关者理论(stakeholder theory)是20世纪60年代在西方国家逐步发展起来的新制度经济学的一个分支。利益相关者作为一个明确的理论概念，是由斯坦福研究所(stanford research institute，SRI)于1963年最先提出的。利益相关者是指那些离开其支持，组织就不可能生存的团体。1984年，费里曼(Freeman)出版了该领域内标志性的著作——《战略管理：利益相关者管理的分析方式》，使得利益相关者这一理论得以广泛使用，费里曼将利益相关者定义为：任何能够影响组织目标的实现或受这种实现影响的团体或个人。① 回顾利益相关者理论几十年的发展史，该理论的主要研

---

① Freeman R E, Reed D L. Stockholders and stakeholders：a new perspective on corporate governance[J]. California，management review，1983，25(3)：88-106.

究内容包括：组织的利益相关者有哪些，他们是如何影响组织运营和目标实现的；要通过何种机制来体现利益相关者的利益，这会给组织绩效带来哪些影响。

利益相关者之所以存在主要是因为，组织是一个开放的系统，其自身作为社会体系中的一员必须承担一定的社会责任；而且组织运行必然需要从外部输入一定的资源，对资源的依赖程度往往决定了利益相关者在组织中的地位；在社会大系统中树立良好的形象对于组织的生存和战略目标的实现至关重要。

各级医疗卫生机构是在社会大系统中运行的开放系统；医疗联合体建设的目标就是要通过联合这一特定形式，实现资源在医疗卫生领域的再配置，提高基层医疗卫生机构服务能力，满足居民医疗卫生服务需求。对医疗联合体的探讨不可能离开利益相关者的分析。健康既是人权的重要组成，又有极强的社会属性。我国社会主义制度和大部分医疗卫生机构公有非营利的性质，决定所有医疗卫生机构都肩负重大社会责任，必须迎合政府、居民等的需要和期望，否则，就丧失其应有的角色和资格。医疗卫生机构的高层管理者必须信守多重信托，履行医学和管理的伦理责任。在社会这个复杂的开放系统中，无论是在创建医疗联合体的过程中，还是在其医疗联合体日常运行的过程中，都不可避免要同众多利益相关者打交道，从外部输入各种资源。因此，分析各利益主体的利益，实现它们的利益诉求是医疗联合体成功运营的关键。这些利益主体包括：政府部门（卫健委、发改委、人社局、财政局、物价局、医疗保障局等）、上级医疗机构、基层医疗机构医务人员、辖区患者、商业保险机构等。只有明晰各主体的具体角色及相互关系，才能更好地对完善基层医疗服务进行研究。当然，医疗联合体自身作为一个子系统，同样需要按利益相关者理论权衡各自的利益，设计适宜的治理结构。

第三章　国内外医疗联合体发展现状与经验

一、我国医疗联合体发展的主要阶段

(一)国内医疗联合体研究文献的研究结果

1. 资料来源与方法

文献计量学(bibliometrics)是以文献体系和文献相关媒介为研究对象，用数学和统计学等计量方法，定量研究分析文献的信息分布、结构、数量关系和规律，进而探讨科学技术的某些结构、特征和规律，集数学、统计学、文献学为一体，注重量化的对文献情报进行分析的一门交叉性学科。计量的主要内容包含文献数量、作者数量和关键词汇数量等。本研究采用文献计量学的方法，回顾我国改革开放以来有关医疗联合体的正式发布文献，以此为重要依据总结分析医疗联合体在我国的发展历程。

本研究资料来源为中国知网上收录的期刊论文、会议论文、学位论文等，对我国医疗联合体发展历程的研究文献仅限于中文文献。在进行初步文献检索和专家咨询后，确定具体检测策略为：文献时间跨度：1985 年 1月到 2019 年 12 月；关键词：医疗联合体或医院联合体或医院联盟或医疗联盟或医院集团或医疗集团或医院托管或医院兼并或医院收购或专科联盟或医疗合作或医疗协作或医疗协作共同体。

文献的排除标准：重复文献，文献中无作者，未提及作者单位，外文文献，无时间标注，研究对象不是医疗联合体本身，只是以医疗联合体为载体的其他文章，如刊登的相关法律法规、转发的文件规定等。初次检索，共检索出中文文献4121篇；经过排除后，最终得到文献3924篇。

2. 文献检索结果

在中国知网上，医疗联合体的文献最早见于1985年，之后年文献发表数量约在10篇左右；1990—1997年，每年发表文献下降到5篇左右；1998—2005年，发文数量开始缓慢增多，每年达二十余篇；2006—2011年，发文数量进一步稳固增加。2013年，国内关于医疗联合体文献的发表数量呈跳跃式增长，文献数量激增至200篇，较2012年的72篇多128篇，增长率为164.10%，是2012年发文数量的2.78倍。之后，每年的发文数量逐年持续上升，2017年发文数量又再次急速增长，达630篇，比2016年增加255篇，增幅达68.00%；2018年发文数量为751篇，比上年增加121篇；2019年文献数量再增长91篇，达842篇，创历年之最。各年发表文献数量详见表3-1，文献各年增长趋势见图3-1。

表3-1 医疗联合体文献各年发表数量

年份	文献数量	数量比重(%)	年份	文献数量	数量比重(%)
1985	7	0.18	1995	2	0.05
1986	10	0.25	1996	8	0.20
1987	10	0.25	1997	4	0.10
1988	13	0.33	1998	13	0.33
1989	8	0.20	1999	11	0.28
1990	5	0.13	2000	17	0.43
1991	3	0.08	2001	21	0.54
1992	4	0.10	2002	28	0.71
1993	5	0.13	2003	29	0.74
1994	5	0.13	2004	28	0.71

续表

年份	文献数量	数量比重(%)	年份	文献数量	数量比重(%)
2005	52	1.33	2013	200	5.10
2006	42	1.07	2014	221	5.63
2007	48	1.22	2015	247	6.29
2008	38	0.97	2016	375	9.56
2009	45	1.15	2017	630	16.06
2010	51	1.30	2018	751	19.14
2011	79	2.01	2019	842	21.46
2012	72	1.83	总数	3924	100.00

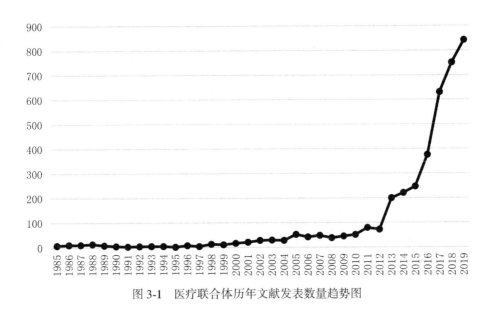

图3-1 医疗联合体历年文献发表数量趋势图

(二)我国医疗联合体发展的几个主要阶段

1. 第一时期：20世纪50年代至90年代末

成立医疗联合体的本质是通过整合医疗卫生资源，提高资源利用效率，满足人民群众对医疗卫生服务的需要。从广义的角度看，只要涉及医疗机构间的资源整合，都可以称为医疗联合体建设。当然，具体名称叫法各异。中华人民共和国成立初期，对私营诊所、流动游医进行的社会主义改造也属于广义上的医疗联合体建设。只不过其整合持续时间短，比较零星，规模、性质和主要目的与改革开放后的医疗联合体建设有一定区别。

本研究仅对中华人民共和国成立后的医疗联合体建设进行探讨，将我国医疗联合体建设的第一阶段界定为 20 世纪 50 年代至 90 年代末。这一时期又大致可分为两个阶段：1949 年至 1956 年社会主义改造完毕为第一阶段，20 世纪 80 年代至 90 年代末为第二阶段。

20 世纪 50 年代初，中华人民共和国刚刚成立不久，各行各业百废待兴。医疗卫生领域资源短缺、基础差的现况十分突出。为迅速提高人民群众的生活水平，完成不同医院、诊所等医疗机构的产权改造，第一届全国卫生会议做出《关于健全和发展全国卫生基层组织的决定》，1953 年起就在全国范围内了大规模地对基层医疗卫生机构进行整顿、调整，鼓励开业医师通过合并成立联合诊所或街道医院等形式的联合医疗机构。这些联合医疗机构人数不多，实行独立核算，自负盈亏，民主管理，属于集体所有制性质。这种涉及产权变更的个体医师、诊所、小医院间的联合应也属于医疗联合体。不过这一阶段的医疗联合体建设目的更多是对各类医疗卫生机构和个体的所有权进行社会主义改造，具有较强的时代色彩。

进入 20 世纪 80 年代后，我国实行了改革开放的政策，各行各业的发展进入了快车道，人民物质文化生活水平得到迅速提升，医疗卫生消费需求日益增长。"看病难"一度成为当时比较突出的社会现象。借鉴企业兼并重组的成功经验，各地也开展了形式各异的医疗联合体组建。从中国知网检索的文献来看，1984 年，辽宁省沈阳市、黑龙江省哈尔滨市就开始了卫生事业经济管理体制改革的尝试，两市分别在当地卫生行政管理部门的指导下组建了医疗联合体。沈阳市各级医疗卫生机构在自愿互利的基础上，实行了纵横交错的联合，横向采用医疗技术联合，纵向则实施医疗卫生资源整合。通过纵向或横向构建联系建立医疗协作联合体。哈尔滨最早的医疗联合体是由哈尔滨医科大学一医院牵头，该市 7 所专科医院、企业医院、疗养院和基层医院共同组建的哈尔滨医科大学附属第一医院医疗联合体（以下简称哈医大一院医疗联合体）。哈医大一院医疗联合体治理上采用的是理事会制。参与联合体的医院各派出一名或一名以上人员任理事，组成医疗联合体理事会。理事会全面负责联合体的运行、监督和协调工作。理事会下设办公室和技术委员会，负责执行理事会决议，处理日常事务，组织学术交流、技术培训、技术考核和科学研究等工作；理事会每月召开一次联合办公会。技术帮扶主要是通过哈尔滨医科大学附属第一医院派出高年资医生到成员医院兼任科室副主任，定期到基层医院查房、会诊、讲课、手术，每年免费接受下级医院一名人员进修等方式开展；管理上，哈尔滨医科大学附属第一医院还参与制定下级成员医院的专业发展规划，帮助各医院根据自身的特点确定专业发展方向；专业设备使用上，哈尔滨医科大学附属第一医院也将 CT、同位素、病理检查等当时较先进的各项检查向成员医院开放，成员医院的病人可以直接到哈医大一院做各种检查。为弥补哈尔滨医科大学附属第一医院为下级成员医院的付出，经济收入上其可向受益的下级成员医院每月每床提取 0.30 ~ 0.50 元不等的管理费，会诊、手术、讲课、查房等则按相应下派人员职称和时长单独给予个人一定数额的劳务费补偿。从实际运行效果来看，通过一定时期的联合，各成员医院的医疗业务和收入都有所上升，尤其是偏远地区的成员医院收治病人数上升幅度更大。但也有上级医院下派基层人员时常变动，下沉医务人员工作积极性较难调动，基层医院发展规划观点不一，成员医院收费标准调整困难，难以维系高职称人员的劳务补偿等问题。这一阶段的医疗联合体数量相对不多，合作都建立在自愿的基础上，形式以松散型为主，核心医院主要通过在下级成员医院提成一定的医疗业务收入，获得一定资源下沉的补偿为主。①

---

　　①　钟莹心. 哈尔滨医科大学第一医院医疗联合体成立［J］. 卫生经济，1985（1）：35；杨选杰，刘跃平. 医疗联合体的调查分析［J］. 卫生经济，1985（11）：6-8.

2. 第二时期：20 世纪 90 年代末至 2013 年

由于历史原因，我国医院一度由多个不同的部门举办，由不同的行政部门领导，隶属关系比较复杂。比如：隶属中央各部委的部管医院，隶属地方的市属医院、企业医院等。医疗卫生资源的配置也不是完全遵循区域医疗服务需求，而是主要按部门和地方行政隶属关系来配置，医疗服务供给与需求存在一些脱节现象，医疗卫生资源配置效率和公平都有一定的不足，总量投入不足、浪费现象并存。资源错配的同时，医院功能定位也存在错位的现象，比较突出的问题是患者集中在城市大医院看病，而中小医院尤其是基层医疗卫生机构门可罗雀，"看病难"问题在此时期一度越演越烈。其间，医院发展的模式沿用改革发展初期粗放式外延扩展模式比较普遍，同一地区内相同功能、规模的医院重复建设，规模不经济、过度竞争的苗头开始显现。

党的十四大正式确定我国经济体制改革是建立社会主义市场经济体制，设计了社会主义市场经济体制的基本框架，确立了社会主义市场经济体制改革的各项任务之后，我国经济体制改革在所有制理论和所有制结构方面取得根本性突破，国有企业如火如荼开展了一系列战略性改革，中国经济成为世界关注的焦点。经济领域成功的改革经验对我国医疗卫生事业的发展方式或多或少产生了一些影响，市场化、竞争、产权改革等一些企业界成功的做法也被不少医疗卫生机构尝试，主要目的是提高资源利用效率和机构的运营效率。

党的十五大明确指出，要以资本为纽带，通过市场形成具有较强竞争能力的跨地区、跨行业、跨所有制和跨国经营的大企业集团，这一政策也为我国医院集团的形成与发展奠定了一定的政策依据和借鉴经验。2000 年 2 月，国务院办公厅转发国务院体改办等八部委的《关于城镇医药卫生体制改革的指导意见》明确指出，要对医疗服务提供数量长期不足、难以正常运转的医疗机构"通过兼并、撤销等方式进行调整，鼓励各类医疗机构合作合并，共建医疗服务集团"。这些表明我国政府希望进一步盘活医院存量资源，提高效率，完善医疗市场的政策导向。

20 世纪 90 年代后期至 21 世纪初十多年间，医院集团是比较多见的医疗联合体组建模式。医院集团往往是以具有技术、人才、管理、服务优势和良好社会基础的医院为中心，由多个具有法人资格的医院及多个投资、管理机构共同参与，采取资产重组、收购、兼并、合作、合资等各种形式，通过医疗技术的渗透、管理概念的推广、体制的改革等一系列措施，形成一个技术水平高、管理科学、功能齐全、服务完善、具有规模效益的医疗机构联合体。从公开发表的文献来看，1996 年 12 月，在原南京市卫生局的倡导和推动下，南京市鼓楼医院、儿童医院和口腔医院联合组建的南京市鼓楼医院集团是改革开放后我国第一家医院集团。鼓楼医院集团成立之初，有职工 3600 余人，其中，高级医技人员 249 名、中级人员 535 名，拥有 1300 余张病床，临床专科 63 个，医技科室 45 个，研究室和实验室 20 个，年门急诊量高达 180 万人次，年收治住院病人愈 2.6 万人次，年手术量 14000 余例。组建集团后，三家医院着重在技术、科研、教学、设备和后勤服务上紧密联系，以取得经营规模上的优势、卫生资源配置的合理化、后勤服务的社会化和医疗经营的集约化，更好地为南京乃至周边省市居民服务。集团实行委员会制，管委会成员由三家医院各派三名委员组成。① 自此之后，全国各地陆续开展了各种形式的医院集团重组，如 1999 年上海成立瑞金医院集团，2000 年北京成立朝阳医院集团，2002 年长春成立护理管理集团，2003 年大庆成立大庆油田总医院集团等。

20 世纪 80 年代开始萌芽的医疗联合体，以及 90 年代后期至 21 世纪头十多年医院集团的发展，其背后的动因：一是扩大经营规模、缓解"看病难"现象，各医疗卫生机构自发组成一定规模的联合体，在一定范围内优化联合体内资源配置，提高运行效率，缓解人民群众"看病难"的现实需求；二是扩大服务范围和数量，以弥补财政补助不足，大多数公立医疗机

---

① 丁义涛. 大型公立医院推行医联体的创新与实践——南京鼓楼医院宿迁模式十年经验总结[J]. 中国医院，2014，18(1)：4-8.

构属于差额预算单位，通过国家预算经费补偿通常比较有限，普遍面临着补偿严重不足的窘境，必须通过扩大服务数量、降低经营成本等方式弥补财政补偿的不足，因此扩大规模增强自身的竞争能力，特别是解决中小医院的生存和发展问题是医院集团形成的另一直接原因。此外，随着高新技术的不断发展，先进的医疗仪器和设备层出不穷，各级医院为了发展，有较强烈的购置各种仪器设备的愿望。但当时，设备的购置基本都需要自筹一部分，甚至全部资金。如果建立医疗集团，一方面可以扩大固定资产规模，更容易从金融机构获得贷款；另一方面，集团统一购进仪器设备还可以减少购置数量，节约投资成本，实现规模经济效应。最后，组建医院集团可能不排除还有抑制过度竞争，利用医疗服务贸易性差、服务范围相对较小的特点，获得一定市场势力的意图。总之，我国医院集团的出现是当时改革开放20多年经济、卫生改革逐步深化的产物，是市场化在医疗服务领域作用的结果。

3. 2013年至今

2013年3月"两会"期间，原卫生部部长陈竺同志在陕西代表团驻地接受采访时首次提到"医改下一步的重点是建立医疗联合体"，改革下一步最重要的是让基层医院真正强起来，能和大医院上下联动、沟通。医疗服务体系最好的一体化构架形式之一就是医疗联合体。医疗联合体建设主要涉及两个问题：一是需要调动全科医生积极性；二是医疗保险制度的设计，要对基层、二级、三级医院组成的整体体系进行医疗保险报销，也就是将医疗联合体作为一个医疗服务整体，医疗保险部门对这个整体进行费用补偿，以促进医疗资源下沉。这与后来我国进行的医疗联合体建设概念基本一致，可以视作我国医疗联合体概念在政府层面的首次提出。自此，医疗联合体建设在我国全面拉开大幕。

2015年5月，国务院办公厅印发了《关于城市公立医院综合改革试点的指导意见》（国办发〔2015〕38号），首次在政策文件中明确提及医疗联合体这一概念，医疗联合体建设正式进入全国范围的试行实施阶段。同年9

月，国务院办公厅下发《关于推进分级诊疗制度建设的指导意见》（国办发〔2015〕70号），明确提出了医疗联合体建设对分级诊疗制度的保障和促进作用。2016年8月，国家卫生计生委（原）下发《关于推进分级诊疗试点工作的通知》（国卫医发〔2016〕45号），将医疗联合体建设和家庭医生签约服务等一同列为推进分级诊疗的重点工作，进一步明确了医疗联合体和分级诊疗之间的关系。此外，初步提出了城市、县域两种类型的医疗联合体模式。2016年12月，国家卫生计生委出台了《关于开展医疗联合体建设试点工作的指导意见》（国卫医发〔2016〕75号），对医疗联合体、医疗共同体、专科联盟、远程医疗协作网四种模式进行了初步归纳，我国医疗联合体开始在全国范围内进行试点实施。2017年，政府工作报告作出了三级公立医院要全部参与医疗联合体并发挥引领作用的工作部署；同年4月，国务院办公厅印发了《关于推进医疗联合体建设和发展的指导意见》（国办发〔2017〕32号），明确到2020年，所有二级公立医院和政府办基层医疗卫生机构都要参与医疗联合体。

2017年，我国已基本搭建医疗联合体制度框架，全面启动多种形式的医疗联合体建设试点，目前已基本形成较为完善的一系列指导医疗联合体建设的政策体系。截至2016年年底，全国共有205个地级以上城市开展医疗联合体试点；2019年8月，国家卫生健康委联合国家中医药局发布了《关于开展城市医疗联合体建设试点工作的通知》（国卫医函〔2019〕125号），确定118个城市医疗联合体建设试点名单，逐步形成"城市医疗集团、县域医疗共同体、跨区域专科联盟、远程医疗协作网"等多种较为成熟的模式，试点工作成效初显，并积累了一定经验。国家卫生健康委员会根据我国医疗联合体建设和发展情况，指出今后四项重点工作：一是逐步形成多种形式的医疗联合体组织模式，主要模式包括：在城市主要组建医疗集团，在县域主要组建医疗共同体，跨区域组建专科联盟，在医疗资源不足的边远贫困地区大力发展远程医疗协作网等；二是完善医疗联合体内部分工协作机制，包括加强全科医生培养，以需求为导向做实家庭医生签约服务，探索对部分慢性病签约患者提供不超过2个月用药量的长处方服务等；三是促进医疗联合体内部优质资源上下贯通，包括鼓励医疗联合体内医疗机构在保持行政隶属关系和财政投入渠道不变的前提下，统筹人员调配、薪酬分配、资源共享等；四是完善保障政策，包括进一步落实政府办医主体责任，建立财政补助资金与绩效评价结果的挂钩机制等。

二、我国医疗联合体发展现状

根据国家卫生健康委 2019 年 6 月发布的信息，截至 2018 年年底，我国共组建城市医疗集团 1860 个，县域医疗共同体 3129 个，跨区域专科联盟 2428 个，面向边远贫困地区的远程医疗协作网 5682 个，医疗联合体建设取得积极成效。① 下一步我国将重点抓好 100 个城市的医疗联合体建设，借鉴深圳罗湖等地经验，推动医疗联合体向紧密型方向发展。在总结安徽天长、浙江、山西等各地典型实践的基础上，拟在全国遴选 500 个工作基础好、改革创新意识强的县开展紧密型县域医疗卫生共同体试点。通过试点，进一步提升基层服务能力，提高县域医疗卫生服务整体绩效。根据文献报道的资料，本书以典型地区为代表，简要介绍近年来我国医疗联合体的发展现况。

（一）广东省医疗联合体发展概况

广东省是我国最早实行改革开放的省份，在经济发展中一直位居我国各省前列。在医疗联合体建设上，广东省同样紧跟中央号召积极尝试各种模式，探索以提高基层医疗卫生机构服务能力为主要目的的医疗联合体建设。早在 2015 年，广东省就建立了珠三角城市大医院对口粤东西北地区县级医院的帮扶体系。2017 年，广东省出台《广东省推进医疗联合体建设和发展实施方案》，省财政承诺连续 3 年每年投入 7500 万元在 15 个地市开展

---

① 张泉，屈婷. 重点在 100 个城市建设城市医疗集团[N]. 吉林日报，2019-06-11(3).

医疗联合体建设。广东省"十三五"医改规划明文要求在"十三五"期间，全省城市三级大型医院要全部参与医疗联合体建设，并发挥引领作用；鼓励各地组建人、财、物、信息和技术等资源高度统一的紧密型医疗联合体；2017 年年底前省内每个地市都要建成一个有明显成效的医疗联合体；用 1~3 年时间，实现医疗联合体建设全覆盖；城市地区和有条件的县域，可借鉴深圳罗湖医院集团的做法，组建统一法人的医疗集团；其他地区尤其是农村地区，探索以县级医院为龙头、镇卫生院为枢纽、村卫生站为基础的县镇一体化管理，形成县镇村三级医疗卫生机构分工协作机制。2017 年，深圳、珠海、汕头、佛山、梅州、惠州、东莞、中山、江门、肇庆、云浮 11 个地市出台医疗联合体实施方案，全省 163 家三级公立医院全部参与医疗联合体建设工作，全省共组建了 345 个医疗联合体，其中医疗集团 52 个，医疗共同体 111 个，专科联盟 102 个，远程医疗协作网 16 个，其他类型医疗联合体 64 个。①

为推动广东省医疗联合体建设真正取得实效，促进优质医疗资源下沉，2018 年、2019 年广东省卫生健康委、广东省中医药局又先后联合制定了《广东省医疗联合体建设指引（试行）》（粤卫〔2018〕112 号）、《广东省城市医疗联合体建设试点工作指南》（粤卫医函〔2019〕28 号）等政策文件，以推进医疗联合体建设取得突破，落实各级医疗卫生机构功能定位，促进构建分工协作、资源共享、优质高效的医疗服务体系。2019 年，广东省卫生健康委发布《关于 2019 年医疗卫生健康事业发展专项资金分配方案及绩效目标表（第一批）的公示》，明确指出要在未来三年（2019—2021）投资 2.25 亿元用于基层医疗卫生服务体系、全科医生队伍建设和县镇医疗联合体建设，资金主要用于试点医疗联合体内部改善基层医疗卫生机构的院容院貌、医疗设备购置、上级医院医务人员下沉到基层医疗卫生机构轮转，以及培训当地医务人员、日常办公等各类所需经费。同时，广东省还大胆改

---

① 李秀婷. 粤三级公立医院全部参与医联体建设[N]. 南方日报，2018-01-09（A02）.

革医疗保险支付制度,使之与医疗联合体建设相适应。具体来讲,就是将原来的按服务项目付费,改革为"总额管理,结余留用"方式,也即以上一年度家庭医生签约参保人医疗保险基金记账总额,加上约定年度根据全市人均医疗保险基金增长率计算的医疗保险基金增量支出为基数,年度清算时,若签约参保人本年度实际发生的医疗保险基金记账总额小于上一年度基数,医疗保险结余部分由基层医疗集团留用。

总体而言,广东医疗联合体在建设运行上有以下特色:

(1)医疗联合体内人员流动不受编制限制。全省各地市完成预定辖区内城市医疗集团和县域医疗共同体建设规划,实现医疗联合体网格化全覆盖。具体来讲,就是以地级市的区域和县域为单位,将服务区域按照医疗资源分布划分为若干个网格,建设覆盖网格内所有人群的医疗集团或医疗共同体。在省财政支持的15个县域医疗联合体试点县探索建立区域医疗联合体编制统筹使用机制,医疗联合体内人员流动不受编制性质限制。

(2)开展医疗联合体绩效评估。2019年,全面开展医疗联合体绩效评估工作,推动全省医疗联合体建设取得实效;2020年,全面推进医疗联合体建设,形成较为完善的医疗联合体政策体系。

(3)高年资医务人员下沉落实到实处,牵头医院向医疗联合体其他下级成员单位派驻管理团队和专家团队,原则上每周至少派驻5人次到每家乡镇卫生院(社区服务中心)开展工作,成员单位不足的医务人员由上级医院轮流下沉补充。

(4)医疗联合体内检查检验互认,整合居民电子健康档案,实现医疗集团或医疗共同体内各医疗机构电子病历信息系统互联互通;实现技术设备有效共享,信息互联互通、检查检验互认,以及用药目录、药学服务、药事管理等药物使用和管理上的无缝衔接。

(5)建立医疗联合体内统一医疗保险结算制度,不断增加基层医疗保险费用占比,实行总额预付、结余留用、合理超支分担激励约束,从经济激励层面确保优质资源有效下沉到基层,建立医疗联合体内统一医疗保险结算制度。

（二）浙江省医疗联合体发展概况

浙江也属于我国经济发达省份，医疗卫生改革和体系建设一直走在全国前列。浙江省大约于 2013 年就开展了主题为"双下沉、两提升"的省级医疗联合体的发展战略，旨在通过鼓励城市大医院输出优质医疗资源和品牌，来提升县域医院的医疗水平和患者的满意度。主要措施有：鼓励各城市大医院与各地县级医院建立联系紧密的合作关系，具体形式以各县级医院挂牌成为大医院的分院为主，如浙江大学医学院附属第一医院北仑分院、浙江大学医学院附属第二医院长兴分院等。所谓"双下沉、两提升"，是指优质医疗资源下沉和医务人员下基层，提升县域医疗卫生机构服务能力和群众就医满意度；其目的主要是：解决城乡间、区域间医疗资源配置不均衡和基层人才短缺等瓶颈问题，建立分级诊疗体系，形成基层首诊、双向转诊、急慢分治、上下联动的分级诊疗模式。① 人才下沉具体措施有：一是利用 3 年时间，公开招聘 1 万名左右医学类大学生到基层医疗卫生机构工作，服务期不少于 5 年；二是有计划地组织县级及以上医疗卫生机构取得住院医师规范化培训合格证书的医学院校毕业生，到基层服务不少于 2 年，其他在职人员严格执行晋升中、高级职称前必须到基层服务累计不少于 1 年的职称晋升制度；三是加大定向委培农村和社区医生的工作力度，增加护理和公共卫生等专业人才的引进力度，3 年累计新增 3000 个名额的各基层医务人员。为确保"双下沉、双提升"制度实施的长期性，把提升基层医疗服务能力落实到实处，浙江省人民政府办公厅 2015 年还专门下发《关于推进"双下沉、两提升"长效机制建设的实施意见》（浙政发〔2015〕28号），2017 年下发《浙江省人民政府办公厅关于推进高水平医疗联合体建设的实施意见》（浙政办发〔2017〕116 号），在政策制度上给予保证。政策的整体目标是，到 2020 年，使高水平医疗联合体政策体系更加完善、保障机

① 黄刚，王伟，季长友."双下沉、两提升"工作实践的思考[J].卫生经济研究，2016(7)：12-13.

制更加健全。政策要求浙江全省所有二级公立医院和政府办基层医疗卫生机构全部参与医疗联合体建设，并鼓励社会办医疗机构广泛参与，共同促进基层医疗服务能力有效提升。重点培育一批具有一定规模、学科优势鲜明、区域辐射能力较强的纵向整合型医疗联合体，使医疗联合体成为服务、责任、利益、管理、发展共同体，为患者提供连续服务，推动形成基层首诊、双向转诊、急慢分治、上下联动的分级诊疗模式。

截至 2018 年 1 月，浙江省已实现三级公立医院全部参与医疗联合体建设的目标，建设的重点是推进省(市)—县—乡一体化纵向联合，已取得的成果主要体现在以下几方面。一是强化了紧密型医疗联合体建设，以全面托管、重点托管、专科托管等形式为抓手，促成 122 家县级医院与 54 家省、市级三级甲等医院建立了紧密型医疗联合体。二是以统筹人员调配、薪酬分配、资源共享、医疗保险支付等为内涵，建设了 218 个县域医疗联合体。三是构建城市"1+X"医疗联合体 158 个，即以 1 家三级公立医院为核心，联合若干城市二级医院、康复医院、护理院和社区卫生服务中心的医疗联合体。设立浙江大学衢州医疗联合体改革示范区，以浙江大学医学院 6 家附属医院为龙头，联合衢州 16 家市县两级公立医院及相关乡镇卫生院(社区卫生服务中心)，建立紧密型医疗联合体。已建成不同类型医疗联合体 526 个，覆盖全省 130 家三级公立医院、122 家县级医院和乡镇卫生院。①

浙江省医疗联合体建设比较重视提升基层医疗卫生机构能力，在各项政策上都有相应明确的工作指南和具体规定。规定城市三级甲等医院按要求足额派出管理人员、医务人员，在一定时期内全职在合作办医的县级医院工作。原则上城市三级甲等医院合计派出的下沉医生人数不低于全院中级以上专业技术职称医生人数的 5%；而且选派人员中，中级以上专业技术职称人数占比不低于下沉总数的 80%。城市三级甲等医院派出的管理人

① 国家卫计委. 国家卫计委公布 11 省医联体建设成绩单[N]. 健康时报，2018-01-18(3).

员和医务人员要统一纳入下沉医疗卫生机构的管理，并实行联合考核。加强对基层专科的帮扶，要求医疗联合体内高等级医院与下级成员医疗机构双方以医院管理、人才培养、业务指导、学科建设为重点，研究制订下级成员医疗机构的发展规划，明晰功能定位，明确近期和远期目标，突出帮扶重点。实行全面托管的医疗联合体，要重点扶持下级成员医疗机构 3 个以上学科的长远规划与建设；实行专科托管的医疗联合体，要重点扶持下级成员医疗机构 1 个以上学科的长远规划与建设。强化基层卫生人才培养培训，要求在 3~5 年内全面完成下级成员医疗机构所有骨干管理人员和医务人员到城市三级甲等医院进行 1 次全员培训。建立重点帮扶专科的骨干医师"导师制"培养制度；在明确人员归属的前提下，探索下级成员医疗机构优秀的业务骨干到城市三级甲等医院多点执业。加强县域医学人才的招聘、培养和使用，以职业发展调动医务人员积极性。

（三）上海市医疗联合体发展概况

上海市也是我国开展医疗联合体建设最早的城市之一，瑞金-卢湾模式就是一次成功的探索，它已成为我国医疗联合体实践和研究领域关注的焦点。上海自 2011 年起开始正式推行医疗联合体改革试点，随后各区相继根据居民医疗需求和医疗资源探索符合自身实际的区域医疗联合体建设。截至 2019 年 7 月，上海市已组建 55 个市级医疗联合体，实现医疗联合体网格化建设全覆盖，所有三级医院均参加各种形式的医疗联合体建设，并发挥引领作用，平均每个区至少有 1 个医疗联合体。① 并依托复旦大学附属儿科医院、上海儿童医学中心、上海市儿童医院、新华医院、瑞金医院等三级儿童专科医院或综合医院的儿科，在全市构建"东、南、西、北、中"五大儿科医疗联合体。

上海市的医疗联合体建设以区域为基础，市级层面完善医疗联合体组

---

① 唐闻佳. 顶尖医院扩大"朋友圈"，医联体连医院更连百姓心［N］. 文汇报，2020-11-08（1）.

织构架、明确成员单位功能定位、建设区域信息平台、建立医疗联合体内居民签约和双向转诊制度；核心医院与成员医院以管理为纽带，以机制为保障，对区域内的医疗资源和运行管理进行整合，促进一、二、三级医疗卫生机构通过一定的途径和方式进行联合，逐步形成全科与专科服务相结合的整合模式；同时将市民的就医行为由分散自由择医逐步调整为选择联合体定点就医，并充分发挥二、三级医院对社区卫生服务中心的技术与资源的支撑作用，减缓居民对基层医疗卫生机构诊疗技术上的顾虑，从而落实社区首诊制度，逐步引导形成梯度就医、合理就医的局面，进而全面提升了医疗卫生服务体系的整体运行效率。

将来上海市还将根据医疗卫生机构的服务范围、服务人口等要素，在全市布局58个医疗服务圈，大力推进建设一批"布局合理、标准统一、功能匹配"的区域医疗中心，上连市级综合医院和专科医院，下接社区卫生服务中心，并探索建立二级、三级医院对社区的支持政策和上下联动机制，完善医疗保障、人事、价格、财政投入等配套政策，鼓励社会办医、康复护理类机构等参与医疗联合体建设，分类、分步提升区域医疗服务能级，为市民解决好常见病、多发病和疑难危重症的就近诊疗服务问题。

（四）江苏省医疗联合体发展概况

江苏省也属于我国经济发达省份，南京鼓楼医院集团被誉为我国第一家医院集团。2014年12月，习近平总书记在江苏视察时还特意对医疗卫生工作做出指示："推动医疗卫生工作重心下移、医疗卫生资源下沉，为群众提供安全、有效、方便、价廉的公共卫生和基本医疗服务。"江苏省以省级综合医疗体制改革试点为契机，坚持"三医联动"，即医保体制改革、卫生体制改革与药品流通体制改革联动，快速推进纵向医疗联合体建设步伐。目前已在全省13个地市实现了医疗联合体建设全覆盖，基层首诊、双向转诊、急慢分治、上下联动的就医新秩序正在逐渐形成和不断完善。城市区域建设以三级医院为龙头，覆盖二级医院和社区卫生服务中心的医疗联合体；农村则以县级医院为龙头，全面推行县乡村一体化管理。推动所有公立医院与城乡基层医疗卫生机构纳入医疗联合体，实现人力资源、管理服务、信息系统和大型设备资源的整合。

江苏省明确区域医疗服务体系框架、资源总量以及结构布局要求。在县域，重点推行县乡村一体化医疗改革，以人、财、物、服务、信息、管理一体化为核心，建立县级医院与基层医疗机构分工协作机制和双向转诊绿色通道。在城市，以技术、人才、管理、利益为纽带，大力发展医疗联合体。医疗联合体的具体模式有以下几种：一是城市区域的一体化纵向联合，主要有四种模式：以资产或管理为纽带的医院集团化模式，以技术合作为主的医疗协作模式，以医疗卫生机构间兼并、联合，双方资产完全融合的整体兼并模式，将医疗机构的行政、人事调配权和经营管理决策权进行委托管理的委托经营管理模式；二是以人、财、物、服务、信息、管理一体化为核心的县域医疗机构一体化纵向联合；三是以技术协作和资源共享为主的城市大医院与县级医院对口联合；四是以技术、服务、经营管理等要素为纽带的松散型省域医疗机构联盟。截至 2018 年 1 月，江苏省共建有城市区域性医疗集团 126 个，县乡村医疗服务一体化集团 144 个，专科联盟 37 个。① 在医疗联合体建设过程中，江苏省明确了三级综合医院必须对口支援 1~3 所县级二级医院，所有基层医疗卫生机构必须与上级医院建立双向转诊绿色通道，城市大医院须将不低于 20% 的专家号留给本联合体内的基层医院；并在全省建立结核病分级诊疗和综合防治服务模式，开展高血压、糖尿病分级诊疗试点，所有设区市及 80% 的县（市、区）实行妇幼健康项目分级服务。全面推进胸痛、卒中、创伤、孕产妇和新生儿危急重症救治 5 大中心建设，着力形成分级诊疗新机制。

（五）安徽省医疗联合体发展概况

安徽省采用多种形式建立城市医疗联合体、县域医疗共同体、专科专

①　江苏省卫生计生委.2017 年省政府重点工作完成情况［EB/OL］.［2021-04-11］.http://wjw.jiangsu.gov.cn/art/2018/1/15/art_49498_7392840.html.

病医疗联合体等各种联合体，推进分级诊疗工作，建立双向转诊平台，为疑难危重病人提供转诊、住院绿色通道及专家号预约等服务，以促进优质医疗资源的联动。2015 年以来，已有两批 40 个县启动"县域医疗共同体"试点工作，每所县级医院均至少"牵手"一家乡镇卫生院，实行基层首诊、双向转诊、急慢分治、上下联动的分级诊疗模式。为加快推动城市、城乡、专科专病等多种形式的医疗联合体建设，已有 17 所省属医院牵头与100 余家县级医院、社区卫服中心和乡镇卫生院建立协作关系。①

安徽省滁州市的天长县医疗共同体在业内享有盛名，它曾作为医疗联合体建设典型在国务院文件中被数次提及。2015 年，安徽省正式启动首批15 个县的县域医疗服务共同体试点工作，按照"大病县内治、小病就近看、未病共同防"的思路，要求各试点县的所有县级医院必须至少与一所乡镇卫生院和下属村卫生室共同组建医疗共同体，推行基层首诊、双向转诊、急慢分治、上下联动的分级诊疗模式，通过医疗共同体的建设提升基层医疗服务能力，充分发挥乡镇卫生院的基本医疗和村卫生室的健康管理功能。以居民健康为中心，县乡村三级医师组建慢性病全程健康管理团队，以有效实施分级诊疗、加强医防融合，有效控制和减少疾病的发生。作为安徽省首创的"县域医疗共同体"建设新模式，在打造新型农村卫生服务体系，降低医疗费用负担的同时，也实现了让小病不出县和医疗资源的共享。安徽省主要形成了以技术协作为主的医疗联合体和以人、财、物统一管理调配为主的县域医疗共同体模式，具体的工作成效体现在以下几个方面：一是以城市三级医院或特定区域内有技术设备优势的医疗中心医院为牵头单位，联合二级医院和社区卫生服务中心组建城市医疗联合体 193 个；二是以城市三级医院为龙头，联合县级医院组建城乡医疗联合体，目前已有 17 省属医院、43 家城市三级医院、127 家二级医院、75 家一级医院建立了协作关系；三是积极推广天长市医疗共同体经验做法，已在 90% 的

---

① 徐秋韵. 安徽推进分级诊疗工作医联体资源共享惠民生[N]. 安徽日报，2016-09-16(8).

县(区)开展医疗共同体建设,覆盖参保人口的96%;四是充分利用优质护理资源,创新做实城市医疗联合体建设,以高年资护理人员为纽带,以"三类人群"(老年人、孕产妇、婴幼儿)、"四类疾病"(高血压、糖尿病、精神病、脑卒中康复)的健康—诊疗—康复连续性个性化服务为抓手,深化家庭医生签约、社区首诊、预约转诊、双向转诊连续服务流程,建立城市医院与社区卫生服务中心责任共担、利益共享机制。

(六)四川省医疗联合体发展概况

四川省自2015年起也响应中央关于医疗联合体建设的统一部署,先后印发《关于规范医疗联合体建设和管理的指导意见》《关于进一步加强医疗作战区建设和管理工作的通知》《关于推进医疗联合体建设和发展的实施意见》等各项文件,在全省开展城市医疗集团、县域医疗共同体、专科联盟、远程医疗协作网四种模式医疗联合体建设。16家省部级领头医院共与983家各级医疗卫生机构签约组建医疗联合体,23家市级领头医院共与1150家各级医疗卫生机构签约组建医疗联合体。充分利用华西医院、四川省人民医院等知名大型公立医院人才、设备上的优势,发挥它们在区域医疗联合体建设中的引领作用,促进医疗机构功能定位清晰、医疗联合体内职责分工明确、人才上下流动、资源下沉共享、分级诊疗协同服务目标的实现。

2016年,成都市将医疗联合体建设作为医药卫生体制改革工作重点,纳入区(市)县政府目标绩效管理,构建以城市三级医院为龙头,以县级公立医院为枢纽,以乡镇卫生院(社区卫生服务中心)和村卫生室(社区卫生服务站)为网底的纵向性、紧密型、互通式医疗联合体,推动医疗联合体之间实现"三通",即人通、医通、财通。截至2017年年底,成都市共组建新型医疗联合体82个,实现城市三级医院对县级公立医院和393家乡镇卫生院及社区卫生服务中心的全覆盖。[①]

①　白婉苹. 成都优质医疗资源"下沉"家门口看病更方便[EB/OL]. [2021-04-25]. http://www.sc.gov.cn/10462/10464/10465/10595/2018/3/27/10447791.shtml.

　　为强化医务人员在联合体内有效"流通"，成都卫生和计划生育委员会建立健全医疗联合体内医务人员有序流动机制，落实人员下沉激励措施，让医务人员"沉得下去"。首先，在经济上解决下沉医务人员的顾虑，确保下沉医务人员收入高于原岗位。比如：金堂县、成都市龙泉驿区等地通过与上级牵头医院签订合同，执行下沉人员绩效收入不低于派出单位当年同级同类人员125%的政策，保证下沉人员不会因"流通"而蒙受经济损失。其次，将服务基层与职称晋升挂钩，将下沉医务人员工作时间视为基层工作经历，与职称晋升、评优、评先等挂钩。再次，为缓解基层人才招聘困难的现状，尝试"县管院用"模式，在区县域范围内统筹县、乡镇（社区）两级医疗机构人员编制，借助区县二级医疗机构的平台，统一招聘一、二级医疗卫生机构医务人员，利用二级医疗机构在专业人员培养方面的优势，通过"县管院用"方式将区县级医疗单位的掌握一定技能的适用型人才分期分批派送到基层乡镇卫生院（社区卫生服务中心），定期轮转，全方位稳步提升基层医疗卫生机构的服务能力，促进城乡基本医疗卫生服务均等化。同时为激励下派人员在基层的工作积极性，允许下沉医务人员参与基层医疗卫生机构绩效分配，将基层医疗卫生机构的业务工作与下沉人员绩效紧密绑定，确保利益共享。最后，在干部聘任上优先考虑有基层下沉经历的医务人员，优先提拔下沉管理人员。近年来，成都市级层面已提拔任免4名以上有下沉经历的管理人员担任市区级医院院级干部。2016年，成都市医疗联合体内人才下沉约两万六千多人次，同比增长210%，其中高级职称占比50%以上；上派学习培训万余人次，同比增长255%，其中70%为乡镇卫生院或社区卫生服务中心人员。

　　为确保促进患者双向转诊的畅通，当时成都卫生和计划生育委员会健全不同医疗机构的诊疗规范，研究制定不同级别和不同类别的医疗机构疾病诊疗范围和双向转诊程序，建立上下级医疗机构长期稳定的分工协作机制，开通双向转诊绿色通道，方便群众上下转诊。此外，还加强了对医务人员双向转诊工作的培训，提高引导公众参加分级诊疗的自觉性、主动性。2016年，成都市合计上转三万余人次，下转近一万五千人次。2016

年，成都基层医疗卫生机构门诊人次已逾 1600 万，增速为 13.9%。①

（七）陕西省医疗联合体发展概况

陕西省全面开展多种形式医疗联合体建设，在农村，以县级医院为龙头，在县镇村医疗卫生一体化的基础上，联合镇村医疗卫生机构构建医疗共同体。在城市，组建由三级医院牵头，二级医院、社区卫生服务中心等参与的医疗联合体。延安医疗集团通过建立紧密型医疗联合体，创建一体化的"五个运行机制"，即紧密型一体化管理运行机制、管办分离的运行机制、可持续的运行保障机制、人才培养流动机制、科学的分配机制，促进优质医疗资源下沉。西电集团医院莲湖区紧密型医疗联合体，按照"五不变、三统一、三加强"原则，即社区卫生服务中心功能定位不变，公益性质不变，机构设置、单位建制、人员身份不变，财政收支渠道不变，政府监管权力不变，人员、财务、业务统一管理，使基层社区卫生服务中心公共卫生工作得到加强，基本医疗服务得到加强，居民就近享受优质医疗服务得到加强，以全面提升社区卫生服务中心的管理水平；并创建以 1 名全科医师、1 名公共卫生医师、1 名全科护士外加 1 个专家组成基本医疗卫生服务团队，以团队为单位积极开展家庭医生签约服务和慢病管理。西安交通大学第一附属医院雁塔区医疗联合体，采取医疗联合体加全科医生的办法，通过专家派驻、技术帮扶、信息共享等方式，为雁塔区群众提供优质便捷医疗服务。全省共组建医疗联合体 101 个，其中医疗集团 65 个，医疗共同体 12 个，专科联盟 21 个，医疗协作网 3 个，实现三级公立医院全部参与医疗联合体建设的目标。②

陕西宝鸡市持续推进层层帮扶，坚持"外联上挂、内帮下扶"的方式，推进医疗服务县镇一体化、卫生管理镇村一体化。宝鸡市的具体策略有：

① 滕杨. 家门口的医联体 [EB/OL]. [2021-04-25]. http://news.youth.cn/jsxw/201704/ t20170420_9528799.htm

② 张黎明娜. 陕西省共组建 101 个医联体已覆盖 90% 的县级医院 [N]. 西安晚报，2017-9-28（7）.

一是通过"外联上挂、引智引技"的方式，促进市级公立医院分别与23家国内外一流医院、学科，69名国内著名专家建立多方位技术协作关系；地方政府近三年先后安排专项资金6300万元加强重点专科建设，扶持73个重点专科，建成国家级重点培育专科2个、国家中医重点培育专科3个、中医类省级重点专科8个、市级重点专科34个。二是推进医疗联合体建设，以市级5所三级医院为牵头核心医院，推进医疗联合体建设，辐射本市34个二级医院、17个社区卫生服务中心、58个乡镇卫生院，以及与甘肃天水、平凉等毗邻的13个本市偏远医疗卫生机构；先后实施科室共建23个，实现"管理支持、技术扶持、双向转诊、学科建设、人才培养、资源共享"；实施"内帮下扶"策略，推进市帮县、县帮镇、镇帮村医疗服务联动协同，强化县镇一体化、镇村一体化管理。三是完善分级诊疗制度，出台分级诊疗指导意见和双向转诊管理办法，要求所有的市级公立医院专门留出5%~10%的床位给下级成员医院上转的预约患者，城市公立医院以2.5公里为半径分片划区负责本区的疑难、危重病例，上下级医疗机构签订"双向转诊协议"，上级医院每周派出高年资医师到服务片区坐（巡）诊；在社区卫生服务中心设立首席健康咨询师，组建家庭医生团队，以促进社区首诊和家庭医生签约的落实，目前家庭医生签约率已近五成，其中重点人群达70%；鼓励医师多点执业，全市共有900人办理多点执业手续，可以在本地区多处合法行医。目前，陕西宝鸡市基层首诊率已达66%，双向转诊下转率达11%；本市农村原新农合病人在市域内住院患者达97%，其中县、镇医疗机构占76%，市级占21%，居民有序就医的秩序正在形成。①

（八）少数民族地区医疗联合体发展概况

党和国家历来注重少数民族地区医疗卫生事业的发展，我国少数民族地区也都普遍开展了各种建设医疗联合体的尝试。限于篇幅限制，本书仅

---

① 孙海华. 宝鸡医改模式："淡化编制"解医疗人才困局［N］. 中国青年报，2016-10-13（8）.

简要介绍青海、宁夏两地医疗联合体建设的一些典型做法。

为解决就医秩序严重失衡、医疗费用增长过快等难题，自 2013 年起，青海省就在省、市、县、乡四级医疗机构开始实施分级诊疗。分级诊疗制度实施后，三级医院和基层医疗卫生机构住院人次、医疗保险基金支出均呈现"两升两降"的态势，基层首诊、分级诊疗、双向转诊的就医新秩序逐渐形成。为配合分级诊疗制度的常态化，青海省也非常重视医疗联合体的建设，具体措施主要有以下几条：一是完善相关政策，主要是从实现医疗联合体全覆盖、加大精准化对口帮扶力度、加强全科医生培养培训、提升远程会诊能力、稳定基层医疗卫生机构人才队伍等八个方面入手，修订完善相关政策，巩固落实分级诊疗制度。二是制定分级诊疗目录，明确各级医疗卫生机构功能定位，依据功能定位制定不同级别医疗卫生机构的诊疗病种目录，在一、二、三级医疗卫生机构分别确定了 50、150、787 种疾病诊疗病种目录，以进一步规范医疗卫生机构诊疗行为和患者就医行为。三是积极推进医疗联合体建设，在已建 3 个省级医疗联合体的基础上，又新建 3 个省级专业学科联合体、7 个市(州)公立医院医疗联合体，积极完善强化县乡村四级医疗卫生服务一体化，继续推进城乡居民家庭医生签约服务；2016 年，西宁市成立了医疗集团，互助县建立了紧密型医疗联合体，实现了人、财、物、设备、药品"五统一"管理。四是加强基层软硬件建设，2016 年，地方政府投资 4.62 亿元，重点支持基层 8 类 39 个项目建设；截至 2017 年年底，县、乡、村标准化建设率达 60%、70% 和 100%；完善远程会诊信息平台，进一步延伸远程会诊范围。五是加大精准化对口帮扶力度，卫生健康委牵头协调北京、上海、江苏、浙江、山东、天津 6 个省市援青人财物安排，以援青专家和本省三、二级医院专家为基础组建 137 支医疗队，对口帮扶全省 71 所县级和 19 所市州级医院，切实提高基层医疗卫生机构的服务能力。在医疗联合体建设上，比较突出的典型有：成立了青海省中医医疗联合体，建成省级区域医疗联合体医学检验、影像、肿瘤、病理、心电网络 5 个诊疗中心和 2 个专科联盟，西宁市按照"总院—分院—乡镇卫生院(社区卫生服务中心)—村卫生室"四级管理的模式建成第一医疗集团；海西州积极推进紧密型医疗联合体工作，选择都兰县、格尔木市组建医疗共同体，实行人事、业务、财务、药品采购、资产设备一体化管理。① 截至 2018 年，青海全省组建以市(州)医院或县级医院为龙头的医疗联合体 19 个，省级区域医疗联合体 4 个，省级区域专业学科联盟 5 个，省级诊疗中心 5 个。

宁夏回族自治区相继建立了宁夏医科大学总医院医疗集团和自治区人民医院医疗集团，成立宁夏胸痛联盟和宁夏泌尿外科联盟。其中，宁夏医科大学总医院医疗集团由 32 家医疗卫生机构和 5 家非医疗卫生机构组成，形成以"公立与民营相结合、区内与区外同发展、综合与专科相并重、医院与企业共携手"，跨区域、多属性、综合性的构架模式。截至 2017 年 7 月，全区所有的三级医院、90%的三级专科医院、64%的社区卫生服务机构、35%的乡镇卫生院都已纳入医疗联合体范围；医疗联合体的具体形式涵盖了《关于推进医疗联合体建设和发展的指导意见》文件中提及的所有形式，区域医疗联合体的组建模式和管理方式逐步规范，全域覆盖基层的基本医疗和健康服务体系。截至 2017 年 7 月底，全区共建成城市医疗联合体 50 个。②

三、我国医疗联合体运行主要问题

(一)政府主导作用有待加强

纵观我国各省市医疗联合体组建和运行，不难发现医疗联合体所在地政府和卫生行政管理部门都根据国家要求，制定并颁布涉及医疗联合体建设的文件，也给予政策上的支持，将医疗联合体纳入了当地区域卫生规

---

① 叶龙杰，刘志勇，孙梦. 四大医改"试验田"里看收成[N]. 健康报，2016-01-07(5)；王雅琳. 医改五个基本到位增强群众获得感[N]. 西宁都市报，2017-01-18(A08).

② 国家卫计委. 国家卫计委公布 11 省医联体建设成绩单[N]. 健康时报，2018-01-18(3).

划，很多地区还将之与公立医院改革、医疗保险支付方式改革，以及医疗信息化一体化建设相挂钩。由此可看出，各级政府在医疗联合体建设上是相当支持的，但医疗联合体是医药体制改革进程中的新生事物，并非医疗机构之间简单地签订相关协议那么简单，不同等级的医疗卫生机构组建医疗联合体，其运营模式与单个医院的运营模式有本质上的差异，不仅要求自身的运行机制要做出相应调整，也要求外部相关的制度进行相应的改变。政府若只是出台政策文件，还不足以发挥应起的主导推动作用，配套的管理机制不完善，会使改革进程中的医疗机构处处碰壁，面临种种困难。从各地实践来看，具有一定共性的问题主要有：政府财政投入制度不健全、医疗保障政策驱动力不足、利益协调机制不明朗、考核监督机制缺乏等。要实现"强基层、建机制"的政策目标，各级医疗卫生机构还面临一定的障碍，这些障碍绝不是一个牵头医院所能挑起的重担，需要由政府承担起规划医疗联合体的顶层设计的重任，明确政府在医疗联合体中的角色，充分发挥政府的主导作用。

1. 缺乏针对性的补偿制度

从政府开始明确医疗联合体建设发展方向以来，全国上下已经已开展了各种形式各异的医疗联合体建设，从管理权限角度可以将医疗联合体划分为紧密型、半紧密型和松散型三种。这三种模式中，紧密型的医疗联合体模式通常涉及资产与产权的重新组合，组建成本最高，半紧密型和松散型依次次之。虽然全国各地的实际情况有一定差异，各医疗联合体所处的发展阶段也参差不齐，各地政府也提出或推出了一些措施和制度，但总体而言还是比较笼统，缺乏针对性，实践中往往难以依据不同医疗联合体的具体情况差别处理。这种情况在补偿制度上表现得比较明显，不同模式的医疗联合体组建所产生的交易成本有极大差异，而且由于补偿制度模糊笼统，医疗机构自身和政府财务部门在进行补偿时都缺少必要、具体的财政投入政策和制度依据。得不到合理的补偿，势必不利于医疗机构后期的合作和发展。因此，政府在制定医疗联合体补偿机制时，应针对不同地区、不同模式、不同发展阶段制定针对性的财政投入制度，不要以模糊的制度或政策取向替代应有的制度条款。

目前，我国公立医院生存和发展还离不开医院自身医疗业务收支结余，三级医院更是如此。医疗联合体建设是政府指令性任务，在医疗联合体建设过程中需资金保障。牵头医院无私地派出庞大的管理人员与技术团队，甚至拿出专业医疗卫生设备帮扶基层医院，这不仅影响了自身诊疗工作的开展，还会使部分患者分流到医疗联合体基层医疗卫生机构就诊。此外，联合体中的上级医院往往还要免费接受基层医疗卫生机构各类医务人员前来进修学习、参加各种培训，这无疑需要额外支出一定的教材、培训、进修等各种费用。这些费用如果都由牵头医院承担，无疑会大大增加牵头医院的经济负担。如果没有相应的财政补偿，必然会大大减弱帮扶的积极性，致使医疗联合体发展受阻。另外，基层医院在医疗联合体建设过程中，为了和大医院有效对接，需要财政投入以增添必要的仪器设备，改善就医环境，这也需要财政专项予以投资。从目前各地实际运行来看，经济发达地区对基层硬件投入相对更加重视，制定了一些中期预算规划，但对牵头核心医院进行财政补偿还罕见报道。

2. 医疗保险政策需要调整

人人享有基本医疗保障，是我国的一项基本国策，近年来医疗保险的覆盖面不断扩大，如今已经基本实现全民医疗保险。我国医疗保险政策经历了较长期的发展，历经了多次的调整和改进，但面对新医改中不断呈现的新现象、新问题，还有完善改进的空间。就分级诊疗和医疗联合体建设角度而言，目前的医疗保险政策还未能充分发挥"三医联动"和对居民合理就医的引导作用。在医疗保险基金预算管理方面，我国绝大多数地区医疗保险基金对不同等级医疗机构仍沿用总量控制的方式单独支付，各个医疗机构各自单独掌握自己的医疗保险结算资金，即医疗保险部门向医疗联合体内各医疗机构分散支付，没有将医疗联合体作为一个支付对象打包统一支付(只有少数地区开展了一些零星的打包支付试点)。医疗保险报销政策在不同等级医疗机构起付线、报销比例，同一医疗联合体内不同医疗机构间转诊等诸多方面缺乏有吸引力和相应优惠的制度设计。所以，在引导居民选择基层医疗卫生机构首诊上缺乏应有的激励。有些地方的综合性大医院与基层医疗卫生机构相比，门诊就医及住院的门槛费、报销比例及额度差别不大，县区一级医疗机构这种现象比较常见。而且我国经济快速发展，生活水平不断提高，家庭可支配收入越来越多，居民对医疗价格的敏感性越来越小。因此部分居民无论大病小病都直接前往医疗设备先进、诊疗水平高的综合性大医院就诊，医保政策无法充分激励他们分级就诊。医疗联合体内下转社区医疗机构或卫生院住院，往往也不能直接减免门槛费，需要办理一定的转院手续方可，且流程繁琐。按照出院入院的手续办理，会产生收取二次住院门槛费的问题。同时，在基层医疗卫生机构住院期间，若缺乏必须用药，需回"大医院"开药，结果却因为社保卡在住院期间被封存在基层医疗机构而不能使用，只能由患者自费取药。这些都会妨碍医疗联合体的顺畅运转，影响患者的转诊意愿。

3. 利益协调机制不够明确

许多医疗联合体的建立都是在各级政府的主导下建立的，有些医疗卫生机构对医疗联合体建设缺乏足够重视，参与积极性不高，甚至不排除有"拉郎配"式联合。特别是纵向型医疗联合体组建中，对于核心三级医院来说，需要投入大量的人力、物力和财力，承担更大的社会责任。但相应的财政补偿机制不明，医疗联合体内也未能建立以激励为基础的内部利益协调机制；再加上缺乏有效统一的机构间外部管理协调机制，致使成本付出较大的医疗机构利益得不到充分的表达和满足，医疗联合体发展自身动力不足，因而可能出现"面子工程"和"联而不合"的现象。

如果医疗联合体的组建单纯以行政化为动力，那么多以松散虚拟型模式为主，是一种组织结构形态较为松散的组织形式，医疗联合体内各成员单位各自为政，难以实现人财物的统一管理。纵向型医疗联合体中，牵头医院往往是城市大型三甲医院，它们隶属市级卫健委员会委管辖，甚至直接隶属国家卫生计生委员会委；参与组建的成员医疗卫生机构，如社区卫生服务中心则隶属各区卫生计生局管辖。因此，医疗联合体内医疗机构间的行政隶属关系不同，医疗服务能力差别大，人力资源不均衡、运行体制有差异，利益诉求亦不同，难以均衡各方利益，各地政府一般也没有专门明确医疗联合体内部成员之间的利益分配标准，仅通过医院之间的协商决定，难以协调统一，很难调动建设医疗联合体的积极性、保证协作的公平性。如果不能激发医疗联合体内各医疗卫生机构的内生动力，单靠行政手段来启动和推进，很可能难以维持医疗联合体的长远发展。因此，如何有效协调各级医疗卫生机构间的利益，建立高效长久的管理体制，形成责任共担、利益共享的机制，让各级医疗卫生机构和患者在医疗联合体的框架下获得更大的利益，实现多方共赢，已然成为医疗联合体建设实施进程中的一大挑战。

4. 考核监督机制缺乏

传统对医疗机构的考核监督通常是针对单一医疗机构进行考核，而医疗联合体作为一个新生事物，从政策层面考量，看似一个有机整体，然而从实际运行效果来看，仍然或多或少呈现出一些各自为政的现象。其中缘由不难理解，各医疗卫生机构首先必须保障自身运行顺畅，履行原本职责，才可能考虑同一医疗联合体内其他医疗卫生机构的情况。而目前的考核机制主要是针对独立医疗卫生机构制定的，并非针对医疗联合体整体，所以医疗卫生领域现行考核监督机制不完全适用于医疗联合体这个新生事物，不能促进医疗联合体内各机构的有机融合与正常合理运行，不同隶属关系机构间的协调运转更无从谈起，运行中出现的问题也就很难及时有效地纠偏了。

(二)基层医疗卫生机构基础薄弱

1. 基层医疗卫生机构专业人才缺乏

出于自身未来职业规划和发展考虑，优秀的人才更青睐城市大型综合医院的发展平台和高起点。而基层医疗卫生机构因职业前景不明、福利待遇低，导致就职意向不高，招录人才困难，因此往往只能相对降低学历招录门槛，招聘大专、职高学历人员填补职位空缺。这直接导致基层医疗卫生机构大部分医生专业知识学习不够、诊疗水平不高。同时基层医疗卫生机构考核制度不尽合理，主要表现之一就是对个人发展激励不够，对于基层医务人员的技能提升缺乏有效推动。因此基层非常缺乏经验丰富、诊疗水平高的医生，其结果就是大医院门庭若市、应接不暇，而小医院则是门可罗雀，坐诊医生无所事事。

2. 基层医疗卫生机构软硬件落后

我国的基层医疗卫生机构发展相对比较缓慢，近几年国家加大了对基层的投入，其就医环境、卫生设施有了很大的改善，但和大医院相比还是存在一定差距。大部分社区卫生服务中心仅有少量病床，有些还无床位设置；农村地区基层医疗卫生机构医疗设备落后且数量有限，高科技含量医疗设备更是稀缺，信息网络建设滞后，软硬件难以达到医疗联合体统一协调运行的要求。一些地方的基层医疗卫生机构检验科、影像科、病理科甚至至今都缺乏必备的常用设备，不能满足患者的基本诊疗需要，难免失去患者的信任。

3. 基层医疗卫生机构药品种类少

国家实施基本药物制度后，由于基本药物目录的药品品种偏少，尤其是和二级、三级医院相比，基层医疗卫生机构的用药范围要狭窄很多，这在一定程度上也使基层医疗卫生服务的范围相对单一。此外，取消药品加成后，基层医疗卫生机构自身也由于存储成本和药剂人员缺乏等原因，没有太强的增加药品种类的动力。比如，前列地尔和胰岛素类制剂等许多常用药品需专门增设冷藏设备进行保存，精神类药品还需添置保险柜按一定的程序进行特殊管理，这些都加大了基层医疗卫生机构的运营成本。经济因素也会直接影响基层医疗卫生机构的药品储备。基层储备的药品种类少，不能全面满足居民就医需求，就无法成为居民就诊的首选。

综上所述，医疗联合体建设面临的首要问题是基层医疗机构发展相对落后，服务能力不足。当然，这也是医疗联合体建设的主要目的之一。老百姓不认可基层医疗卫生机构，无论大病、小病直奔"大医院"，造成了无序就医的局面。因此在医疗联合体建设过程中，基层医疗卫生机构服务能力的提升是首要考虑的问题。

（三）信息化共享程度低

在医疗联合体内部，不同级别医疗机构信息化建设程度悬殊较大，城市大医院信息化建设起步普遍较早，投入力度大，信息化设备先进，信息化程度高，医院运行各环节信息化应用也更普遍，各类信息化人才也相对充足，软硬件技术设备更新发展速度快。然而医疗联合体中基层医疗卫生机构信息化建设起步晚，投入力度相对不足，信息技术应用相对单一，信息化应用人才更是非常缺乏，技术水平偏弱，设备、软件更新速度也相对滞后，多没有将信息化建设纳入近期发展规划中。现实中很多基层医疗卫生机构信息化平台覆盖面很窄，各类信息化工具往往仅在门诊挂号收费、医生工作站等环节使用，而且所涉及的事项比较简单，没有涵盖特定岗位的所有工作内容；信息化应用人才更是少之又少，因此很多工作缺少必要的信息技术支持，限制信息技术的应用层次，甚至还有些基层医疗机构信息化仍处于刚刚起步阶段。大多数形式的医疗联合体中各医疗机构都具有相对独立性，但要获得协同效力，不同等级的医疗机构必须具有一定的有机整体性，整体性的形成与获得离不开信息化的联通与配套。然而实践中，医疗联合体内各级医疗机构信息化建设差异较大，而且不同的医疗机构信息接口不一致，及时地在线信息沟通还存在一定的困难，致使在基层首诊、双向转诊以及信息互通互传方面造成一些障碍，检查结果、医生处方、诊断依据等难以通过信息化平台进行医疗信息的互联互通与共享。当患者进行医疗联合体内预约、挂号、收费等操作时，也会由于信息无法联通而使患者产生不顺畅的就医体验，最终导致医疗联合体内各项工作难以连贯开展，有碍医疗联合体的日常运行。因此医疗联合体内信息互联互通，早日形成信息统一化的局面已经迫在眉睫。医疗联合体多是由不同级别的医疗机构组成的，要想在医疗联合体内快速推行分级诊疗制度，必须构建一个卫生信息平台，以实现患者电子信息档案、电子病历共享，让各类医务人员快速得知患者就诊信息，无障碍地进行实时沟通，提高诊断效率。

（四）医疗联合体成员关系不易协调

1. 各级医疗机构间利益难以协调

我国医疗卫生体系实行的是分级管理制度，医疗卫生机构级别的高低与其归属机构行政级别密切相关。以三级综合医院为代表的大型医疗卫生机构通常归市级及以上卫生行政部门管辖，二级及基层医疗卫生机构则多归区县及以下级别的卫生部门管辖。由于归属不同级别的医疗卫生服务机构在利益上相互独立，而它们在医疗卫生资源和服务对象上有重叠，所以医疗卫生机构之间存在一定的竞争关系；而且医疗卫生机构自身内部利益分配也有不协调的现状。这都导致了成员之间联系不紧密，医疗工作人员积极性降低，牵头的大型三级综合医院不一定有意愿把技术好的医生下派到社区卫生服务中心、乡镇卫生院等基层医疗卫生机构，有些甚至还认为自身缺乏剩余的服务产能去培养基层人员并扶持基层机构的发展。此外，医生多点执业制度在有些医疗联合体内也没有正式实施起来，这也是造成优质医疗人才流动困难的重要因素。

2. 医疗联合体内资源配置不合理

我国医疗体系的行政等级制特征突出，同一区域内，医疗机构分为一级、二级和三级，级别高的医疗机构往往能分配到更多的医疗资源；医疗机构拥有的资源多寡又决定着对高级人才的吸引能力；在硬件设备、人力资源、学科发展、科研等方面占据优势，最终产生对患者的绝对吸引力。主要靠行政力量和医疗机构级别配置资源，形成了医疗资源在医疗机构高端聚集、低端稀缺的格局，这种资源配置上的"倒三角"现象也是导致医疗供给扭曲的重要原因之一。医疗联合体中，优质的医疗卫生资源大部分集中在以城市大医院为代表的三级甲等综合医院中，它们拥有高水平医疗技术专家、技术先进的医疗设备、经验丰富的管理人才、充裕的资金支持等优势。而社区卫生服务中心、乡镇卫生院等基层医疗卫生机构因医疗技术薄弱、资金匮乏、人员不足、规模较小、管理体制落后，社会公信力较低，从而难以让患者信服。

3. 医疗联合体鲜有无资产重组和管理体制创新

我国组建的医疗联合体中涉及资产重组的比例很低，管理体制沿用传统方式的较多。我国大部分地区的医疗联合体在组建时，主要奉行的是自愿原则，惯用自由组合模式。但是由于各级医疗卫生机构行政隶属关系和级别不同，管理制度不同。这些行政体制上的差异影响了医疗联合体的组建与运营。因此，如何协调医疗联合体内各级医疗机构不同的管理体制，已成为发展医疗联合体的关键问题。现阶段，医疗联合体实际运行中，各级医疗卫生机构暂时回避了这些自身无法解决的体制问题，工作重心放在经济效益上，而对药品费用在就医总费用中占比较高、医疗费用增长较快、医疗服务质量满意度不够高等民众最关心的问题缺乏创新性的举措。此外，医疗联合体内还缺乏有效的激励力，主要还是依靠行政手段驱动整个系统的运行，这也阻碍了医疗联合体的发展。

4. 医疗联合体内双向转诊不畅

由于我国大部分公立医院属于差额预算管理单位，医院需要通过医疗业务收入弥补财政补助的不足，所以各级医疗机构间存在着一定的竞争关系，都很在意医疗服务的提供数量，有一定的抢夺病源的情况。同时，缺乏合适的转诊原则和标准，没有明确具有较强操作性的双向转诊标准和流程，也是造成医疗联合体内转诊困难的常见原因。综合性大医院事实上也从事了大量常见病的治疗，双向转诊执行不力较为常见，很多地方存在转上容易下转难的问题。目前从基层医疗卫生机构向大医院转诊的患者很多，手续办理也比较简单；而大医院术后康复患者向基层医疗卫生机构转诊的人数却寥寥无几，下行通道受阻，长期护理、康复训练的患者多滞留在大医院，一定程度上造成优质资源的浪费，未能实现"小病在社区、大病进医院、康复在社区"的预期目标。

从基层医疗卫生机构角度分析，也有几方面原因阻碍了双向转诊的实施。自新医改实施以来，一些地方的基层医疗卫生机构实行全额预算管理，公共卫生服务项目增多，医疗服务收费标准低或与医务人员收入脱钩，使得基层提供医疗服务动机不强。同时，基层医疗卫生机构设施建设欠缺，绝大部分社区卫生中心缺乏床位设置，2015年，我国有8806个社区卫生服务中心，其中有4067个社区卫生服务中心无床位设置，占46.2%；2016年，我国有8918个社区卫生服务中心，其中有4110个社区卫生服务中心无床位设置，占46.1%（数据来源于中国统计年鉴）。由此不难发现，至少城市基层医疗卫生"接不住"的现象还比较普遍，而且这种"接不住"的现象也没有出现改善的趋势，这进一步说明基层医疗卫生机构服务能力有待提高。

居民固守于传统的就医习惯，不信任基层医疗卫生机构的卫生服务能力的心态也比较突出。患者的就诊观念和习惯难以改变，不愿意转诊也是重要原因之一。尤其是老年患者，由于自身行动能力及对新媒介认知能力的欠缺，导致对双向转诊制度的了解程度、认可度都比较低。

(五)居民对医疗联合体的认知有待加强

居民固有的就医习惯是长期潜移默化、多种因素共同作用日久积淀而形成的，本身就难以改变，而政府和医疗卫生机构对医疗联合体建设和相应政策的宣传及舆论引导力度不强，更加剧了这种墨守成规的就医习惯。由于对医疗联合体和分级诊疗相关信息认识不足，对双向转诊的认可度低，再加上人们从获知医疗信息到认知的改变往往具有一定的滞后性，很多居民对基层医疗卫生机构的认知仍然停留在老观念中，对它们的服务能力不够信任，导致居民无论大病小病都跳过基层医院，而直接前往三级大医院就诊，最终没有实现医疗联合体建设的初衷，滞缓了分级诊疗的推进，致使基层首诊实现困难，双向转诊不顺畅。医疗联合体建设的顺利开展，需要政府和医疗机构的大力宣传和舆论引导，以及各级医疗卫生机构积极配合，患者就诊过程中医务人员积极有效地引导，居民积极参与。

四、海外医疗联合体运营及启示

海外对医疗联合体的研究也一直在进行中，从已公开发表的文献来看，国外学者对医疗联合体的相关研究主要集中在医疗改革、医疗联盟、远程医疗和分级诊疗等几方面。因医疗体制大相径庭，不同国家在医疗联合体的概念、内涵、形式上都有一定的差异，共同之处表现在对提高医疗卫生领域资源配置和运行效率，以及降低运行成本等各方面。大规模的医疗联合体组建最早起源于欧洲，旨在让更多的居民享受低价甚至免费的医疗服务，提高国民健康水平。英国国家医疗服务体系（National Health Service，NHS）建立于 1948 年，属于典型的纵向整合型医疗联合体。英国国家医疗服务体系历经半个多世纪的发展与完善，已经成为英国福利制度中的一个标志，它还作为英国国家形象代表在 2012 年伦敦奥运会上亮相，彰显其以较低的卫生成本达到较高健康绩效的成就。欧洲之外的美国及少数亚洲国家也先后陆续开始探索适合自身特点的不同医疗联合形式，如美国医院联合体、新加坡国家卫生保健集团等。近几十年来，越来越多的国家开始尝试以提升医疗资源利用率为主要目的的改革，通过整合优化医疗卫生资源，不断进行医疗体制变革，从而有效地促进国家的医疗服务水平提升。它们的成功经验值得我国借鉴。

（一）英国国家医疗服务体系

1. 英国国家医疗服务体系概述

英国国家医疗服务体系也称为全民医疗保健系统，创建于 1948 年 7

月，是英国社会福利制度中最重要的组成部分，该体系希望达成的目标是：不论个体收入多少，而根据个体不同的医疗卫生需要，为人们提供全面的、免费的医疗服务。英国国家医疗服务体系的构建有其特定的政治背景。第二次世界大战后，东西方两大阵营对立，为了树立政府形象和巩固政权，许多发达资本主义国家选择了福利型的国家保障制度。英国的国家卫生服务体系于 1946 年正式立法通过，1948 年开始建立运行，其运行的原则主要包括：应对每个人提供广泛的医疗卫生服务；医疗卫生服务经费全部或大部分从国家税收中支出；医疗卫生服务体系由初级服务、社区服务和专科服务三个部分组成，初级卫生服务由全科医生提供，社区服务由地区政府组织提供，专科服务由国立医院提供。英国国家医疗服务体系极大地缓解了英国民众在医疗健康支出方面的担忧，为英国的战后迅速重建和 20 世纪五六十年代经济飞速发展在人力资源和健康保障上奠定了坚实的基础，也使得"福利制度"这一理念深入人心。

英国国家医疗服务体系由英国各类公立医院、各类诊所、社区医疗中心和养老院等医疗机构共同组成，这些医疗卫生机构是英国医疗服务体系的基本单位，一个地区的所有基本单位构成一个联合体。在英国，很多城市和大型市镇有本地的医疗联合体，这些医疗联合体的成员单位能够提供辖区居民日常所需的各类医疗卫生服务，满足大多数医疗需要。有些联合体成员医院还可以肩负专科会诊中心的职能；也有一些成员医院是大学的附属医院，它们还承担医护人员的培训工作。联合体主要通过健康中心和门诊部提供各类服务，有时也可以到患者家中进行诊疗。医疗联合体提供的预约和治疗服务都是免费的。国家医疗服务体系 82% 的筹资依靠政府财政拨款，12.2% 来自国民保险税，其余部分则为社会和慈善组织的捐款，以及少量的非免费医疗收入。①

英国整个国家医疗服务体系都处于政府主导之下，体系共分三层。第一层是以基础医疗为主的社区医疗服务。社区医疗服务一般由全科医生和

---

① 董竹敏. 英德美日商业健康保健概况[J]. 中国保险，2015(12)：62-65.

社区护士提供,政府出资购买其服务,服务对一般患者是免费的,这也是英国最普遍的医疗模式。全科医生负责除急诊以外的初级基层医疗服务,如确定没有技术和能力进一步诊疗时,全科医生会开具转诊证明,大多数患者须凭转诊证明才能到上一级医疗机构就诊。第二层是地区性医院服务。各专科医生凭全科医生的转诊证明才能在地区医院接收转诊病人,他们同时也承担着急诊病例、重大意外事故病例的救治任务。地区医院作为一个行政区域的中心医院,通常由公立医院担任。第三层由教学医院构成。教学医院以紧急救治和重大疑难病例为主要服务对象,同时承担医学教学、实验和研究等工作。全科医生和地区医院在确认患者病情复杂的情况下,都可以直接将患者上转到第三层教学医院进行治疗。

英国也是世界上最早实行分级诊疗的国家之一,其全科医生制度更是我国和很多其他国家效法的榜样。英国在全科医生培养和准入方面都相当地严格,医学院学生在毕业后,要进行为期 3 年的临床实践和 5 年的规范化培训,最终通过考核后才能成为一名全科医生。正是由于有高素质的全科医生和高效的"守门人"制度,才使得分级诊疗在英国能够顺利实施。

英国政府鼓励居民和就近的全科医生建立较为固定的医疗服务关系,这也是国民医疗体系的主要内容之一。全科医生的主要职责是为本地区居民提供基础医疗服务、预防保健服务、建立个人健康档案等。英国的转诊制度十分严格,患者须持全科医生的证明方可前往上一层级地区医院或教学医院就诊,就诊信息通过信息化平台及时记录归案。为保证双向转诊的顺利实施,英国政府还制定了相应的医疗保险制度:除特殊情况外,居民如未经全科医生许可,而直接到第二、第三级医疗机构接受诊疗,保险机构不予支付患者任何医疗费用。在制度设计上,英国还设计了初级保健信托(Primary Care Trust)这一第三方机构,政府通过委托第三方购买全科医生服务来向居民提供免费的医疗服务。初级保健托管机构与全科医生之间签订协议,打包购买一定时期内其提供的所有医疗服务,以激励全科医生提供服务的积极性,但转诊与否不会影响全科医生的报酬,因此避免了各层级医疗服务提供者之间的利益冲突。英国90%的健康问题在基层得到解决，这得益于全科医生守门人制度，以及社区首诊、双向转诊、分级诊疗并行，为患者提供了连续、安全、有保障的医疗服务。

英国国家医疗服务体系的整合型医疗服务在经历了长期运行后，也面临着一些障碍。第一，全科医生和专科医生之间由来已久的分割是最大的一个障碍。学科专业间的条块分割原本就存在，但因全科医生和专科医生不同层级医疗组织的分设而加剧。不同层级的服务提供者往往负责提供不同类型的服务，包括急重症医疗服务、社区卫生服务和精神卫生服务。同时，不同组织之间也因服务购买和提供职责差异而难以整合。第二，近年推行的医药市场化改革，使得一些独立的服务提供方可以向居民提供服务，这也加剧了服务提供方之间的条块分割现状。第三，人口结构和居民生活方式改变、服务需求提升对行业带来冲击，如老年人口的增多，对老年照护的需求越来越迫切；民众对医疗服务的要求越来越高，比如要求开设周末门诊，实行全天候 24 小时服务等，这些都让医疗卫生人员倍感压力。第四，受金融、经济等各种因素的影响，国家医疗服务体系筹资面临越来越大的困难。

2. 英国国家医疗服务体系启示

(1) 坚持公平的理念。英国国家医疗服务体系自 1948 年建成以来，虽几经执政党更替和不同时期卫生政策的变化，但总体制度方向未变，即实行高福利的医疗卫生服务制度：根据患者的医疗需求，而不是根据患者的支付能力提供医疗卫生服务。也就是始终坚持医疗服务的福利，不管居民的社会地位、经济状况、职业如何，全体居民享受均等化的医疗卫生服务。我国是社会主义制度国家，党和国家更是注重广大人民群众的健康，医药卫生体制改革更明确提出："坚持以人人享有基本医疗卫生服务为根本出发点和落脚点，把基本医疗卫生制度作为公共产品向全民提供。"这就要求我们坚持医疗服务的福利性，让广大人民群众特别是低收入群体和弱势群体普遍受益；坚持"广覆盖、保基本、可持续"的原则，逐步缩小城乡间、不同人群间的保障水平差距，最终实现制度框架的基本平等一致。

（2）充分发挥基层医疗卫生服务机构的功能。英国初级卫生服务的成功重要原因之一，在于能贴近社区居民，提供便捷、经济、连续、有效的医疗卫生服务。英国全科医生遍及城市和乡村，这既是实现医疗卫生服务公平性、可及性的有效形式，同时也让全科医生真正发挥居民"健康守护人"的作用。这一做法不仅在疾病治疗上，更重要的是可以在疾病预防保健方面发挥重要作用，把政府公共卫生职能切实落到实处。我国也可以按照区域卫生规划要求，不断加强基层医疗卫生服务机构的建设，使基础医疗服务和公共卫生服务可以延伸、辐射到每个家庭；同时组建全科医生服务团队，以居民健康档案为切入点，以居民家庭签约服务的形式，逐步改变基层医疗卫生服务传统坐堂服务的方式，把预防、保健、医疗、康复、健康教育、计划生育技术服务"六位一体"的基层医疗卫生服务落到实处。

（3）加强全科医生队伍建设。英国的"看门人"制度、分级诊疗能有效落实，其前提条件是有一支高素质的全科医生、护士及社区工作人员队伍，从而能保证各项初级卫生服务工作在社区落实。据有关部门连续调查显示，英国居民对全科医生有较高的信任度和满意度。目前我国基层医疗机构的医生总体业务水平不高，接受过全科医生规范培训的全科医生人数很少，截止到 2017 年为止，全国全科医生仅有 25 万余名。[①] 居民对基层医务人员的信任度不高，从而影响了基层医疗卫生机构的发展，也影响了分级诊疗目标的实现。因此，必须加强对基层医疗卫生机构医生的全科业务培训，如针对基本公共卫生服务、基本药物合理使用、常见病多发病诊疗规范等内容，设计不同的培训包，有计划地开展培训；还要加大力度吸引高水平、高素质人员到基层工作；加强全科医学人才的管理，提高其政治、经济和学科地位，激发基层卫生服务人员的积极性，建立一支高素质的全科医师服务队伍。

（4）严格转诊制度。英国初级卫生服务的成功原因还在于有较为严格

---

① 马文静. 我国全科医生数量达 25.3 万家庭医生签约服务尚存三大痛点［EB/OL］.［2021-04-21］. http://www.alliedphysician.com/News/Articles/Index/3008.

的患者转诊制度，患者到上一级医疗机构就医，必须经全科医生同意，开具转诊单。如果患者在非紧急情况下直接到上一级医疗机构就诊，不仅医疗费用无法报销，而且还将经受长时间的候诊。由于英国医院医疗成本非常高，为降低医疗费用，病人住院时间一般都较短，只有3~4天，且有进一步减少的趋势。目前，英国许多医院还开展日间手术，一些常见病手术在门诊就可操作，做完手术后即离院。患者的后续治疗、护理多转向社区，由全科医生和护理人员来完成。分级诊疗的转诊制度对减轻综合医院的就诊压力，抑制医疗费用的增长起到了良好的作用。

(二)新加坡医疗集团

1. 新加坡医疗集团概述

新加坡的医疗体系是在政府的主导下构建的，体系主要由公立医院组成，全国3/4的病床由公立医院提供。政府财政对公立医院病房的补贴依据舒适程度分为四个等级。A级病房为单间空调病房，舒适程度最高，没有任何补贴，费用完全由病人自付；B1级病房为空调4人间病房，舒适程度次之，住院病人可获20%的政府补贴；B2级病房为无空调6人间病房，可获65%的政府补贴；C级病房舒适程度最差，为8人间无空调病房，但住院病人可获80%的政府补贴。公立医院病房中约有27%的病房属于C级，38%的病房为B1和B2级，剩余35%属于A级病房。① 新加坡医生半数为私人执业医师，2/5为专科医生。在公立医院工作的医生薪酬收入相对固定，但收入水平不如私立医院医生。是否需要提高公立医院医生收入，以吸引能力更强的医生来行医是政府和公立医院决策者和管理者探讨的热门话题。

新加坡在医疗资源整合方面较引人注目的做法是20世纪90年代政府对所有公立医疗机构进行重组，成立了新加坡国立保健服务集团(Sing-

---

① 周易. 新加坡各阶层人都鼓励子女从医[N]. 中国青年报，2015-06-01(7).

Health)、新加坡国立医疗服务集团(National Healthcare Group，NHG)两大医疗集团，两大集团分别负责全岛东、西部的医疗服务，之后逐步发展成6大区域的医疗体系。为避免医疗资源配置过度集中，进入21世纪后，新加坡又对全国医疗资源再次重组，成立三大医疗集团，它们分别是新加坡国立保健服务集团、新加坡国立医疗服务集团和新加坡国立大学健康系统(National University Health System)。目前，新加坡国立保健服务集团专职于新加坡东部的医疗服务提供，国立医疗服务集团则专职提供西部的医疗服务，国立大学健康系统主要致力于中部的医疗服务。国立保健服务集团是新加坡最大的公共医疗保健集团，集团拥有40多个医学专业，成员包括4家三级医院、5家国家级专科中心和8家初级保健诊所。新加坡的住院病人中，49%都曾接受过国立保健服务集团旗下医疗机构的服务。两大医疗集团相互独立，引入市场竞争机制，促使它们不断提高服务质量、提升服务效率，形成了良好的市场竞争氛围。各医疗集团及其成员医院都是独立的法人，依法独立运行享有经营自主权，权力包括人员招聘、薪酬制定、物资采购和服务定价等；集团设立董事会、执行总裁等权力职位，执行总裁下设立运营、财务等分职总裁，分别负责集团的运营管理和财务管理。

经营上，集团虽可以通过对向A级病房患者提供医疗服务获得医疗收入，但政府是公立医院唯一的产权所有者，对其行使监管权力，拥有重大决策权。这种产权的高度共有性和管理的方式严密监控性，与纯粹私人医院有着本质区别。公立医院因产权和监控权的特定性，确保其在国家卫生方针政策指导下从事医疗服务，但在医院经营方式上又具有私营企业的特征，是按照公司制和企业制的规则进行运作和管理。政府对各类项目价格、服务标准以及昂贵仪器设备的购置等拥有很强的控制权，政府可以规定各级别病房的环境、设施的标准，甚至可以限定一些具体的医疗服务范围；各医院根据不同病房级别的收费标准分别进行收费；政府还可以规定各医院病床总数和不同级别的病床数量；决定各专科的发展和新医疗技术和药品的引进使用；政府财政部门根据各医院门急诊量和不同级别病房入出院数量，把资金直接拨付给医院。卫生部对医院集团进行直接监督管理的手段包括：采用商业审计法监督医院的财务状况、监督医院的各种经营活动，如修改医院或集团的组织章程、向银行贷款、开设新的分部、医疗收费的调整、集团董事和首席执行官的聘用和委任等重要事项。

新加坡医疗集团中医疗机构分为两个级别，第一级为基层医疗机构，包括一般诊所和社区医院，主要承担基础的医疗保健服务。在这一级医疗机构中，80%的医疗保健服务是由私人诊所承担的，其公立医院承接的服务总量不大，这一不同类型医疗机构承接服务的特性与第二级恰恰相反。新加坡政府也实施了类似我国分级诊疗的制度，要求病人按照规定就诊顺序就医，除急诊病人以外，普通病人应先到社区医院或医疗诊所等基层医疗机构就医，在一级医疗机构确认病情难以在本级医疗机构治疗后，才会转入二级医疗机构诊疗。新加坡的二级医院也曾和我国一样，面临着人满为患，基层社区医院无人问津的冰火两重天尴尬局面。为缓解二级医院的压力，鼓励病人到基层医疗机构就诊，新加坡政府对在一级医院首诊的病人在医疗费用上给予优惠待遇；对基层医院首诊后转入专科医院或者综合医院的病例，政府给予的医疗费用优惠达到了10%～20%。但是，如果患者的首诊就直接在二级医疗机构进行，就会额外对其加收一定的医疗费用。目前，新加坡社区首诊的患者已占全部患者的七成左右，二级医疗机构应对一般病患的压力已得到很大程度的减缓，可将更多的医疗资源用到病情更复杂、危重程度更大的病患者身上。通过基层首诊、双向转诊的办法，新加坡的医疗资源配置得到了合理的整合和高效的使用。

在组建医疗集团之后，新加坡还借鉴美国疾病诊断相关组合的病种划分方法，采用了病例组合的预付制支付方式改革。这种病例组合预付制事先限定了各病种的费用标准，促使医院更加关注服务成本，有利于提高资源利用效率。为了防止预付费可能出现的服务提供不足的缺点，新加坡政府进一步采用一种同时包含整笔拨款和病例组合的混合支付体系。大约有70种病种是以疾病诊断相关组合的方式支付，而剩下的病种是以整笔拨款的方式补偿。政府财政补偿大约占公立医院收入的50%，但除直接拨付的资金外，政府还间接控制着医疗储蓄账户和保健双全计划，并通过各种支付体系控制着公立医院的行为。

2. 新加坡医疗集团启示

（1）完善法人治理结构。新加坡公立医院的所有权和经营权两者分离，以产权国有方式保证了医院的公益性。政府负责审批收费标准、医院床位数、划拨并审批大型设备、基建项目经费等；董事会任命的医院院长，院长负责医院全面管理，拥有员工聘任、财务收支、医疗业务开展等经营自主权。清晰界定不同层级医疗机构的职责，建立分工明确的二级医疗保健服务体系，严格病人逐级就诊、转院的就医制度，并将就诊次序与医疗保险补助标准相结合，使得居民的医疗就诊秩序井然。这对于我国构建与经济社会发展相适应的职责明晰、结构合理、管理有序、运行高效的医疗卫生服务体制有启迪意义。

（2）实施紧密型医疗联合体。以产权为纽带，通过类似于集团公司的管理方式使医疗联合体内部成员医疗机构之间紧密联合，形成医疗联合责任共同体，并塑造一致的战略目标与经营理念。紧密型医疗联合体的突出优点是一体化程度高，易于实现集团内部资源的统一配置、使用和管理，以真正形成一个利益兼容、荣辱与共的共同体，从而促成医疗联合体内基层医疗卫生机构医疗服务水平的提升，并提高医疗联合体整体的运营效率。同时，新加坡采用以总额预付为主、诊断相关组合预付费为辅的混合型支付方式改革，按签约人数核定预算总数，按疾病种类打包支付，促使医院重视医疗服务成本和运行效率。医疗联合体内，不同法人主体财务独立核算，通过协议分配的方式进行统一管理。政府以服务外包的形式将一定区域的基本医疗服务和公共卫生服务打包给医疗联合体，医疗联合体对区域内的所有居民实行健康管理，这既是控制医疗服务费用的需要，也是政府加强对医疗联合体的管理，提高其运行效率和控制服务成本的需要。

（三）美国医疗整合模式

美国自 20 世纪 70 年代开始，就在整合医疗保健方面做了诸多探索：

20世纪80年代，提出"管理型医疗服务"（managed care）的概念，通过加强医疗保健服务提供者和医疗保险方的整合，降低医疗保健服务成本，提高服务产出效率，其中比较有代表性的整合形式有：健康维护组织（Health Maintenance Organization，HMO）、定点服务组织（Point of Service，POS）、优选服务提供组织（Preferred Provider Organizations，PPO）等。1973年，尼克松总统签署通过《健康维护组织法案》（HMO Act），规定拥有25名及以上雇员的雇主需为雇员付费参加一个特定的健康维护组织，这项法案加强了健康维护组织的法律地位，大大促进了该类管理型医疗服务的发展。20世纪90年代，整合型医疗服务系统（Integrated Delivery System，IDS）开始在美国试行，21世纪又出现责任医疗组织（Accountable Care Organizations，ACOs）、以病人为中心的医疗之家（The Patient-Centered Medical Home，PC-MH）等各类新型医疗保健服务提供模式，促进不同层级、类型的医疗保健服务提供者纵向整合，以提供连续性的医疗保健服务。本书对几种有代表性的美国医疗整合模式做简要介绍。

1. 健康维护组织

健康维护组织不仅是医疗保健服务的提供者，它和美国蓝盾和蓝十字（Blue Cross Blue Shield）等传统的医疗健康保险协会组织一样，还是医疗健康保险市场的供应商，是美国管理型医疗服务体系的典型代表。管理型医疗服务体系是集医疗筹资和医疗服务提供为一体的医疗健康保险与服务提供者。一方面，健康维护组织作为保险人，向投保人收取保险费，为作为被保险人的会员提供医疗费用的保险保障。美国法律规定，雇佣者必须为雇员投保参加一个特定的管理型组织，因此健康维护组织的投保人主要是各类企业，会员也就是企业员工。另一方面，健康维护组织又是医疗服务提供者，通过合同或自营方式建立医疗保健服务网络，向会员提供各种医疗保健服务。健康维护组织向会员提供的医疗保险从日常保健到大病医疗无所不包，保障范围非常广泛。提供的医疗保障越高，投保人需交纳的保险费也越高。这种组织的最大特点就是将医疗保险与医疗服务整合为一个整体，从而可以有效促使服务提供者高度注重服务提供成本，主动关心被保险人的健康状况，将医疗保健服务的重心前移到预防保健环节。

健康维护组织的创办人一般是医生团体、医院，作为雇主的公司，雇员的利益代表者工会或消费者团体，以及医疗保险公司。他们既可以自己组织建立医疗服务网络，也可以与医疗服务机构签订合同设立医疗服务网络，为会员提供各种医疗服务。如果是委托医疗服务机构提供医疗服务，健康维护组织则预先与服务提供者商定好医疗费用补偿方式。健康维护组织按经营的目的是否营利，可为营利性和非营利性两种，前者的数量多于后者，但非营利性健康维护组织的会员数量较营利性的多。按照健康维护组织与医疗服务网络的关系，以及健康维护组织补偿医生医疗费用的方式，可以分成三种基本类型：私人开业医生协会模式、医疗团体模式和雇员模式。私人开业医生协会模式中，健康维护组织与私人开业医生协会签订协议，由协会中的私人开业医生向健康维护组织的会员提供服务。私人开业医生协会中的医师有各自的医疗场所、设施，并雇佣一定的医务人员，这些独立执业的医师是协会的会员，他们既为健康维护组织的会员服务，也可为非会员的病人服务。健康维护组织以按人头付费方式向协会支付特定群体的医疗费用，协会再补偿给独立执业的医师。医疗团体模式与私人开业医生协会模式相似，也是健康维护组织与医疗团体签订服务合同，按人头付费方式计算一定时期的总额医疗费用，医疗团体再按提供服务覆盖人群数量补偿给医生。雇员模式中，健康维护组织自己直接雇佣医生和其他健康保健专业人员，在自建的医疗场所内，仅向会员提供服务；提供服务的医生和其他医疗人员属于健康维护组织的雇员，他们以工资方式补偿医生获取报酬。由于雇员模式的医疗人员是本组织员工，在管理控制方面较其他类型的健康维护组织有更强的控制力。但是由于要自行配备医疗设施，兴建或租用营业场所，需要较高的投入和运行成本。

健康维护组织是美国管理型医疗的典型代表，它运用一系列制度规则和管理技巧来监控医疗保健的适宜度、服务质量以及资源利用效率，其主要作用机理是以经济成本为导向，引导服务提供者提供合适的、必要的、有质量的医疗保健服务。其突出管理特点有：

(1)网络保健医生为看门人。会员只能接受健康维护组织医疗服务网络中医生提供的医疗服务，如果直接接受网络外的医生服务，将得不到任何费用补偿。会员可以从众多的医疗服务网络全科医生中，挑选一名作为自己的保健医生。一般情况下，会员先接受保健医生的诊疗，如果保健医生认为会员需要专科治疗，会为他选择一名本服务网络中的专科医生提供相应的专科服务。会员接受网络中其他医生的治疗，也需要先经保健医生的同意。健康维护组织允许会员更换保健医生。

(2)注重服务适宜度，严控住院费用。由于住院治疗往往要花费昂贵的医疗费，健康维护组织对会员的整个住院过程都加以严格控制，并指派专人管理。会员因非紧急情况住院，应在入院前取得特定管理人员的入院同意书；否则，健康维护组织将扣减其住院补偿费用。住院期间，住院管理者的职责主要是控制医疗服务的适宜度和质量，并对相应医疗费用做出估算。当会员出院后，住院管理者的职责则为检查住院费用账单是否合理，有无错误，是否存在过度消耗医疗资源的情况。

(3)第二位医生意见。在美国，手术费占住院费的比重很高，而非紧急情况下，许多手术是否必须开展有时难下定论。为了减少不必要的手术花费，健康维护组织鼓励患者听取第二位医生的观点，即让其他医生判断手术是否必要，如果两位医生的诊疗意见不一致，甚至需要咨询第三位医生的观点。若手术不能得到第二位医生的认可，会员只能以较少的比例得到手术费的补偿。

(4)强调预防保健的作用。不同的健康维护组织提供的具体医疗保险保障内容和范围不尽相同，但所有的健康维护组织都将预防保健纳入保障范围，对会员医疗保健开支予以报销，这是与传统医疗健康保险的极大差异。从健康和费用控制长远角度来看，将控制环节前移，强调日常保健是事半功倍之举。因此，健康维护组织鼓励会员自身重视加强预防保健，常见的预防保健措施包括：定期的健康检查、积极预防疾病、举办各种健康讲座等，目的是培养会员良好的生活方式和饮食习惯。

健康维护组织成功经验对我国医疗联合体建设的启示：

（1）建立完善的健康管理服务预付制与第三方购买制。美国管理型医疗的典范健康维护组织成功的基础在于按人头预付的补偿模式。在我国，各地社区健康管理均未纳入医疗保险支付范畴，这显然不利于激励医疗保健服务供需双方重视疾病预防保健。建议采用按人头付费方式，将预防保健服务纳入医疗保险报销范畴，从经济层面刺激供需双方将健康管理深入到家庭。同时医疗保障机构应当主动承担健康管理服务直接购买者的角色，参保的普通民众主要身份只能是服务的消费者。因为个体无法对健康管理提供者的行为进行约束，而医疗保障机构能代表参保群众利益，成为具有强大谈判和监控能力的"第三方"，运用各种手段来监督服务提供者的行为，确保健康管理保质保量地落实。

（2）转变政府职能，充分发挥政府与市场的互补作用。我国正处在经济发展和制度变革的转型期，各类政府部门的职能和角色正在发生转变。在医疗卫生资源配置和医疗服务提供上，还是要充分发挥市场机制的作用，但也要政府加强对医疗卫生行业的监管和引导，加大对医疗健康服务提供者的监督审查，定期公布检查结果，各地医疗健康行政部门可以制定方向明确的健康计划，引导医疗保险机构、医疗健康服务提供者和居民个人共同努力实现健康目标。医疗保险机构要主动肩负起服务购买者、评价者的角色，促使医疗卫生机构提高服务质量和服务效率，优胜劣汰。

2. 责任医疗组织

2010 年 3 月，美国前总统奥巴马签署实施《保护患者和平价医疗法案》（*Patient Protection and Affordable Care Act*），法案中创立了结余共享计划（Medicare Shared Saving Program），倡导建立责任医疗组织（Accountable Care Organizations，ACOs）。ACOs 作为新兴卫生保健服务提供模式，在美国发展快速。据美国卫生和人类服务部 2013 年公布的资料表明，美国已经建立 360 多个 ACOs，为 530 万美国老年医疗保险（medicare）人群提供服务。①

ACOs 模式的创始人是达特茅斯医学院（Dartmouth Medical School, DMS）的专家费雪（Fisher）和布鲁金斯学会（Brookings Institution）的麦克莱伦（McClellan），他们非常注重 ACOs 的三个本质特征：第一，以初级保健医生为基础；第二，采用有利于降低服务成本、提升服务质量的支付方式；第三，采取能促进节约的绩效管理措施。美国早在 1998 年就开始进行 ACOs 服务模式的尝试，经过数年的不断完善，最终实现了明显的成本控制和质量提升效果。政府根据《保护患者和平价医疗法案》，授权美国医疗保险与医疗补助服务中心（Centers for Medicare & Medicaid Services，CMS）制定具体的 ACOs 实施规则，并部署实施。2011 年，CMS 颁布了一套包括 4 个方面共 33 项指标的 ACOs 服务质量考核指标体系。根据 CMS 的定义，ACOs 由医生、医院、其他卫生服务提供者等各种类型、各种层级医疗保健服务提供者共同组成一体化医疗保健服务提供方，共同为 CMS 或其他医疗保险组织分配给本组织的按服务项目付费的参保人，提供所有医疗保健服务，并对服务质量和服务成本负责，且需向 CMS 或保险人汇报服务提供情况获得费用补偿。ACOs 可以是公司、合伙制经营者、基金等法定实体，与 CMS 签订协议，合同期至少 3 年为一个周期，每个 ACO 至少负责 5000 名以上参保人 3 年的医疗保健服务。ACOs 共有五种支付形式来分担医疗费用财务风险：单向结余分享（one-sided shared savings）、双向结余分享（two-sided shared savings）、绑定/分段支付（bundled/episode payments）、部分按人头支付/总额付费（partial capitation/global payments）和总额预付费（global payment）。其中单向结余分享和双向结余分享是最普遍采用的方式。

CMS 采用了渐进式推广方式，最早在老年医疗保险计划主导的示范项

① 陈曼莉，苏波，王慧，等. 美国责任医疗组织的制度设计与启示[J]. 中国卫生经济，2015，34（3）：94-96.

目开始试行，之后逐步推广，最后很多商业医疗保健项目也自动跟进。CMS 主要以单向和双向两种结余共享支付方式同 ACOs 进行结算，这一制度设计和运行的特点主要体现在以下几个方面：首先，以各种类型的服务提供者自愿组织、自愿参与为基础，将医院、全科医生、专科医生和其他卫生专业人员整合为一个服务提供整体，共同对服务对象的医护质量和医疗成本负责。这种服务模式改变了美国长期以来医生和医院相互独立，各类医疗保健服务提供方各自为政的局面。支付方式上，对服务提供者提供高质量、低成本的医疗保健服务给予资金激励。正是在这种制度激励下，ACOs 主动采取积极措施，通过构建区域医疗服务网络、整合各种医疗资源，发挥范围经济和规模经济效应以压缩医疗服务成本。另外，服务提供者也更重视服务对象的健康管理和疾病风险控制，以减少疾病发生的可能。

其次，以两种结余型结算方式为代表的支付制度极富激励力。结余共享计划对服务提供者设立奖励和惩罚条款，以促使其控制成本，保证服务质量。CMS 首先测定不同人群的风险调整基准，即以老年医疗保险项目特定人群在没有参加 ACOs 之前可能产生的医疗保健费用风险调整基准，测算数据来源于分配到特定 ACO 中的老年医疗保险项目受益人前 3 年的医疗保健费用。结余或亏损即为该人群风险调整基准和 1 年实际医疗保健费用的差值。

两种使用最多的结余型分享支付方式中，一种是单向结余分享支付方式，这种方式仅适用于 ACOs 最初 3 年的合约，适合小规模或缺乏经验的 ACOs。该方式仅分享收益不承担亏损风险，但 ACOs 每年最多分享结余的 50%，并以风险调整基准的 10% 为上限。另一种是双向结余分享，ACOs 不仅分享收益，还需要承担亏损风险，不过这种结算方式 ACOs 每年最多可分享结余的 60%，并以风险调整基准的 15% 为上限。一旦服务对象的医疗保健费用超出风险调整基准的 2% 就计算损失，用超过风险调整基准的金额乘以 1 与结余共享比例的差值，得出 ACOs 必须支付的罚金。合同 3 年期间，第一年、第二年和第三年的罚金最高分别为风险调整基准的 5%、

7.5%和10%。为了获得分享结余的资格，ACOs还必须满足特定服务质量和绩效的标准。①

ACOs模式的实施目标与我国医药卫生体制改革中需要开展的卫生服务提供方改革有一定的类似，而且它为我国医疗保险基金的使用和管理也提供了一些新的思路。具体有以下几点启示：

(1)鼓励医疗服务领域自发建立医疗联合体整合卫生资源。ACOs通过建立医疗联合体，将分散的医疗服务提供者组织起来。在ACOs的框架下，组织的形式多样，机构设置灵活，给予各类医疗保健服务提供方充分的协同合作自由度。CMS要求ACOs内部各类医疗保健服务提供者通过合理配合，提供成本低、质量好的医疗保健服务；并将ACOs服务协同性列入服务质量评估范畴，与各服务提供者收益分配直接挂钩，激励各方自发整合卫生资源。ACOs的服务对象可以根据医疗保健服务提供者的满意度决定是否留在现属的ACOs中，ACOs不能限制服务对象的选择，只能通过提高服务质量去获得更多的服务对象。这种在政策框架下，利用市场机制的作用机理去整合资源的思路值得借鉴。

(2)剩余分享激发医疗保健服务提供者的积极性。ACOs与以往管理型医疗服务的根本差别是，医疗服务提供方和服务对象之间直接建立联系，由医疗保健服务提供方自主管理服务和控制费用，没有引入第三方保险公司作为医疗费用管理者。在组织中，医生既是服务提供者，也承担了管理者职责，这有利于提高他们的自我责任感；同时，如果提供的医疗保健服务符合特定的质量和成本控制要求，还可以获得剩余分享的权利，这在组织地位和经济收益上都有利于激发医疗保健服务提供者参与计划与提供合格医疗保健服务的积极性。

(3)签订长期合同促使供方关注服务对象健康水平。ACOs与固定人群签订至少为期3年的服务合同，出于控制成本的需要，促使医疗保健服务

---

① 王梦媛，颜建国，张伶俐，等. 美国节余分享计划下的责任医疗组织制度研究[J]. 卫生经济研究，2017(3)：53-57.

提供者认识到服务目标不是治疗疾病，而是要提升服务对象的健康水平，供方会有动力为服务对象制定长期的健康管理方案。质量评定指标体制还促使 ACOs 不仅要负责服务对象疾病的治疗预后结果，更需要关注服务对象的治疗过程。ACOs 模式非常强调协同服务，这也是为了确保服务对象，特别是慢性病患者在长期的治疗过程中能获得正确的治疗和护理，避免出现滞后的医疗干预和由此带来的额外经济负担。

3. 整合型医疗服务系统

美国的医疗体制与我国有较大的差别，在我国，医院是集中各类医疗人力资源和医疗物资资源的职能齐备的独立机构，医生基本都属于医院的雇员。而在美国，医院和医生原先是相对独立的，从某种意义上来说医院只是一个提供场所，将包含医生的各类医疗资源集中在一起的机构，医疗服务自始至终都是围绕着医院和医生这两条主线来进行的。医疗卫生资源早期的合并扩展也大多是在同一类型的领域中展开，即在医院与医院之间、医生和医生之间所进行的同类合并。后来面临着来自医疗保险机构费用控制和病人流失的双重压力，医院和医生(或医生团体)开始合作甚至合并，从而诞生了整合型医疗服务系统。整合型医疗服务系统也属于管理型医疗服务的一种模式，出现于 20 世纪 90 年代，是一种由同属一个系统的医疗保健服务提供者提供门诊、住院、康复、家庭护理等一体化连续性服务的医疗保健模式。

西达-赛奈医疗系统就是一个较典型的整合医疗服务系统，成立之初，系统成员包括西达-赛奈医学中心、西达-赛奈医生集团、西达-赛奈医生联合体、康复中心、精神病院、西达-赛奈医学研究中心和若干其他小型医疗服务机构。2015 年，该系统又并购了一家新的社区医院。在美国，有八百多家医疗机构自称或者被称为整合型医疗服务系统。

美国整合型医疗服务系统其实并没有一个标准的定义或统一的模式。现在普遍接受的定义是：整合型医疗服务系统是一种组织架构，它在一个接受医疗保健服务的相对固定人群与医疗保健服务提供机构之间，建立起规范性的合作关系和机制。通过这种组织构架的合作关系和机制，固定人群的个体无论处于何种健康状态，都能根据健康需要，在适当的场所（医院、诊所、化验室等），得到建立在与系统内医疗保健服务提供者之间充分沟通协调基础上的、高效全面的、贯穿整个医疗保健过程的优质服务。具体而言，一个整合型医疗服务系统要包含如下要素：（1）一个或几个医院，一般至少包含一家综合医院或医学中心，若干个由医生（医生团体）管理的诊所，多个检验、化验中心和其他辅助医疗技术服务机构；（2）一定规模数量且相对固定的服务对象；（3）全面承担服务对象综合全面长期服务的医疗和财务责任。理论上讲，整合型医疗服务系统应以特定的服务对象为中心，在考虑服务可及和公平的前提下，制定长期规划；系统内各服务提供者共享医疗卫生资源，共享服务对象的各种医疗信息；在财务上统一管理，独立执业医师、医院、检验中心等各类医疗机构之间灵活协调，甚至同步彼此的功能，从而最大限度地提高运行效率，减少重复诊治和劣质诊疗，以相对低廉的医疗成本来提供高质量的医疗服务。也就是说，整合型医疗服务系统的最大特点就是降低医疗支出，优化投入的医疗服务数量，提高医疗质量。

2013 年，宾夕法尼亚州立大学（The Pennsylvania State University）医学院的王温克（Wenke Hwang）博士和他的团队在《美国管理型医疗服务杂志》（The American Journal of Managed Care）上发表了名为《整合型医疗服务系统对价格和质量的影响》（Effects of Integrated Delivery System on Cost and Quality）的综述。他们对美国 2000—2011 年 12 年间所发表的 20 多篇有关整合型医疗服务系统价格和质量的论文进行了系统详细的分析和汇总后提出：大多数研究表明，整合型医疗服务系统在提高医疗服务质量方面确实起到了正面积极的作用；但只有极少的研究证实，整合性医疗服务系统对减少医疗服务使用次数有帮助；且仅有一个研究报告指出在减低医疗成本支出上有成效。兰德公司（RAND Corporation）的资深学者梅尔尼克（Glenn Melnick）通过分析比较 2004—2013 年加州蓝盾医疗保险公司支付合同医院的详细数据之后，发现加州除恺撒医疗集团（Kaiser Permanente，KP）之外，最大的两个大型整合型医疗系统尊享医疗公司(Dignity Health)和萨特健康中心(Sutter Health)所属的 60 家医院，十年间医疗服务价格上涨了 113%，平均每个住院日花费从 2004 年的 9200 美元增加到 2013 年的 19606 美元；而其他 175 家独立或较小型医疗系统所属的医院价格同期只提高了 70%，从 2004 年的 9200 美元增加到 15642 美元。因此梅尔尼克教授认为：大型医疗服务提供系统，当然包含大型的整合型医疗服务系统，明显增加了医疗服务的开支；造成加州两家最大的整合型医疗服务系统平均住院日支出高出其他医院 25%(约 4000 美元)的原因是，规模庞大的整合型医疗服务系统运用它们较大的医院市场份额，以及通过所属医生团体对服务对象施加一定的影响，从而获得一定的市场势力，在医疗保险机构谈判中处于有利的地位，从而迫使后者同意并支付他们高出其他医院的服务价格。①

虽然美国整合型医疗服务系统并没有完全实现系统设计的初衷，完全发挥其应有的作用，甚至增加了医疗费用支出，但很多专家学者和业内人士仍然认为整合型医疗服务系统的机制有可取之处，尤其是在新的责任医疗组织实践日渐成熟的背景之下。美国学者认为整合型医疗服务系统要成功，必须遵循以下几个关键原则：

(1)提供综合、全面、长期、连贯的医疗保健服务。在医疗技术、设备、设施和专业人员配备上，医疗保健服务提供者应可以承担所服务人群从健康维护、慢病管理、疾病康复到急重症救治的全方位医疗保健服务。

(2)系统和管理要以服务对象为中心。整合型医疗服务系统的终极目标是满足服务人群整体和个体的健康医疗需要，而不是为了医疗保健服务提供者的利益。在规划和管理各种医疗保健服务以及各种运营流程时，决策者要处处从服务对象、从病人的角度来考虑，要实现服务的可及性、公平性和实效性。

(3)制定系统整体战略，确保系统内每个成员都理解并支持共享战略

① Wu V Y, Shen Y C, Melnick G. Competitive market forces and trends in US hospital spending, 2001-2009[J]. Health, 2013, 5(7)：195-120.

目标，同时明确各自所应承担的责任和任务。

（4）打破系统成员原有的管理架构和组织边界。根据整合型医疗服务系统的战略和使命，重新建立新的组织管理架构，新的组织架构要突出系统内部的协调性、一致性和高效性。

（5）服务适量、相对固定人群。整合型医疗服务系统只有与所在区域居民确立全面而长期的服务关系，才能有更大的动力来真正为该人群长远的健康发展考虑，才会投入更多的资源和精力于保健防病。而且覆盖人群规模要适量，如果区域太小，或人口太分散，整合型医疗服务系统就难以获得规模效益。曾有学者建议一个运营成本适当的整合型医疗服务系统至少需要一百万的服务人口。人群规模太大也不适宜，系统可能会因此获得市场势力。

（6）系统内部要实行跨机构、跨团队、跨专业的标准化服务。系统的各个组成成员分工不同、角色不同，但都是平等的，系统中规模较大的医院或医学中心不能因体量优势，就对规模较小的社区医院、医生诊所发号施令。系统内的各类医疗保健服务提供者要根据服务对象的健康需要，规划提供无缝隙的、跨越不同机构和场所的连续医疗保健服务。

（7）要建立系统共享互通的电子病历系统、电子处方系统和其他医疗信息系统。

（8）制定具体医疗服务成本和质量控制标准。根据控制标准，对系统内的各类医疗保健服务提供者和个人进行绩效评价，并根据结果进行奖惩；对外也依据指标反馈服务对象的健康状况和系统运行结果，不因拥有数量众多的服务对象占据有利市场地位，而任意要求医疗保险机构提高支付额度。

从美国整合型医疗服务系统实践来看，我们组建医疗联合体的目的虽不是为了要把各级医疗卫生机构组织起来，同医疗保险机构就服务价格进行谈判，但要获得联合产生的协同效应和规模效应，参与联合的医疗卫生机构必须形成真正的利益共同体。为此，城市大医院要勇于自我瘦身，把大量的门诊、检验、影像等诊疗服务移到院外，前移至社区；城市大医院的医生也要走下去，根据服务对象的需要走进中小医院，走进社区服务中心。我国现阶段医疗联合体的组建主要以政府推动为主，主要目的之一是希望实现优质医疗资源下沉，让城市大医院去扶持基层医疗卫生机构，以此提高基层机构的服务能力，实现分级诊疗，分流患者。这与美国各种类型的医疗整合基于自愿参与、自愿组织，主要依靠市场机制进行机构间的撮合，自行探索形成合作机制有一定区别。但我们这种以资源再配置为目的的整合，更强调要建立起医疗联合体的运行机制，否则是不可持续的。此外，从美国的医疗卫生领域来看，不同时期的整合探索本质是理顺美国医疗服务市场最重要的参与者，即医疗保险、医院、医生团队三个互相独立主体之间的关系，以形成互相制衡又互相协作的良性互动关系。这在一定程度上和我国强调"三医联动"异曲同工，不过我们也应看到这方面的调整和探索始终是一个动态发展的过程，只可能获得阶段性的平衡。最后，还可发现信息的整合在医疗机构整合中有举足轻重的作用。

（四）澳大利亚医疗整合模式

澳大利亚和许多英联邦国家一样也属于高福利制度国家，医疗卫生服务系统中公立医疗卫生机构占主导地位。根据澳大利亚卫生与福利局（Australian Institute of Health and Welfare，AIHW）《2020 澳大利亚卫生》（*Australia's Health 2020*）统计数据，2017—2018 年澳大利亚共有公立医院693 所、私立医院657 所，但公立医院每千人拥有床位数为 2.6 张，私立医院每千人床位数仅有 1.4 张，而且私立医院中还包含了大量的日间医院病房（day hospital facilities）。医疗保健服务主要由医院服务、基础医疗保健服务（primary health care services）和专科医疗服务组成，其中住院服务主要由公立医院提供，基础医疗保健服务主要由负责社区医疗保健服务提供，以及由独立行医的全科医生和其他医疗辅助人员组成的私人诊所提供，专科服务也主要由独立行医的专科医生和小型私立医院提供。

澳大利亚联邦政府是医疗保健服务的最大投资者，各州（领地）政府主要负责提供服务和管理相关的医疗机构。一方面，政府通过第三方购买医疗保健服务的方式，激励不同服务提供者开展竞争以提高效率；另一方面，以病例组合为预算制定基础，对公立医院采用总额预算方式拨款，迫使医院提高服务效率，达到控制医疗费用的目的。同时，联邦政府制定全面的绩效考核指标，并成立独立的地方医院管理机构和财务监管机构，进一步明晰联邦政府和州政府的管理职责与权限。这些改革措施都体现了政府职能从办医疗到管医疗、从投入控制到产出控制、从医疗到预防、从急诊住院医疗服务到预防保健公共卫生服务的转变。澳大利亚实行全民医疗保障制度和分级医疗制度，因此，除急诊患者可直接进入公立医院就诊外，如果患者要想享受政府补贴的医疗服务，必须首先经社区全科医生首诊，再根据病情需要，按一定规定和手续逐级转诊。这种全科医生守门人制度较为成功地实现了澳大利亚分级医疗的格局。

由于政府采取第三方购买方式为居民提供所需的各类医疗保健服务，这种制度设计为社区基础医疗保健服务提供者的多样化发展提供了条件。各种致力于提供基础医疗保健服务的独立执业全科医生、专科医生和私立小医院等医疗服务机构可为当地居民提供医疗、护理、康复、妇幼保健、计划免疫、家庭服务等各类医疗保健服务。通过将一些规模小、服务需求量不大、效率低的私立小医院和私人诊所关停并转，将疑难复杂、需要高精尖医疗设备的医疗服务集中到区域医疗中心或医院，从而形成按医疗服务需求和疾病轻重缓急分级分类提供医疗保健服务的格局。基础医疗保健服务层面，政府按区域配置全科医生，形成全科医生网络，以实现基础医疗保健服务均等化提供，避免无效的竞争。但澳大利亚地广人稀，一定区域内人口数量往往达不到一定的规模，即便是小规模的医疗服务机构也不一定能获得必要的服务数量。为此，澳大利亚政府鼓励各种不同性质、不同规模的医疗保健服务提供者通过相互合作，建立较为固定的合作伙伴关系，以达到一定的服务规模，也能加强初级卫生保健服务与社区基础医疗服务提供机构的建设。医疗保健服务提供者之间的合作形式多种多样，全科医生之间、全科医生与专科医生或其他服务机构都可以开展紧密的联系与合作，进行横向与纵向整合，从而为特定区域的居民提供多样化的医疗保健服务，减少医疗保健服务的职能重叠甚至是冲突。社区层级的基础医疗保健服务提供者之间往往通过签订协议，按地域进行自愿组合，建立区域卫生集团或初级保健联盟（Allied Primary Health Practitioners）。管理体制上，每个联盟通过成立专门的管理委员会（Management Committee）负责进行协调管理，管理委员会由雇佣的专职人员以及各联盟成员中有经验的管理者承担管理工作。联盟统一协调开展疾病筛查、健康教育等活动；由于成立了联盟，各独立的服务提供者在场所选择上也改变过去比较分散的状况，而选择同一场所或相近的场所提供服务，使得为辖区居民提供"一站式"服务成为可能，以达到提供连续性服务、降低服务对象医疗费用的目的。除上述初级保健联盟外，各医疗保健服务提供者的整合还有其他多种方法，各种整合方法各有优缺点，因为不同特征的人群对医疗保健服务有不同的具体需求，因此各州（领地）对基层社区卫生资源采取不同的规划措施，各医疗保健服务提供者再根据所进行的医疗活动选择最适合的整合方式。总体而言，由于澳大利亚基础医疗保健服务提供者主要以私人诊所或小型私人医院为主，多采用自愿协约的方式组成形式各异的联盟或网络来为患者提供高效率、低成本的医疗保健服务。这种模式的优点是成立比较便捷容易，形式灵活；缺点是联合体的管理者对组织的控制力较为有限。

澳大利亚和其他国家的医疗整合实践经验告诉我们，单纯地依靠政府计划或市场力量无法保障医疗卫生服务的可及性与公平性，也不能实现合理配置医疗卫生资源的目的，必须采取计划与市场相结合"两手抓、两手都要硬"的办法。为此，我国应进一步转变医疗卫生管理体制，一方面，要坚持政府主导、整体部署，强调医疗卫生资源整合中政府的作用；另一方面，要彻底实现医疗卫生管办分离，给予医疗卫生机构充分的运营自主权。同时，进一步拉大不同级别医疗卫生机构的收费和医疗保险报销的差距，利用"经济杠杆"引导不同层次、不同类型的医疗服务需求在不同等级的医疗卫生机构间合理求医，以实现对居民就医行为的间接控制，形成分级诊疗、合理就医的格局，提高医疗卫生资源的利用效率。医疗卫生资源区域整合是一个长期而艰巨的任务，也是世界各国共同面临的难题和医疗卫生改革的焦点。通过学习借鉴澳大利亚卫生资源区域整合的经验，探索适合我国国情的不同区域的卫生资源整合模式，坚持计划与市场相结合的原则，以社区家庭医生团队为守门人，实现分级医疗、优化卫生资源配置，使区域卫生规划与区域卫生资源整合相互促进，调整存量、优化增量、提高质量，最终达到规划总量，使有限的医疗卫生资源得到充分的利用，实现医疗卫生资源的供给与群众对医疗卫生服务需求的相对平衡。

第四章　医疗联合体利益相关者分析

一、利益相关者理论概述

（一）利益相关者理论的产生

1. 利益相关者理论产生的背景

利益相关者理论（stakeholder theory）是 20 世纪 60 年代左右在英美等西方国家长期奉行外部控制型公司治理模式的基础上逐步发展起来的。之前人们普遍认为，企业的资产是由股东投入其拥有的各种有形的实物资本而形成的，股东是企业的所有者，他们承担了企业的经营风险，因此股东理所当然应成为企业剩余索取权与剩余控制权的享有者。与传统的股东至上论不同，利益相关者理论认为，任何一个企业的发展都离不开各种利益相关者的投入和参与，企业应是利益相关者的企业，包括股东在内的所有利益相关者都对企业的生存和发展投入了一定的专用性资产，只不过传统的股东投入的是资本，员工投入的是自身的人力资本，供应商投入的是企业生产经营必不可少的原材料、生产设备等其他生产要素。显然，这些利益相关者也分担了企业的一定经营风险，或为企业的经营活动付出了代价，因而都应该拥有部分的企业所有权。1963 年，利益相关者作为一个明确的理论概念首次由原美国斯坦福大学研究所（Stanford Research Institute，SRI）提出，当时该概念被定义为："利益相关者是这样一些团体，没有其支持，组织就不可能生存。"之后，埃里克·瑞安曼（Eric Rhenman）、伊戈尔·安索夫（Igor Ansoff）、爱德华·费里曼（R Edward Freeman）、玛格丽特·布莱尔（Margaret M Blair）等学者不断丰富和发展该观点和思想，使利益相关者理论形成了比较完善的理论框架。

2. 利益相关者理论研究的主要问题

在利益相关者理论的探讨和研究中，人们是要用利益相关者这一概念取代传统主流企业理论中股东价值最大化的企业价值目标，还是只是一种调整和改进仍莫衷一是。比如，关注利益相关者就必定包括要关注和维护员工的利益，为什么要关注和维护员工利益呢？因为通过提供舒适的工作环境、提高员工的满意度、采用有效的激励手段、提高员工工作积极性等高效的员工管理，就能提高企业最终的绩效，从而为股东带来更多的价值。再如，利益相关者理论还强调企业要承担社会责任，要积极主动参与社区建设，为社会慈善捐赠等。现实中企业即便这样做了，也并不一定是因为它认为应该对保护和增加社会的福利需要承担必需的责任，而可能认为这样做了，可以在公众心目中树立良好的企业形象，给企业带来好的声誉，在消费者中拥有良好声誉往往意味着越来越多的消费者会购买本企业的产品，从而获得更多的经营绩效，使得股东利益最大化的目标得以更好地实现。企业在现实运营中，其承担社会责任的真实意图是否如此呢？利益相关者理论仅仅只是另一种提高企业经营绩效而实现股东价值最大化的一种经包装后的手段和工具，还是由于经济社会的发展、经营形势的转变使得利益相关者理论应运而生？而这种理论的应用是因为它能够提高企业绩效而成为企业理论发展的一种趋势吗？这些问题确实耐人寻味。回顾利益相关者理论发展的30多年，总体而言，利益相关者的研究主要关注以下这些问题：什么是企业的利益相关者？利益相关者究竟包括哪些主体？企业为什么要考虑并兼顾这些利益相关者的利益？利益相关者的利益又需要凭借什么样的机制来实现？利益相关者利益的实现机制是否有利于企业绩效的提高和长远的发展？

(二)利益相关者的概念

"利益相关者"一词最早可以追溯到 1929 年，美国通用电气公司（General Electric Company，GE）一位经理在他的就职演说中提到："要为利益相关者服务。"①此后的数十年，对利益相关者的研究逐渐进入理论界的视野，但也并没有一个较明确的概念。1963 年，斯坦福大学研究所明确提出该概念后，学界开始关注利益相关者有关领域的研究。1965 年，美国学者伊戈尔·安索夫将该词引入管理学界和经济学界。他认为：要确定一个理性的企业目标，必须综合全面考虑企业诸多存在索取权力冲突的利益相关者之间的关系，这些利益相关者可能包括管理人员、工人、股东、供应商以及分销商。米歇尔、安格、琼斯和伍德等对 30 种利益相关者的定义进行了归纳和分析，总的来看有广义和狭义之分。广义的概念在理论的实际应用中能够提供一个全面的利益相关者分析框架，而狭义的概念则可更偏重于告诉分析者，对于一个企业而言有哪些利益相关者会对企业产生直接影响，应该对哪些加以考虑。

在关于利益相关者概念的研究中，比较有代表性的观点之一是爱德华·弗里曼与马科斯·克拉克森（Max B E Clarkson）的观点，弗里曼 1984 年在他的专著《战略管理：一种利益相关者分析方法》（*Strategic Management：A Stakeholder Approach*）中指出："利益相关者是对一个企业的目标实现能够产生影响的个人或组织，或者在一个企业目标实现过程中会受到影响的个体和组织。"②这个概念强调利益相关者与组织之间的关系，股东、债权人、雇员、供应商、顾客、社区、环境、媒体等对企业活动有直接或间接影响的各项因素都可以看做特定组织的利益相关者。克拉克森则于 1994 年在其著作《基于风险模式的利益相关者理论》（*A Risk-based Model of Stakeholder Theory*）中提出："利益相关者以及在企业中投入了一些

① 刘俊海. 公司的社会责任[M]. 北京：法律出版社，1999：4.

② Freeman R E. Strategic management：a stakeholder approach[M]. Boston：Pitman Publishing Inc，1984：4-6.

实物资本、人力资本、财务资本或一些有价值的东西，并由此而承担了某些形式的风险；或者说，他们因企业活动而承受风险。"①这一表述不仅强调利益相关者与企业的关系，也强调了专用性投资，正是由于进行了某种形式的投入，并承担某种程度的风险，他们对一个企业及其活动成果拥有索取权、所有权和受益权。目前，我国学者多综合上述观点，将利益相关者定义为：那些在企业中进行了一定的专用性投资，并承担了一定风险的个体和群体，其活动能够影响改变企业目标的实现，或者受到企业实现其目标过程的影响，并由此对企业本身或活动成果享有一定索取权和所有权的个人或组织。这一概念既强调专用性投资，又强调利益相关者与企业的关联性。

（三）利益相关者的划分

企业的利益相关者至少包括股东、员工、债权人、供应商、零售商、消费者、竞争对手、各级政府及其管理部门，以及社会活动团体、媒体，等等。简单地将所有的利益相关者看成一个整体来进行实证研究与应用推广，几乎无法得出令人信服的结论。必须对这些利益相关者进行分类，国际比较通用的划分方法有：多锥细分法（multi-dimensions classification method）和米切尔评分法（Mitchell score-based approach）。

1. 多锥细分法

企业的荣辱兴衰都离不开利益相关者的支持，但利益相关者可以从多个角度进行细分，不同类型的利益相关者对企业各项管理决策所能产生的影响，以及受企业活动本身的影响程度都是不一样的。20 世纪 80 年代开始，国内外很多专家和学者开始采用多锥细分法对企业利益相关者从不同角度进行了划分。

---

① Clarkson M A. A risk based model of stakeholder theory [M]. Toronto：Center for Corporate Social Performance & Ethic，1994：36-38.

爱德华·弗里曼(1984)认为，不同类型的利益相关者由于其所拥有的资源不同，他们会对企业会产生不同影响。他从三个方面对利益相关者进行了细分：(1)持有公司股票的属于一类利益相关者，该类典型有董事会成员、持有各种股份的高层管理人员等，这一类称为所有权利益相关者；(2)与公司有经济往来的相关群体属于一类利益相关者，这一类典型有企业内部的服务机构、员工、消费者、供应商、竞争者、债权人、地方社区、管理机构等，此类称为经济依赖性利益相关者；(3)与企业在社会利益上有关系的利益相关者，各级政府机关、媒体以及绿色环保组织和消费者协会等特殊群体是这一类的典型代表，称为社会性利益相关者。

威廉·弗雷德里克(1988)从利益相关者对企业产生影响的方式来划分，将其分为直接的和间接的利益相关者。直接的利益相关者(direct interest groups)就是指直接与企业发生市场交易关系的利益相关者，主要包括：股东、企业员工、债权人、供应商、零售商、消费者、竞争者等；间接的利益相关者(indirect interest groups)是指与企业发生非市场关系的利益相关者，如中央政府、地方政府、外国政府、社会活动团体、媒体、一般公众等。乔纳森·查克汉姆(Jonathan Charkham, 1992)的划分方法与之类似，他按照相关个人或群体是否与企业存在合同关系，将利益相关者分为契约型利益相关者(contractual stakeholders)和公众型利益相关者(community stakeholders)两种。① 契约型利益相关者最常见的有：股东、员工、顾客、各类分销商、供应商和债权人等；公众型利益相关者则包括：消费者、各级政府部门、媒体和能对企业经营活动产生影响的压力集团。

戴维·威勒(David Wheeler, 1998)认为，有些利益相关者与企业的关系是直接通过人的参与而形成的，这一种相互关系是具有社会性的；而有些利益相关因素并不通过现实的人来同企业发生联系，比如自然环境、物

---

① Charkham J P. Corporate governance：lessons from abroad[J]. European business journal, 1992, 4(2)：8-16.

质等，这一类就不具有社会性。① 继而戴维·威勒从相关群体是否具备社会性以及与企业的关系是否直接由真实的人来建立两个角度，比较全面地将利益相关者分为四类：(1)主要的社会利益相关者(primary social stakeholders)，他们具备社会性和直接参与性两个特征；(2)次要的社会利益相关者(secondary social stakeholders)，他们通过社会性的活动与企业形成间接关系，如政府、社会团体、竞争对手等；(3)主要的非社会利益相关者(primary non-social stakeholders)，他们对企业有直接的影响，但却不作用于具体的人，如自然环境等；(4)次要的非社会利益相关者(secondary non-social stakeholders)，他们不与企业有直接的联系，也不作用于具体的人，如环境压力集团、动物福利维护集团(Animal Welfare Pressure Groups)等。

2. 米切尔评分法

米切尔评分法是由美国学者罗纳德·米切尔(Ronald K Mitchell)和唐娜·伍德(Donna L Wood)于1997年提出来的，他们将利益相关者的界定与分类结合起来。企业所有的利益相关者必须具备以下三个属性中的至少一种：合法性、权利性以及紧迫性。他们从这三个方面对利益相关者进行评分，根据分值来将企业的利益相关者分为三种类型：(1)确定型利益相关者(definitive stakeholders)，同时拥有合法性、权力性和紧迫性。这一类利益相关者是企业首要关注和密切联系的对象，包括股东、雇员和顾客。(2)预期型利益相关者(expectant stakeholders)，这一类型的利益相关者拥有三种属性中的任意两种，同时拥有合法性和权利性，如投资者、雇员和政府部门等；同时拥有合法性和紧急性的群体，如媒体、社会组织等；同时拥有紧急性和权力性的，却没有合法性的群体，比如一些政治和宗教的极端主义者、激进的社会分子等，他们往往会通过一些比较暴力的手段来达到目的。(3)潜在型利益相关者(latent stakeholders)，他们只具备三种属

---

① Wheeler D, Sillanpaa M. Including the stakeholders: the business case[J]. Long range planning, 1998, 31(2): 201-210.

性中的某一种属性。米切尔平分法能够用于判断和界定企业的利益相关者，操作起来比较简单，是利益相关者理论的一大进步。在此基础上，国内一些学者也从利益相关者的其他属性出发，对其进行了界定和划分。①

3. 其他分类方法

国内一些学者也从利益相关者的其他属性对其进行界定和划分。站在利益相关者与企业是否有正式官方契约的角度上，可将利益相关者划分为一级利益相关者和二级利益相关者；站在利益相关者合作性与威胁性角度，将利益相关者分为支持型、混合型、不支持型以及边缘利益相关者；站在利益相关者的紧迫性、主动性和重要性角度，可将利益相关者划分为边缘、蛰伏和核心利益相关者三种类型。

（四）利益相关者理论的评价

利益相关者理论是企业管理理论的重要补充和发展，将之纳入公司治理中，可使管理者更着重于企业长期目标的追求和可持续发展，而不会局限于股东利益最大化的目标而只注重企业短期利益的实现。同时，由于企业利益相关者的利益得到了维护，他们反过来也会对企业的发展格外关心，从而减少了外部监督的交易成本和内部机会主义行为，他们会同企业形成一种基于信任的、长期的、稳定的合作关系，这无疑将大大减少信息不对称所带来的交易成本。最后，良好的社会声誉、独特的组织文化，以及与客户、供应商之间长期稳定的合作关系，可促使企业形成或直接取得无形的、有价值的、竞争对手难于模仿的资产，这些资产往往就是企业核心价值的基础，是创超越竞争对手的条件，据此可形成企业的核心竞争力。

如同一枚硬币有两面，一个理论不仅只有赞美之声，也有一些学者对利益相关者理论有不同的看法。诺贝尔经济学奖得主——美国学者米尔

---

① Mitchell R K, Agle B R, Wood D J. Toward a theory of stakeholder identification and salience: defining the principle of whom and what really counts[J]. Academy of management Review, 1997, 22(4): 853-886.

顿·弗里德曼(Milton Friedman)就不太认同利益相关理论，他认为："企业只有并且只有一个社会责任——使用他的资源，按照游戏的规则，从事增加利润的活动，只要存在一天就它就如此……如果企业管理者接受了这种社会责任的观点，而不是尽可能地为股东创造价值的话，那就几乎没有什么倾向能如此彻底地破坏我们这个自由社会的基础了。这种(利益相关者的)观点基本是一种败坏社会的信条。"(弗里德曼，1962)①企业管理者如果同时要兼顾多个利益相关者的利益，要使他们的价值都同时最大化，那管理者只能无所适从。因为现实中，不同利益主体的利益往往并不是相互兼容的，甚至是相互矛盾的。比如，企业如果要承担社会责任，那一定会由此产生一定的成本，这个成本由谁承担就是个两难。通过提高产品价格转嫁到消费者身上，那消费者的利益就受到了侵害。如果由企业自身承担这些成本，那股东的利益就会受到损坏。而且即便不同利益相关者之间的利益并非不是不可兼容的，但如何合理地将众多的利益综合为一个单一的目标也往往难以实现。因此，利益相关者理论所宣称的对人人都负责，最终可能会演变成对谁都不负责。美国学者约瑟芬·马特比和路易·威尔金森也评价企业相关者理论只是一种"华而不实"的理论，他们指出该理论的七点不足：(1)利益相关者界定过宽，无法操作；(2)企业改组可能频繁，利益相关者对象难以选定；(3)不适应全球化的趋势；(4)不适应正在变化的就业方式；(5)难以对利益相关者负责；(6)没有考虑经营的环境风险；(7)不利于财务监督。②

以米尔顿·弗里德曼为代表的批评者确实指出了利益相关者理论的不足，不过换一个角度理解，他们指出的不足也包含了该理论未来的发展方向，比如各利益相关者之间利益的协调和平衡应为今后研究的热点之一。此外，随着知识经济时代的到来、相关理论的发展，资讯的力量会越来越

---

① Friedman M. Capitalism and freedom [M]. Chicago：University of Chicago Press，1962.

② 刘婷，张丹. 论社会责任担当提升企业竞争力的伦理作用[J]. 伦理学研究，2011(4)：56-61.

强大，声誉、信任、文化等都会在企业经营发展中扮演越来越重要的角色；在新的时代，人已经成为最重要的生产要素，人力资本所有者拥有剩余索取权、成为所有者已经日益普遍。因此，即使有这样或那样不完善之处，利益相关者理论确实是企业理论发展的重要组成，它也一定会在今后的现实实践和理论探索中不断成长与完善。

二、医疗联合体利益相关者认定

医疗联合体利益相关者认定是开展利益相关者分析的基础和前提。目前，国内外对利益相关者的定义形式多样，并没有统一的说法，不过多数研究者认为利益相关者应从拥有利益和影响，以及受组织活动影响两个维度来认定。根据这一原则，医疗联合体利益相关者可以认定为在医疗联合体建设中，能不同程度地对联合体的组建、资源配置和运营产生影响，以及受到医疗联合体运营结果和相关政策影响的群体、机构和个人。根据国际利益相关者划分的常见方法，本研究主要借鉴多锥细分法中弗里曼的划分方式，将医疗联合体利益相关者分为：（1）医疗联合体成员，指参与组建医疗联合体的各级医疗卫生机构；（2）服务对象，指医疗联合体服务覆盖患者人群；（3）卫生行政管理部门，主要指各地各级医疗卫生行政管理部门；（4）筹资机构，指为各级医疗卫生机构提供各种资金的机构，主要为医疗保险部门和各级财政部门；（5）供应商群体，主要指为医疗联合体运营和建设提供各类医疗卫生资源和其他资源的各类厂商；（6）竞争对手，主要是指同在一个服务区域的，其他未加入本医疗联合体的医疗卫生机构。

（一）医疗联合体成员

医疗联合体成员是联合组织的建设主体，也是医疗卫生服务的实际提供者，包括牵头医院和成员医疗卫生机构，属于医疗联合体建设的内部利益相关者，是典型的所有权利益相关者。纵向型医疗联合体中，成员主要由两方面组成，分别是拥有优质医疗卫生资源的医院，一般是整个医疗联合体的牵头医院，即中心城市三级综合医院（包括内设分院区）作为当地医疗联合体的牵头单位，成员医疗机构包括二级医院、社区卫生服务中心、乡镇卫生院和村卫生站等，它们则作为接受优质医疗资源的一方；横向型医疗联合体中，成员则都为同级医疗机构，医疗卫生资源更多是相互之间的互补，或形成更大的规模以产生协同效应，而并非资源在联合体内纵向流动。医疗卫生机构内的人员可根据其履行职能的不同，分为管理者和医务人员两类，他们在一定程度上存在利益的差异和冲突，不妨区别细化一一分析。管理人员主要负责医疗卫生机构的战略目标的制定与落实等建设发展方面的事项，显然作为医疗联合体建设主体发挥着重要的决策、计划与组织作用，在医药卫生体制改革中承担具体的落实部署、完成目标任务的责任，因此分级诊疗制度的最终实现需要凭借他们制定各种翔实的可操作性流程和制度；各类医务人员主要指临床医生和护士，还有负责放射、化验等提供各种医疗技术服务的其他医辅人员，他们具体承担了疾病诊治、医疗卫生服务的提供职责，也在医疗联合体建设中发挥核心作用，与管理人员不同，他们更多的是负责制度的目标任务的执行。目前，我国医疗联合体建设的主要目标是实现医疗资源的有效配置，重要的内容之一就是医生的自由流动，因此专科医生和全科医生的协作互动是医疗联合体发展的必要前提和基础。

（二）服务对象

服务对象也就是特定医疗联合体所在地覆盖的一定区域内的当地全体居民，他们是医疗卫生服务的购买和使用者，也是医疗联合体建设最终要满足的目标人群。特定区域的民众不仅对医疗联合体的建设和运作有自己的诉求，并参与其中，而且他们的诉求和参与还会通过各种机制最终促进相关卫生政策的调整，激发医疗联合体创新并完善其运行模式，一方面推动分级诊疗制度的完善，另一方面以实际行为保证有序就医秩序的实现。因此，医疗联合体建设是否满足当地居民的医疗需求将成为衡量医疗联合体建设是否成功的最重要标准。

（三）卫生行政管理部门

行政管理部门主要指各级医疗卫生行政部门、发展和改革委员会部门和各级地方政府等。卫生行政管理部门则指各地的卫生健康委（局），他们是各级医疗卫生机构的直接管理者，是医疗联合体建设方案、分级诊疗政策的制定者、部署者、执行者和监督者，对医疗联合体建设提供政策指导，并协调各方调配各种医疗卫生资源支持医疗机构主体开展医疗卫生活动，引领医疗卫生改革，配套相关措施落实。本书中卫生行政部门是指与医疗联合体建设有直接联系的各级卫生健康委员会（局），不考虑其他上级部门，如大学附属医院的上级单位等在医疗联合体建设中的作用。

（四）筹资机构

考虑到目前我国医疗保险已接近实现全覆盖，本研究的筹资方是指为各类医疗卫生机构提供资源的各类组织，包括中央和各医疗卫生机构所在地的医疗保障部门和财政部门。医疗保障部门是各种医疗保障制度的法律法规草案、政策、规划和标准的拟定者，医疗保障基金管理的实施者和资金分配者，城乡统一的药品、医用耗材、医疗服务项目、医疗服务设施等医保目录和支付标准的制定者和监管者，制定药品、医用耗材的招标采购政策并监督实施，组织制定药品、医用耗材价格和医疗服务项目、医疗服务设施收费政策等。其对医疗保障基金的控制和调配将对医患双方的医疗行为产生极大影响，在医疗联合体建设中通过经济杠杆的调节作用引导患者有序就医。

（五）供应商

供应商是为各级医疗卫生机构提供各种有形或无形产品和服务的各类企业，主要包括提供医药器械供应商和其他各类辅助服务的供应商。他们对医疗联合体建设起到协作支持的作用，医疗联合体的发展和运营离不开他们。

(六)竞争对手

竞争对手是指本医疗联合体以外的其他医疗卫生机构或其他医疗联合体，包括医疗联合体外的公立医疗服务机构、民营医疗机构和其他医疗联合体组织等。在医疗联合体建设中各医疗联合体收集信息，在管理模式和经验上相互模仿；当医疗联合体规模效应形成时，相互之间容易在服务对象、资源上形成一定的竞争。

三、医疗联合体主要利益相关者分析

利益相关者分析实质是收集整理和分析利益相关者特性的过程，包括利益相关者对某一特定事件、行为的认知态度和受其影响程度等，从而确定主要利益相关者，使有关活动的决策者、组织者或执行者关注利益相关者的诉求，并采取相应的措施以协调各利益相关者的主观动机和实际行为，以保障特定政策、规划或其他活动的持续进行。一般来说，不同的利益相关者扮演的角色不同，既有积极地支持有关政策、规划等活动开展的一面，也有因有损其利益或由于认识不足而导致的妨碍政策、规划执行的一面。因此有必要分析明确各利益相关者在医疗联合体建设中的利益相关度、影响力、立场和执行意愿，从而判断其作用机理。本研究的主要目的是提升基层医疗卫生机构的服务能力，因此本书只对纵向型医疗联合体利益相关者进行分析。

(一)医疗联合体成员分析

医疗联合体建设的终极目标是确立急慢病、常见病和危重疑难病分级诊疗的就医秩序，缓解医疗资源过度集中在城市大医院的现象，提高医疗资源的利用效率。提高基层医疗卫生机构的医疗服务能力势必是实现这一目标的根本之一。在实现这一目标过程中，不同类型的医疗机构利益诉求是不同的。

1. 核心医院

纵向型医疗联合体中,城市大医院往往作为牵头医院被视为医疗联合体建设的核心,故被称为核心医院。它们拥有相对丰富的优质医疗卫生资源,尤其是拥有优秀的医疗业务人力资源,在特定区域内具有较好的口碑、较大话语权和影响力。组建医疗联合体有其自身发展和满足医药卫生体制改革的要求。核心医院对医疗联合体建设的利益关切,主要体现在以下几个方面:通过医疗联合体建设可促进自身的发展,进一步扩大医院的影响力和实力,提升其社会效益和经济效益,达到有关政府考核目标,进一步提高本院职工的福利待遇。具体来说,就是凭借医疗联合体进一步扩大经营规模,实现经营上的规模效应;规模不太大的城市三级甲等医院,以及大城市中面临同行竞争压力较大的综合医院对此诉求往往比较大。其次,是寄望通过医疗联合体的组建授权下级成员医疗卫生机构使用本医院的名称,扩大核心医院在基层、郊县、农村等地区的声誉和影响力,提升医院的品牌价值,能从基层医疗卫生机构获得更多病员。第三,希望通过联合下级医疗卫生机构,可以分流部分常见病患者到基层,缓解核心医院床位、各种检查治疗设备过度使用,医务人员承担过度诊疗任务的现状;抑或利用基层医疗卫生机构的场地、病区、房屋等固定资产开办特色专科,或从事医疗教学研究工作等。核心医院的管理人员和业务科室医务人员则往往希望凭借医疗联合体有更广阔的职业平台,获得更多的发展机会、提升空间,以及薪酬收入的增加。

通过医疗联合体组建实现分级诊疗,患者首先要到基层医疗卫生机构就诊,再根据病情的需要确定是否上转,基层首诊目的就是要把患者留在基层,让基层解决患者的常见病、多发病。这势必导致医疗联合体核心医院就诊患者减少,进而可能使其医疗业务收入下降。如果核心医院与成员医院结合比较紧密,比如实行财务统一收支、核算管理的财务制度,在医疗联合体建设的初级阶段,核心医院收入的减少可以通过成员单位的额外医疗业务收入作为补偿;但是如果下级成员医疗卫生机构的收费标准偏低，随着基层医疗卫生机构服务能力的提升，患者越来越多地留在基层时，医疗联合体整体的收益就可能会总体下降，那么就会影响医疗联合体内各医疗卫生机构，特别是核心医院的积极性。另外，当核心医院与成员单位以比较松散的形式组建联合体时，如财务仍各自单独结算，地方财政对核心医院补助又不太充足时，一旦医疗业务收入下降，必然会影响核心医院的发展，挫伤核心医院建设医疗联合体的积极性。而且，通常在医疗联合体组建初期，核心医院将优质资源下沉，需单方面付出较大的成本，而在资源再配置的初期，基层的医疗业务收入改善往往不显著，支出大于收入也是核心医院常有的顾虑。最后，联合后整个组织的规模变大了，管理的难度也势必加大；城市大医院已有的成功管理模式是否适用于基层医疗卫生机构也是不可忽视的疑虑。员工是一切组织构成的核心要素，作为知识密集型的医院自然也不例外。医务人员是医院的核心资源，他们在医疗联合体建设和运行中起到关键作用。前述分析表明，以提高基层医疗卫生机构服务能力为目的的医疗联合体建设可能会导致核心医院的医疗业务下降，医疗收入会减少，核心医院医务人员的收入也必然会相应地减少。而且，他们肩负的职责还会因要指导或直接参与从事基层医疗工作而增加。故医疗联合体建设可能会影响核心医院医务人员的积极性，甚至他们会私下反对联盟的建立。

2. 二级医院

纵向型医疗联合体中，除牵头的核心医院外，其他的参与单位都成为成员医疗卫生机构。二级医院是我国三级医疗服务网络中承上启下的关键一环，它在纵向型医疗联合体中既可能以成员医院的身份参与，也可以作为医疗联合体中的主导，成为联合体中等级最高的核心医院。前者在大城市中比较常见，如南京鼓楼医院集团的成员医院中就有不少二级医疗；后者则在县域一级的医疗共同体中常见，县人民医院、中医院往往是当地县级医疗共同体的牵头医院。我国城市二级医院很多是改制的企业医院或专科医院，还有一部分是随着城市扩张在新城区开设的区一级医院；县级市的二级医院则多为县城的人民医院、中医院等地属医院。它们的医疗辐射范围远小于城市大型三级综合医院，不过常在当地尤其是特定社区拥有较好的群众口碑，有一定的发展潜力。如果以成员医院的身份参与医疗联合体的组建，这一层级的医疗卫生机构大多希望通过医疗联合体的组建，从上级医院输入先进的管理经验和优质医疗人力资源，提高医疗服务能力，开展新业务新技术，提高医疗服务质量，保障患者安全、减少医疗纠纷，在当地提高知名度，留住当地患者，提高医院的医疗业务收入。另外，二级医院还非常期待凭借医疗联合体的建设，受到卫生行政管理部门和地方政府部门的关注，进而获得一定政策的支持和更优厚的财政投入。二级医院的员工也希望通过与城市大医院的合作提升自身业务能力，获得更多的学习机会和更好的发展空间；当然，员工更希望在医院和个人都得以发展的同时，工资待遇水平得以提高。可能部分员工还希望能凭借医疗联合体的建设，促使医院文化、管理方式有所转变。如果二级医院自身作为核心医院，牵头组建区、县域范围内的医疗联合体，他们的利益诉求多希望借助联合加强对下级社区卫生服务中心、乡镇卫生院的直接指导，并通过基层医疗卫生机构将服务直接延伸至服务对象生活工作区域，以此巩固提高医院在本区域内的影响力。如果医院病员不多、医疗服务提供不够饱和时，这种激励动机比较强烈。

不过二级医院在组建医疗联合体时也有一定的后顾之忧。首先，他们并不十分确定组建医疗联合体后，大型综合医院是否真正会将优质医疗资源下沉；如果下沉，是出于帮扶的目的，还是为了扩大声誉、虹吸病源呢？第二，加入医疗联合体后，原来的特色、战略目标可能都要改变，这对于有一定历史的二级医院来说是有一定的难以割舍之情的。第三，医疗联合体建设最突出的影响可能是，由于联合带来管理方式的改变，导致医院内部人心动荡，管理难度增加，可能会出现职工辞职或懈怠工作，缺乏工作积极性的现象。由于绩效管理、职称晋升和薪资制度的改变，二级医院的医护人员可能会对未来发展感到迷茫，缺乏个人保障，甚至担心被上级医院员工歧视。如果二级医院作为核心医院，牵头组合一级医疗卫生机构，各类医务人员和行政部门的员工则认为医疗联合体建设会增加他们的工作量和工作职责，可能会出现一定的消极情绪。最后，如果有财政支持力度小、相关政策不配套、上级行政部门管理权限不便协调等问题，也会影响医疗联合体的进程。

3. 基层医疗卫生机构

在医疗联合体建设中，以成员身份参与医疗联合体组建的单位一般属于受益者。目前，国家建设医疗联合体的目的之一就是促使高等级医疗卫生机构的各类优质医疗资源向基层流动，在构建医疗联合体过程中，医疗联合体核心医院理应给予医疗联合体成员单位人才、技术、设备和资金上的支持，从而提升医疗联合体成员单位的服务能力。而且从现行的政策和各地实际的做法来看，基层医疗卫生机构在获取上级医院各类医疗资源时，无需支付任何费用。医疗联合体的建设或多或少都会给基层医疗卫生机构的服务提供能力和特定区域内的口碑带来一定的改善，这些无疑都会增加他们的医疗业务收入和实力。医疗联合体成员单位的医务人员在医疗联合体建设中的利益与核心医院不同，医疗联合体的建设会因优质医疗资源下沉，医疗机构服务能力的提升，而促进基层医疗卫生机构医疗服务数量的增加，医疗业务收入也会相应增加，医务人员的薪酬福利也得到相应提高，而且他们自身的业务技能也会提高。因此，基层医疗卫生机构的员工多支持医疗联合体的建设，农村地区医疗卫生服务能力相对薄弱，服务半径内医疗竞争相对不强的基层医疗卫生机构医务人员尤为如此。不过基层医疗卫生机构由于基础较差，他们也担心组建联合体后，管理制度、绩效标准会相应"水涨船高"，而自身能力有限，可能不适应新的需要。总的来说，基层医疗卫生机构会从医疗联合体建设中获得利益，他们多支持医疗联合体的建设。

(二)服务对象分析

我国当前医疗资源分布不均，城市大医院拥有优质的医疗资源和较高的医疗技术水平，基层医疗卫生服务机构的医疗设备简陋、技术水平相对低下。随着人们生活水平的提高，居民更加希望得到优质安全的医疗服务、高精尖医疗技术以及医疗辅助服务，对医院名声、就医环境、人文关怀等越来越看重；尤其在新医改新形势下，患者更加关注就医服务体验以及专科技术水平，而我国基层医疗卫生机构中，目前妇科、产科、整形科、口腔科、眼科、儿科等服务能力较弱。其次，居民对于高效的就诊流程和个性化的医疗服务也较为重视，例如：偏好在离家近的社区开药，希望得到个性化的慢病管理，获得家庭病床服务等。按照分级诊疗的要求，需要推行基层首诊制，要求患者必须首先到基层首诊，获得基层医师确认后才能前往高等级医疗机构就诊，如果基层的医疗服务能力不能得到一定的保障，分级诊疗会难以得到居民的理解和配合。但是，如果随着基层医疗服务能力的提升，在基层也能享受专家的诊疗服务，得到便捷和价廉的医疗服务，他们也会支持医疗联合体的建设，其就医行为会随之转变。

不过，对患者来说，初期阶段因相关配套政策措施的不健全，增加了转诊手续和相应的就医负担，如重复计算起付线和重复检查费用等；另外，由于医疗联合体内不同等级医疗机构之间的协作关系，在一定程度会限制患者的就医选择和转诊医院。

（三）卫生行政管理部门分析

我国绝大多数的医疗卫生机构由各级卫生健康委员会管辖，各省、市卫生健康委员会作为当地的卫生行政管理部门，承担上级部门部署的医药卫生体制改革各项具体的目标任务。为确保改革目标任务的实现，他们希望获得各级财政、医疗保障、发展改革委员会等其他行政部门的支持，配套相应的制度措施以及区域内医疗卫生机构的积极参与，引导优质医疗资源向基层流动，提升基层医疗卫生服务能力，带动当地医疗卫生事业的整体发展；通过制度化措施引导和激励居民基层首诊、双向转诊，为居民提供有效、方便、价廉的基本医疗和公共卫生服务，满足人民群众"病有良医""以预防为主""全面健康"的医疗卫生服务需要。总体上，我国当前的医疗卫生资源分布极其不均，城市高等级医院无论在数量上还是在质量上都拥有绝对的优势，而基层医疗卫生机构资源相对匮乏。这也是造成人民群众无序就医，"看病难、看病贵"，医疗资源利用效率不尽如人意的重要根源之一。为此，政府希望通过医疗联合体的建设来解决医疗资源分布不均和医疗费用不断上涨的困局。医疗联合体的建成和发展有助于提高医疗卫生资源的使用效率，即在一定程度上减少医疗开支，节约医疗保险资金的支出；另外，联合体的组建还可促进当地医学相关学科的建设和专科能力的发展，从而提高居民健康水平、降低疾病风险；规范当地医疗卫生机构管理，保障其良性运作，在一定程度上聚资引才，带动当地经济快速发展。

医疗联合体建设是医药卫生体制改革的重要举措，其可能会引发属地管理和相应体制的变革和不同利益机构部门的争议，甚至是反对的声音以及失败的压力，同时还会增加与医疗卫生相关的各类行政管理部门的工作压力和负担；建设投入可能会超出预期，从而带来更大的财政负担。如果对医疗卫生机构管理不当，还会引发过于激烈的区域竞争或医疗市场垄断，从而失去对区域医疗卫生管理的话语权。而且从现有的实践来看，政府对医疗联合体的建设所产生的交易成本并无明确的分担责任和制度，这有可能会使得某些政府职责和监管的任务出现一些推诿现象。

(四) 筹资机构分析

对于公立医疗卫生机构而言，当地医疗保障部门和地方财政部门是最重要的资金筹资来源。医疗保障部门可以借助医疗保险资金经济杠杆的作用，如医疗保险报销范围、支付方式等对医疗机构及其医务人员进行有效引导，推动医疗服务、医药市场的改革。医疗保障部门寄希望于通过医疗服务提供体系的整合节省医疗保险基金的使用，协调医患双方的诉求，制定适合当地医疗卫生服务体系的医疗保障政策。国家医保局公布的《2020年全国医疗保障事业发展统计公报》显示：2020年全国基本医疗保险参保人数为136131万人，参保率稳定在95%以上；参加职工医保34455万人，政策范围内住院费用基金支付85.2%；参加城乡居民医保101676万人，政策范围内住院费用基金支付 70.0%；参加生育保险 23567 万人，人均生育待遇支出为 21973 元，比上年增长 8.2%。各类参保人员待遇水平逐步提高，根据国家医保局、财政部、国家税务总局《关于做好 2021 年城乡居民基本医疗保障工作的通知》（医保发〔2021〕32 号），2021 年居民医保人均财政补助标准不低于 580 元。① 这表明，我国基本实现了基本医疗保险的全覆盖。但是，由于医疗资源分布不均导致患者无序就医，以及由此带来医疗费用的成本不断上涨，医疗保险基金面临着巨大的压力仍然存在，《中国医疗卫生事业发展报告 2014》指出，职工医疗保险和新农合基金将于 2024 年和 2017 年入不敷出。通过医疗联合体建设有利于把患者留在基层就诊，利用成本效益更高的基础医疗服务降低医疗费用，从而减小医疗保险基金面临的风险。可见医疗保障机构也是非常认同医疗联合体建设的。地方财政部门也希望通过医疗联合体的组建提高基层医疗卫生机构的服务能力，这样也可减缓基层医疗卫生机构对财政的过度依赖。

但短期内可能由于相关政策制度的缺失，医疗卫生机构和居民对医疗联合体的建设认知不够清晰，联合体的初期运行也会有一些有待磨合调整之处，增加医务人员和患者诊疗过程中的一些手续，这可能会增加医患双方的一些不便，甚至在一定程度上增加医疗保险资金的管理风险。另外，由于医疗保险资金统筹复杂，如管理不当或缺失，也将可能失去对医疗保险资金的管理和话语权。长远来看，医疗保障部门需要提高对医疗保险资金的使用效率，实现精细化管理。

（五）供应商分析

供应商是为各级医疗卫生机构提供各种有形或无形产品和服务的各类企业。如果组建的医疗联合体属于涉及产权变更的紧密型联合，牵头的城市大医院通常会在联合体实施统一化的管理，包括对所有成员医疗卫生机

---

① 李红梅. 我国基本医保参保人数 13.6 亿人参保率稳定在 95% 以上[N]. 人民日报，2021-06-15(1).

构的院区规划、物资采购和辅助服务外包等。由于所购买的物品和服务数量增加，医院将在价格谈判上获得更多的优势，这对供应商而言会有一些冲击和影响；不过对于供应商而言，由于购买批量的增加，其销售过程中批次就有所减少，销售费用也会随之降低；另外，对于原成员医疗机构的供应商来说，可能会因此失去客户，也可能会赢得更大的客户。因此，医疗联合体的组建对供应商而言利弊参半，是利是弊更多取决于供应商如何应对。如果医疗联合体的组建不涉及产权变更，尤其是松散型的联合体，一般不会对医疗卫生机构已有的购买渠道产生很大的影响。从公开发表的文献来看，医疗联合体的组建对供应商带来的影响还鲜有报道，这可能说明实际所产生的影响不大，或冲击更多取决于供应商如何应对。

（六）竞争对手分析

竞争对手是指本医疗联合体以外的其他医疗卫生机构或其他医疗联合体，包括医疗联合体外的公立医疗服务机构、民营医疗机构和其他医疗联合体组织等。显然，无论是紧密型的医联体还是松散型的医联体，联合一般意味着医疗服务覆盖范围得到一定程度的扩大，至少不同等级医疗卫生机构间存在获得协同效应的可能。因此，医疗联合体的组建对竞争对手而言一定会产生或多或少的冲击。现实中，诸多一、二级医疗卫生机构主动积极地加入某个医疗联合体，担心不加入而被医疗服务市场排挤，这种心态对于大型综合性医院而言同样存在。

四、医疗联合体主要利益相关者作用机制分析

（一）主要利益相关者影响力分析

利益相关者对医疗联合体组建的态度和行为取决于它的利益关联程度和影响力的大小。根据以上分析不难看出，以卫生健康委员会（局）为代表的卫生行政管理部门，以及面临一定竞争压力的城市综合大医院利益关联

度和所受影响力都比较大，这表明他们对医疗联合体建设有较强的利益诉求，对分级诊疗的推行和医疗联合体的建设都持积极支持态度，属于政策的积极推动者。因此，需要充分利用发挥他们的这种内在驱动力，推进医疗联合体的建设。医疗保障部门对于医疗联合体建设基本持中立态度，其利益关联一般。其所受激励应主要为通过医疗联合体的建设实现分级诊疗的目标，将更多患者留在基层就诊，降低医疗保险费用支出，实现医疗保险资金筹集与使用的平衡。医疗保障部门虽不直接负责各级医疗卫生机构的管理，但有较强影响力。该部门掌握着医疗保险资金的分配管理权，对医患双方的医疗行为影响较大，因此要尽可能获其支持，找准并尽力满足其利益诉求。利益关联较强但影响力一般的利益相关者，表现为对医疗联合体建设有强烈的依赖和需求，但因其资源或能力有限，在医疗联合建设中话语权较小，协调各成员的协作关系多有心无力。负责主导医疗联合体建设的地方政府和卫生行政管理部门需关注其需求，促使政策的顺畅推行。目前处于城市医疗体系夹缝中的二级医院应属于该类利益相关者的典型。对于利益诉求不够强的利益相关者，如居民、基层医疗卫生机构等，由于他们对医疗联合体建设目的、意义不够了解，发挥的作用暂时有限。不过，应认识到他们也是医疗联合体和分级诊疗建设的关键力量，尤其是在基层首诊和双向转诊环节，政策的落实必须取得他们的认可和配合。

（二）主要利益相关者执行意愿分析

利益相关者对医疗联合体建设是否积极主动参与其中，切实付诸行动，取决于其利益关联程度和执行意愿方面。利益关联程度与执行意愿都强，则意味着医疗联合体建设满足利益相关者需求，建设目标与其自身需求相符合。卫生健康委员会、受到竞争压力的三级医院和二级医院都属于医疗联合体建设的积极支持者，他们都愿意为维护现有利益或谋求未来的发展贡献力量，其工作积极性和主动性都较高。如果所受激励相反，则说明医疗联合体建设并不能满足其利益，或至少效果不明显，甚至可能会产生一定损失，如对于二级医院医护人员，联合体组建初期可能产生的岗位职责调整和管理制度变动会引起他们一定的不满和抵触，甚至工作懈怠；基层医疗卫生机构也会因医疗联合体建设增加其医疗工作量，如果基层医疗卫生机构实行"收支两条线"，薪资收入与工作绩效关联不大，抵触情绪更甚。对患者来说，他们虽是医疗联合体建设的最大受益者，但因了解不足或配套措施不完善，短期内可能由于就医选择权受限，去医院看病会出现一些新的不便和限制，他们也可能会产生一定的抵触心理，或成为建设的阻碍因素。

五、主要利益相关者协调策略

基于上述利益相关者分析，医疗联合体建设中不同利益相关者的角色和利益诉求存在冲突，既有推动力量，也有阻碍因素，其目标的实现取决于各利益相关的利益协调和动态平衡。因此，在医疗联合体模式选择和构建中，须明确其中各相关利益的关联程度和所受影响，高度重视主要利益相关者的利益，发挥对建设有促进作用的利益相关者的优势和力量，弥补利益受损者的利益并关注其需求。

（一）关注主要利益相关者利益

主要的利益相关者都属于医疗联合体建设主体，是医疗联合体建设的中坚力量。首先，由于我国医疗联合体建设尚处于发展的早期阶段，相关的政策、模式还在不断完善之中。各方建设主体对于医疗联合体建设的了解和利益认知也不一定非常深入，特别是对它会对本机构带来何种冲击和长期的影响都有待观察。因此，其执行意愿可能不高，尤其是基层医护人员担心能力提升有瓶颈，今后工作任务增加，岗位考核标准提升，可能会难以胜任新的要求，畏惧情绪可能更浓。因此，需加强政策宣传，增强对医疗联合体建设认识，转变态度，尤其是加强对分级诊疗和"一体化"管理缺乏了解和经验的医疗机构和各类医务人员的宣教。另外，还需深入了解分析各类机构和各类人员不支持医疗联合体建设的原因，从政策支持、财政投入、医疗技术协作等方面有针对性地满足其需求，从方便病人、提高医疗服务质量出发，配套相关政策制度，做好区域卫生规划，明确转诊标准、优化服务流程，健全多机构协作机制。

（二）合理补偿利益受损者的损失

针对利益受损群体，如在医疗联合体建设中持反对意见或利益受损者，以及各级医卫生疗机构中的部分医务人员，组织需特别关注其利益诉求，采取相应的利益补偿措施，例如，对从核心医院选派的骨干医务人员，可聘任他们为医疗联合体中下级成员医疗机构的病区主任或副主任、护士长等，并给予相应的职务津贴奖励；要意识到优质医疗资源下沉给他们带来的额外时间和精力消耗，是否影响到他们自身本职工作和职业追求等问题，除增加相应补助外，还可将根据现实需要完善绩效考评机制、参与基层帮扶和其他医疗联合体建设工作事项纳入绩效考评指标体系，考评结果作为人事任免、评优评先等的重要依据，并与医务人员绩效工资、进修、晋升等挂钩。针对二级医院在医疗联合体组建中内部不稳定、人员流失、发展限制、缺乏保障等问题，可考虑从组织功能重新定位、组织管理、人事管理等方面进行调整。在医疗联合体体制建设上，一是通过区域卫生规划，布局上对医疗联合体内各机构进行重新定位和功能划分，整合各级医疗卫生机构的医疗资源，实现专业技术人员和管理人员在医疗联合体体系内自由流动和医疗服务的无缝对接，便于各医疗机构统一管理，促使优质医疗资源下沉，快速发展和提升基层医疗卫生机构的技术和能力；二是从政府角度对各级医院的定位设定具体指标，并进行考核，以此作为补助奖励发放的依据；最后，在保持各级政府领导和管理关系不变的基础上，以各机构独立法人为前提，在医疗联合体内统一调配人员，实行岗位责任制，并通过文化建设促进内部认同。

（三）充分发挥有影响力利益关系者的作用

从上面的分析可知，各级卫生健康委员会（局）、医疗保障部门、三级医院在医疗联合体建设中发挥着重要作用，他们在资源、政策等各方面都拥有相对比较丰富的资源，从医疗联合体建设中可以直接较快获得一定利益，在影响力方面也具有相当优势。因此，在医疗联合体建设中应充分发挥他们的力量，尤其是对医疗联合体建设有强烈需求的卫生健康委员会（局），应承担起相应职能，发挥主导作用，提供政策保障，协调各方资源。在财政补助以及医疗保险制度的配套方面，制定相应的绩效考评机制，下放管理权限。城市三级医院作为区域医疗中心，拥有优质的医疗资源，可以通过全面托管、垂直管理等方式扩大其影响力，实现优质资源下沉，借助三级医院专家联合二级医院团队的运行模式服务下级医疗机构区；依靠专科医生，联合基层医疗卫生机构的医务人员，组建家庭医生团队的服务模式深入基层，进一步提高基层医疗服务能力，提升医疗联合体整体协作水平。

第五章　居民医疗服务需求现状

一、医疗服务的概念和特点

（一）医疗服务的概念

医疗服务（medical service）的概念不难理解，通俗地讲，医疗服务就是医务人员根据民众的健康需要提供的各种服务。但深入探究就可发现，从不同的角度辨析，对医疗服务的概念有不同的解释。从不同的管制角度分析，我国的行政管理部门对医疗服务有各自的定义。比如：财政部、国家税务总局在 2000 年发布的《关于医疗卫生机构有关税收政策的通知》（财税〔2000〕42 号）对医疗服务是这样认定的，医疗服务机构对患者进行检查、诊断、治疗、康复和提供预防保健、接生、计划生育等方面的服务，以及与这些服务有关的提供药品、医用材料器具、救护车、病房住宿和伙食的业务。这一定义主要是从征税的角度着重于服务类别对医疗服务下的定义。中共中央、国务院 2016 年印发的《"健康中国 2030"规划纲要》指出，实现人人享有均等化的基本医疗卫生服务；加强康复、老年病、长期护理、慢性病管理、安宁疗护等接续性医疗机构建设；实现医防结合；健全治疗-康复-长期护理服务链。2020 年 6 月开始实施的《中华人民共和国基本医疗卫生与健康促进法》第五条规定：公民依法享有从国家和社会获得基本医疗卫生服务的权利。各级各类医疗卫生机构应当分工合作，为公民提供预防、保健、治疗、护理、康复、安宁疗护等全方位、全周期的医疗卫生服务。这个法规类的文件显然将医疗服务的外延扩展到保健、康宁疗护等更广的领域。中国科技大学出版社 2020 年出版的《医院概论》(第 2 版)是这样来描述医疗服务的，它强调医疗服务提供者应是具有专业知识和技能，并取得相应执业资格的专业卫生技术人员，服务必须遵照执业技术规范以合法合规的形式开展；而且该定义还强调大健康的理念，提出医疗服务是照护生命、诊治疾病的健康促进服务，要体现服务贯穿于生命全过程。照护生命主要是指，对生命从孕育到衰亡的自然进程的关照、护卫，如孕期保健、分娩支持、临终关怀、预防保健等；诊治疾病主要是指，对人体因病或其他原因造成损害后，对疾病进行识别，并对出现的功能紊乱或损伤进行调整，以求改善机能、恢复健康的过程。医疗服务内容包括为实现上述服务提供的药品、医疗器具、救助运输、病房住宿等服务。

医疗活动其实是一项社会性很强的实践类活动，有狭义和广义之分。狭义的医疗活动是指各类医疗技术人员运用各种医学科学技术与人类疾病作斗争的过程。从这一定义出发，可以看出医疗服务只局限于疾病的诊疗范围。广义的医疗活动则是指各类卫生技术人员运用各种医学科学技术和社会科学知识，为疾病的预防和治疗等增进人类健康而开展的一系列活动，包括预防、诊疗、康复、保健、健康医疗咨询等。广义的医疗活动概念显然是从生物-心理-社会医学模式来确定活动的范围。由此不难发现，现代的医疗服务的范围日益扩展，服务提供场所已从医院内扩大到医院外，形成了大健康理念下的新医疗概念。医疗服务的内容也日益广泛，包括增进健康、预防疾病和灾害、健康咨询、健康检查、急救处理、消灭和控制疾病、临床诊疗、康复医疗等。医疗服务是指医院或医疗技术人员向人群提供的一种健康服务。

综合以上各种观点，我们可以为医疗服务做以下定义：医疗服务行业属于服务行业，医疗服务主要由各类医疗机构或社会其他从事健康服务提供的组织或个人，以病人和有健康服务需求的个体及特定数量的人群为服务对象，以各种医学技术为服务提供基础，向社会提供各种医疗健康服务；医疗服务具有生物属性和社会属性双重属性，生物属性主要依靠医学技术实现，满足人们对医疗服务最本质的价值诉求，消除各种疾病所带来的不适就是这种属性常见的体现；医疗服务的社会属性主要满足服务对象心理和作为社会人所产生的各种社会性需求，这一属性主要通过服务提供者的服务态度、承诺、医疗机构的形象、公共声誉等实现，它可以给服务对象带来心理上的满足及信任感，具有象征性价值，能满足人们精神上的需要。

(二)医疗服务的特点

医疗卫生行业属于第三产业中的公共服务类行业，医疗服务也具有其他服务的共性，同时它又有自身较为独特的一些特点，具体而言医疗服务具有以下几方面特点。

1. 无形性

无形性是医疗服务最为显著的一个特征。首先，很多具体的医疗服务可能只是一次医患间简单的接触，或医生的一句诊断而已。这种看不见、摸不着、听不到、无形无质的服务提供现象在医疗服务中很普遍。其次，服务对象在接受服务之前，通常不能确切知道具体的服务内容，而且由于服务的专业性，即便大致了解服务的形式，也难以理解不同服务项目的具体功效。再次，由于很多医疗服务的效果要经过一段时间后才能显现，有些效果甚至需要十余年才能表现出来，因此服务对象在接受服务之后，往往很难察觉或立即感到服务的效用，无法对服务的质量做出客观的评价。由于医疗服务是无形的，再加上服务的不对称性，服务对象很难感知和判断服务的质量与效果。现实中，医疗服务属于典型的声誉类产品，医疗卫生机构的口碑或者医务人员的口碑对服务对象选择和评价其所接受的服务会产生重要影响。

2. 服务过程不可分离性

通常有形产品从生产、流通到最终到达消费者手中，要经过一系列过程。产品被制造出来后先储存，再通过物流转销到各级分销者手中，最后通过购买行为才被消费者获得。而无形服务与此不同，其生产和消费往往是同时进行的。服务过程中生产和消费不可分离，必须同时进行，医务人员在提供服务时往往还要获得患者或家属的配合，医患之间是相互作用的，双方合作意识、配合程度会对服务效果产生极大影响，两者共同对服务结果产生影响。

3. 服务标准性弱

由于患者的个体性差异，再加上不同的医疗卫生机构条件各异，以及医务人员对疾病的认知和选用的处置方式多样性等，医疗服务一般不会像有形产品那样实现标准化生产。即便是相同病症，同一名医生对不同患者所采用的具体诊疗方式可能也有所不同。因此，每次提供的服务带给顾客的效用、顾客感知的服务质量都可能存在差异。

4. 不可存储性

绝大部分的医疗服务都是不能存储的。这一特性与服务的不可分离性直接导致医疗服务可贸易性差，几乎不可转售，也不可能大规模生产。所以医疗服务的提供必须考虑提供者与患者物理距离上的可及性，医疗卫生机构的数量只有足够多，并且按居民生活、工作地点分布规律选址才能做到及时提供服务。

5. 不确定性

医疗服务的不确定性主要体现在疾病的发生概率以及治疗效果的不确定上。疾病的不确定性是指个人自己和家庭、医疗机构等组织往往都无法准确推断特定个体或人群在什么具体时间会罹患某种特定疾病，而且由于疾病产生的复杂性，以及人类认知的局限性，很多疾病的致病原因也是未知的。疾病治疗效果的不确定，是指在通过医疗服务诊疗疾病时，个体和医疗服务提供者往往也没有办法准确地推测出采用特定治疗手段的预后效果。预后效果的不确定性，一方面使得个体难以对医疗服务提供者所提供的服务进行客观的评价；另一方面，个体和医疗服务提供者也很难对服务价格事先做出准确的估计。与其他服务相比，医疗服务的不确定性是最突出的特征，医疗服务的很多特点都是由不确定性导致的。

6. 信息不对称性

现代医学起源于 16 世纪末 17 世纪初，经过几百年的发展，现代医学已形成包含基础医学、临床医学、口腔医学、公共卫生与预防医学等十余个二级学科门类的学科。各种医疗服务就是建立在这些高度专业化的学科基础之上的。普通患者显然对医疗服务领域的了解与认识非常有限。第一，患者在罹患疾病后一般不知道个人应该接受何种医疗服务，具体接受服务的种类、如何利用服务都需要在医疗服务提供者的指导与安排下才能确定；第二，由于个人所接受的医疗服务其实是由诸多具体医疗服务项目共同组成的，即便是同一种疾病还可能由于患者个体上的差异，经济上不同的承受能力，经治医生会采用不同的治疗方案，因此疾病的诊疗费用患者事前也很难知晓；第三，患者对具体所接受的各医疗服务项目质量，以及恰当与否往往也不能做出合理的判断。现实中很多医疗服务的预后疗效，往往需要经过较长一段时间后才能够体现出来，因此患者在接受医疗服务的时候往往无法准确判断预后效果与服务措施的好坏，甚至是否应该接受特定的服务项目都无法进行判断。所以，源于医学专业性的特点，作为医疗卫生服务接受方的患者来说，他们处于绝对的信息不对称弱势一方，更多只是被动接受信息而已，而且即便事后接受了信息也难以进行合理的判断。鉴于这种特点，美国卫生经济学家肯尼斯·阿罗（Kenneth Arrow）认为，医疗服务的不确定性、信息不对称性和医疗服务的外部性是造成医疗服务市场失灵的根本原因。① 我国医疗卫生理论界也认为，医患

---

① Arrow K J. Uncertainty and the welfare economics of medical care[J]. The American Economic Review, 1963, 53(12): 941-974.

之间的信息不对称以及医疗服务机构与监管机构的信息不对称也是导致我国医疗卫生领域诸多矛盾的根源之一。

7. 伦理性、公益性

医疗服务具有伦理性和公益性的特点，这是医疗服务不同于其他服务的又一个显著特点。古今中外，医疗行业都被赋予极浓厚的公益性色彩。在西方，医院的起源离不开教会，17世纪医院是各地教会举办的一种非营利性组织，属于特定教会的附属机构。在我国，谈到医生人们不禁联想起悬壶济世、救死扶伤等词汇。总之，提供医疗服务的个体必须有人道主义精神，以及对医疗事业无私奉献的价值观念、高尚的医德情操。医疗服务强调社会效益，各级各类医疗卫生机构要以人民群众的健康为己任，将提高社会健康水平作为最高目标，实际运营中要将社会效益与经济效益有机统一。为体现医疗服务的伦理性和公益性，医疗卫生服务机构要认识到，提高经济效益的根本途径在于提高医疗服务的水平与质量，要在提高社会健康水平的实践中实现经济效益，获得经济效益的目的也是为更好地实现医疗服务的伦理性和公益性服务的。当然，要体现医疗服务的伦理性，实现医疗服务的公益性，不单单只是对医疗卫生机构提出相应的职责要求，它需要所有相关的企业、社会部门、政府共同来实现。

二、医疗服务需求影响因素

(一)患者就医行为经典模型

就医行为的理论模型研究，起初多是从患者就医行为这一研究视角出发的，主要有动机理论、计划行为理论、社会认知理论、消费者行为理论、行为决策理论等。由于卫生服务的市场属性，经济学中的前景理论、福利经济学、行为经济学理论也逐渐得到重视。随着医疗模式的转变，包含社会、心理因素的社会资本理论，多阶段改变理论，健康信念模型等也被用来解释就医行为。此类研究中，比较具有代表性的有：

爱德华·苏克曼（Edward A Suchman）于 1965 年提出基于患病与医疗服务阶段模型，该模型将个体就医行为分为以下几个步骤：症状感知、患病角色设定、寻求医疗帮助、确认患者角色、治愈和康复等。① 该模型最大的优点是以患病经历的时间序列为主线，串起了影响就医行为的个人层面的因素，但也仅仅限于患者角色，并未考虑特定社会结构和社会制度等宏观因素。

格罗斯曼（Grossman）在马士金（Mushkin）和贝克（Becker）等人提出的健康人力资本理论的基础上，通过加入家庭生产函数分析法构建出关于健康与医疗服务的需求模型。格罗斯曼根据实际需要以及相关数据获取的难易度，将年龄、工资率、性别、受教育程度、居住环境、医疗保险、婚姻状况等人口统计学因素和社会学因素纳入到回归方程中进行研究，并最终得出以下结论：首先，随着年龄的增长，个体的健康边际生产率在逐渐降低，而健康折旧率则在逐渐增高，这就使得个体对医疗服务的需求保持着持续增长的趋势；其次，随着个人收入的增长，个体对于医疗服务需求的增长程度是由对于健康和其他商品的需求程度综合来确定的；最后，受教育程度能够显著地影响到个人健康数量上的需求，受教育程度越高个体的健康边际生产率也会越高，但对于医疗服务的需求可能会降低。除此之外，医疗保险介入医疗服务市场也会影响到个体对于医疗服务的需求状况。在模型中格罗斯曼提到随着医疗服务价格的升高，消费者的医疗服务需求会有所减少，医疗保险存在的目的在于为医疗服务消费者调整医疗服务消费的个人自付比，进而使医疗服务需求的用量保持在合理的范围之内。②

安德森（Anderson）于 1968 年建立了卫生服务利用模型。该模型由环境

---

① Suchman E A. Stages of illness and medical care[J]. Journal of Health and Human Behavior, 1965, 6(3): 114-128.

② Grossman M. On the concept of health capital and the demand for health[J]. Journal of Political Economy, 1972, 80(2): 223-255.

因素、人群特征、健康行为、健康结果 4 个主要部分组成，系统归纳了就医行动三个层次的影响因素。第一层次是倾向特征，又称预置因素，包括社会和人口学特征以及健康信念等因素。第二层次是能力因素，是指确保获得卫生服务的能力，包括服务的地理和经济可及性等。第三层次是需要因素，指的是疾病类型与严重程度等。尽管安德森对于影响医疗服务需求的各因素进行了分层概括，但并未能解释这些因素为何影响，以及如何影响人们的就医抉择。另外，该模型从物质和结构因素的角度研究了就医选择，但对社会因素考虑不足。① 克罗格（Kroger）在 1983 年对该模型进行了改良，将卫生服务系统因素纳入到模型中，并注重卫生系统与社会政治、经济的联系。研究的角度也从微观、中观层面发展到了宏观层面。

（二）医疗服务需求主要影响因素

1. 年龄和性别

国外研究显示，年龄和性别常被认为是医疗服务可及性的重要决定因素。有研究发现，由于生理上的特点，女性和老年人通常比男性和年轻人使用更多的医疗服务。不过也有研究指出，由于女性在家庭中的地位，以及女性需要更多的时间来对她的工作和家务负责，因此与男性相比她们拥有更低的医疗可及性。在我国，也有学者对年龄和性别与医疗服务利用强度开展了相关研究，普遍的结论是我国城市居民中，12 岁以下儿童、70 岁以上老人利用高等级医疗机构的服务可及性显著高于其他人群。

2. 文化程度

一般情况下，文化程度的提高会必然会增进人们对健康以及医疗知识的了解，增强个人对自身健康状况的关注。学历越高，认知能力越强，自

---

① Andersen R. Revisiting the behavioral model and access to medical care: does it matter? [J] Journal of Health and Social Behavior, 1995, 36(1): 1-10.

我保健意识也就越强，最终医疗服务利用强度就大，就诊率就高。根据我国有关学者的实证调查发现：文化程度是影响就诊的重要因素，与未接受正规学校教育者相比，高中及以上学历者患病后就诊概率显著增高。①

3. 职业和经济收入

2018 年，我国城镇居民人均医疗保健支出为 2045.70 元，而农村居民仅为 1240.10 元。② 罹患严重疾病的个人所获得的医疗服务应主要由服务的需求强度和人口统计学特征来解释。然而现实中，有些医疗服务的需求更多地由社会结构、健康信念和个人所拥有的收入等来决定。蒋翠珍等学者（2017）调查得出，对农村居民就医行为影响最大的因素之一是经济因素。③ 国外有些研究也得出类似结论，收入被认为是医疗可及性和利用强度的一个重要决定因素，尤其是在那些缺少全民医疗保险和主要依赖私人医疗保险的国家和地区更是如此。临床研究也发现，与拥有医疗保险的病人相比，没有医疗保险的病人拥有更少的住院日以及接受更不恰当的药物和治疗，这也从另一个侧面说明了这一现象。

4. 医疗保障制度

城镇职工基本医疗保险制度和新型农村合作医疗制度显著地促进了中国病人的就医概率。近几年，国内对医疗保险制度的研究多集中在如何完善新型农村合作医疗制度上。新型农村合作医疗制度确实对农民的就医行为产生了积极的影响，具体表现在以下三个方面：切实增强了农民的健康意识；增加了农民的安全感；农民就医行为更加理性。张娜等学者（2007）

---

① 庄晓霞，朱凯星，于海波，等. 广州市海珠区居民卫生服务需要与利用分析 [J]. 中国初级卫生保健，2011，25(3)：7-9.

② 刘倩，李旭，仇蕾洁，等. 2000—2018 年我国城乡居民医疗保健支出公平性变化研究[J]. 中国卫生经济，2020，39(4)：65-70.

③ 蒋翠珍，高莺，王煜俊. 补偿比对农村居民就医行为的影响研究[J]. 华东交通大学学报，2017，34(4)：117-121.

基于苏北地区的调查数据研究，发现农合制度的不同模式对农民就医行为产生了显著影响，在财政补贴比例高、个人缴费比例低的新农合模式下，农民患病时的及时就诊率较高。①

三、我国居民医疗服务需求实证研究

由于受研究研究时间和经费的限制，本研究以湖北为研究对象，根据湖北经济社会发展状况，选取国民生产总值排位靠前、居中和靠后的武汉、黄石、恩施三地市州为研究对象。调查三地居民医疗服务利用情况。

（一）资料来源与研究方法

1. 资料来源

分别在武汉、黄石和恩施三地按照各地2017年经济社会发展情况，按照区域抽样的方法，各市州按分层抽样的原则，在经济发展状况良好和靠后的两个区域中分别抽取街道、乡镇各一个为研究对象；再按随机抽样的原则各选取100个家庭利用自制调查问卷开展调查。

2. 问卷设计

选取临床、护理、社会医学、公共卫生等学科领域，拥有副高级职称或博士学位专家7名，在文献复习的基础上自行设计调查表，调查指标分为四类：人口统计学特征、健康状况、病后就医情况、诊疗结果，各类具体包括如下内容：（1）人口统计学特征：家庭成员的性别、年龄、文化程度、参加医疗保险类型、就业状况等；（2）健康状况：调查者健康状况、

---

① 张娜，程跃刚. 苏北农村居民就医行为分析[J]. 江苏卫生保健，2007，9（2）：23-25.

是否有慢性疾病等；(3)病后就医情况，包括病后是否就医、最近的就医机构离居住地距离、就医机构名称、选择就医机构就诊的主要原因、未就医的主要原因等；(4)诊疗结果：疾病名称、主要诊疗手段、诊疗时间、治疗费用及其构成、就诊满意度等。选取 50 名居民进行小样本人群检验，测试调查表内在信度 Cronbach's α 系数为 0.914，KMO 值为 0.831，Bartlett's 球形检验 $P<0.001$，说明问卷信度和效度良好。

3. 研究方法

由经过统一培训的调查员对受访对象进行面对面或电话调查，对不能自行填表者，由调查人员代填。调查基于自愿，个人信息均保密。对数据采用双人录入方式，应用 Excel 2016 录入，并运用 SPSS 20.0 做统计分析。采用文献回顾和一般线性模型对影响门诊医疗机构选择的社会经济学因素做初步分析；根据初步确定的变量进行多重对应和二分类 Logistic 回归分析；筛选区分度好、比分检验得分高的变量，排除变量间存在的交互作用得到最终的结果。二分类 Logistic 分析中以一级医疗机构为参照，分别构建农村居民到二级医疗机构、城市居民到三级医疗机构就诊的概率模型。

(二)调查地区概况

湖北省位于中华人民共和国的中部，简称"鄂"。东邻安徽，南界江西、湖南，西连重庆，西北与陕西接壤，北与河南毗邻。东西长约 740 公里，南北宽约 470 公里。全省土地总面积 18.59 万平方公里，占全国总面积的 1.94%。湖北素有"千湖之省"之称。境内湖泊主要分布在江汉平原上。现有湖泊 755 个，湖泊水面面积合计 2706.851 平方公里。全省有 12 个省辖市，1 个自治州，39 个市辖区，24 个县级市，37 个县，2 个自治县，1 个林区。2017 年年末，湖北常住人口 5902 万人，总人口性别比(以女性为 100，男性对女性的比例)为 103.15。全省实现生产总值 36522.95 亿元。全体居民人均可支配收入 23757 元，其中，城镇常住居民人均可支配收入 31889 元，农村常住居民人均可支配收入 13812 元。全省参加城乡居民基本养老保险 2260.1 万人；参加城镇职工基本医疗保险 1018.9 万人；参加城乡居民基本医疗保险 4606.3.80 万人；参加工伤保险 656.6 万人；参加生育保险 522.1 万人；全省城镇居民最低生活保障对象 45.9 万人，农村居民最低生活保障对象 137.9 万人，国家抚恤、补助各类优抚对象 43.3 万人。

2017 年武汉市实现地区生产总值 13410.34 亿元，常住人口 1089.29 万人，全市人均地区生产总值达到 123831 元。全年全体居民人均可支配收入 38642 元，比上年增长 9.21%。其中，城镇常住居民人均可支配收入 43405 元，增长 9.23%；农村常住居民人均可支配收入 20887 元，增长 9.06%。全年全体居民人均消费支出 25852 元，比上年增长 7.53%。按常住地分，城镇居民人均消费支出 28546 元，增长 7.58%；农村居民人均消费支出 15812 元，增长 7.20%。年末参加城镇职工基本养老、基本医疗、失业、工伤和生育保险人数分别为 288.89 万人、446.58 万人、210.66 万人、280.50 万人和 245.30 万人。年末共有卫生事业机构 5700 个，其中医院 335 个。医疗机构共有床位 9.16 万张，比上年末增加 0.42 万张，其中医院 7.84 万张。卫生技术人员达到 12.74 万人，比上年末增加 2.95 万人；其中执业(助理)医师 3.63 万人，护师、护士 5.13 万人。全年甲乙类法定传染病报告发病率 177.35 人/10 万人。符合政策生育率 99.17%。

2017 年黄石市地区生产总值 1479.40 亿元，全市常住人口 247.05 万人，人均生产总值达 59943 元。全年全体居民人均可支配收入 24968 元，比上年增长 8.6%。城镇居民人均可支配收入 32535 元，增长 8.8%；农村常住居民人均可支配收入 13972 元，增长 8.1%。年末拥有卫生机构 1321 个，其中，医院 36 家，社区卫生服务中心(站)49 个，卫生院 37 个，妇幼保健院(所、站)3 个，疾病预防控制中心 3 个。卫生技术人员 19081 人，其中执业医师和执业助理医师 6070 人，注册护士 9450 人。医疗机构实有床位 15725 张。

同年恩施州完成生产总值 801.23 亿元，常住人口 401.36 万人，全州人均生产总值达到 23892 元。全年全体居民人均可支配收入 15259 元，比上年增长 9.7%。城镇居民人均可支配收入 26766 元，增长 9.7；农村常住居民人均可支配收入 9588 元，增长 9.9%，全州各级医疗卫生机构 3068 个，床位数 2.40 万张；卫生技术人员 2.19 万人，其中执业（助理）医师 0.80 万人，注册护士 1.05 万人。

（三）居民医疗服务需求实证研究结果

1. 调查对象基本情况

在武汉、黄石、恩施三地共选择 680 户家庭为调查对象，由经过培训的调查员上门发放问卷，由调查对象自行或在调查员的辅导下填写问卷。最终有效回收 521 户家庭问卷，调查对象共 1498 人，其中男性 732 人、女性 766 人；平均年龄 51.54 岁，年龄最小 5 个月，最大 94 岁。结果详见表 5-1。

表 5-1　调查对象人口统计学特征

项目		构成（%）	项目		构成比（%）
性别	男	47.57	医疗保险	公费医疗	2.00
	女	52.43		城镇职工医疗保险	44.58
年龄	≤14	7.91		城市居民医疗保险	26.14
	~59	47.47		新农合	21.48
	≥60	44.62		商业医疗保险	2.32
文化程度	学龄前儿童	5.49		无任何医疗保险	4.85
	小学及以下	17.98	就业状况	在业	34.70
	初中	26.62		离退休	48.73
	高中或中专	32.69		在校学生	2.74
	专/本科及以上	17.22		失业及无业	5.27

续表

项目		构成(%)	项目		构成比(%)
贫困家庭(户)		2.37	职业 类型	企事业单位管理者	13.08
接受医疗救助		5.90		专业技术人员	17.22
婚姻 状况	未婚	9.39		企业员工	14.26
	在婚	69.30		农林牧渔生产者	20.32
	离异	2.64		其他	9.92
	丧偶	9.49	城镇户口		55.46
	其他	0.53	农业户口		54.54

用百分制量表测量居民健康状况，健康状况由居民根据自我健康感受自行评价。居民健康状况均值 75.49，标准差 18.25，38.78%的调查对象自评得分高于 90 分，26.12%的自评得分低于 60 分。健康状况自评得分与年龄之间呈负相关关系，相关系数 Person = -0.632，$P<0.01$，这说明随着年龄增长，个体健康状况越来越差。调查对象中，共有 388 人患有各类慢性疾病，占总人数的25.90%。患慢性疾病的居民平均年龄为58.47岁，标准差为 11.01。患慢性疾病居民中，高血压患者人数最多，共有 171 人，占慢性病患者的44.07%；其次是患椎间盘疾病的居民，居民人数为59人，比例为 15.21%，平均年龄 54.72 岁。高血压、骨骼肌肉系统退行性疾病、糖尿病等常见慢性病、老年病是困扰老年人身体健康状况的主要疾病。白内障、前列腺增生等老年病统计发病率与临床医学发病率有出入，主要是调查对象相关知识有限，自感无不适就认为没有该方面的疾病。

2. 各级医疗机构就诊情况

调查对象就诊 1783 人次。其中，农村居民到三个等级医疗卫生机构就诊人次、比例分别为：一级医疗卫生机构 914 人次(86.15%)、二级医疗卫生机构 136 人次(12.82%)、三级医疗卫生机构 11 人次(1.04%)；城市居民到各医疗卫生机构就诊人次、比例分别为：一级医疗卫生机构 342 人次

（47.37%）、二级医疗卫生机构68人次（9.42%）、三级医疗卫生机构312
人次（43.21%）。居民选择一级医疗卫生机构人次最多，农村居民尤其偏
爱到一级医疗卫生机构就诊，城市居民选择三级医疗卫生机构就诊人次高
于农村。

3. 多重对比分析结果

从表5-2可知，城市和农村两地居民就医多重对应分析两个维度信度
系数都很高。图5-1显示，交通方式和医疗机构等级在同一维度上，并具
有较高的关联性；文化等级、疾病类型和健康状况也在同一维度上有很高
的区分度，关联性也很强；家庭收入对农村居民有一定的区分度，说明医
疗机构等级选择与之有关；城市则不然，图5-3显示，家庭收入对城市居
民就医医疗机构选择影响不大。图5-3显示，年龄变量在城市样本的2个
维度上都具有较好的区分度，该变量在农村没有区分度；在城市，交通方
式和医疗机构等级在同一个维度上有较高区分度，说明交通便利性是城市
居民选择不同等级医疗机构的重要考虑因素；城市居民中，文化等级、疾
病类型和健康状况三个变量也在同一维度上有很高的区分，这一特点和农
村居民一样。这说明无论城市或农村，居民的健康状况、所患疾病类型与
居民文化程度有一定的关联。

表5-2　多重对应分析模型汇总

维数	农村居民就医模型汇总				城市居民就医模型汇总			
	克朗巴哈系数	解释			克朗巴哈系数	解释		
		特征值	惯量	方差（%）		特征值	惯量	方差（%）
1	0.62	2.06	0.34	34.29	0.73	2.57	0.43	42.89
2	0.53	1.78	0.3	29.64	0.70	2.40	0.40	40.05
总计	—	3.84	0.64	—	—	4.98	0.83	—
均值	0.57[a]	1.92	0.32	31.97	0.72[a]	2.49	0.42	41.47

注：a. 总克朗巴哈系数基于平均特征值。

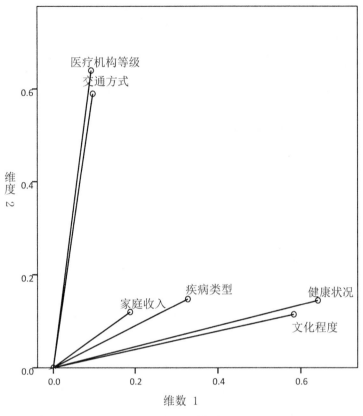

图 5-1　农村维度辨别度量图

图 5-3 和图 5-4 两个类别点联合图显示，城乡居民在就医行为和社会经济特征上有以下相同点：（1）健康状况一般、初中或以下学历者所患疾病是常见疾病时，多以步行或自行车方式前往基层一级医疗机构就诊，这说明一级医疗机构大多离居民家庭所在地较近；（2）当居民患重大疾病时，则多选择离家远的高等级医疗机构就诊；（3）健康状况、年龄、文化等级三者关联倾向明显，健康状况很差者多为低学历老年人。城乡居民在就医行为的不同之处有以下体现：（1）农村居民文化程度、家庭月收入、健康状况三变量关联倾向明显，这说明居民的文化程度与家庭收入有密切的联系，文化程度越高家庭收入也越多，家庭收入高的个体当有就医需求时，

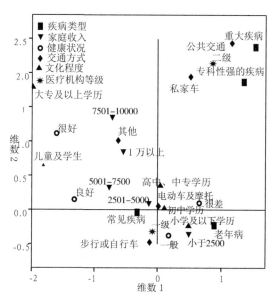

图 5-2　农村类别点联合图

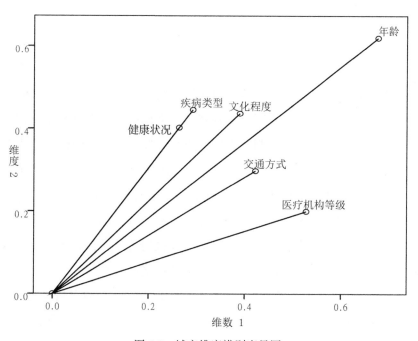

图 5-3　城市维度辨别度量图

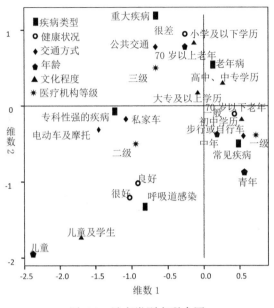

图 5-4　城市类别点联合图

在经济上更有能力选择更适合的医疗机构就医，得到更及时的医疗服务，可按需投入更多资源改善健康，因此健康状况也往往更好；文化程度较低的家庭则相反，他们在当今新经济时代经济收入通常也较低，就医时更多选择医疗费用较便宜的一级医疗机构就诊；文化程度不高者健康意识往往就不强，再加上经济条件限制，个体健康状况较差，这正印证了收入对健康的直接效应和间接效应。（2）不同年龄层次城市居民在医疗机构选择上有明显的特点，青年、中年以及 70 岁以下老年人偏向选择一级医疗机构，70 岁以上老年人因疾病严重程度高则偏好三级医疗机构，儿童及学生按城市居民医保规定，只有先到二级及以下医疗机构就诊后，凭转诊单办理转诊手续后才能转入三级医疗机构，因此多选择诸如儿童医院、妇幼保健院等二级专科医疗机构；且儿童及学生所患疾病绝大多数是呼吸道疾病。（3）城市和农村的老年人患老年疾病的比例都很高，但城市老年居民自评健康状况要好于农村居民。

4. 二分类 Logistic 回归分析结果

表 5-3 显示，当所患疾病为重大疾病或专科性强的疾病时，城乡居民都偏好选择离家较远的高等级医疗机构。除此之外，还有以下差异：

（1）健康状况：农村居民健康状况越好，去高等级医疗机构概率越低；而城市的情形却相反。年龄是造成此差异的主要原因，城市健康状况良好和很好两组人群平均年龄为 47.20、55.09 岁，农村则为 23.92、15.59 岁。这也折射出城市老年人在评价身体状况时更乐观。城市居民中，健康状况良好和很好的个体去三级医疗机构的概率高于健康状况很差者的原因有以下两点：

表 5-3　城乡居民医疗机构选择 Logistic 回归方程

自变量	农村 Logistic 回归方程			城市 Logistic 回归方程		
	系数	Wals 卡方	优势比	系数	Wals 卡方	优势比
交通方式：步行和自行车为参照	100.26***	—		—	113.09***	—
电动车或摩托	4.60	19.29***	99.53	2.45	3.55***	11.56
私家车	6.21	30.38***	495.38	2.02	20.60**	7.53
公共交通	7.73	50.28***	998.52	3.41	0.33***	30.24
其他	6.13	13.61***	459.93	3.51	0.13	2.21
健康状况：健康状况很差为参照	9.38**	—		—	12.95***	—
健康状况一般	-0.54	3.01*	0.58	0.79	0.96	2.20
健康状况良好	-1.30	5.13**	0.27	1.78	4.92**	5.93
健康状况很好	0.29	0.28	1.34	2.05	5.76**	7.78
文化程度：小学及以下学历为参照	10.19**	—		—	—	—
初中	0.70	4.77**	2.01	—	—	—
高中、技校或中专	0.83	3.01*	2.30	—	—	—
大专及以上[a]	3.73	2.48	41.77	-0.95	9.99***	0.39
儿童及学生	-0.23	0.18	0.80			

续表

自变量	农村 Logistic 回归方程				城市 Logistic 回归方程		
	系数	Wals 卡方	优势比		系数	Wals 卡方	优势比
疾病类型：常见疾病为参照	6.65*	—			—	—	—
重大疾病[a]	1.52	3.61**	4.59	—	1.87	4.81**	6.52
老年病	0.58	0.97	1.79		—	—	—
专科性强的疾病	1.51	2.50*	4.55		—	—	—
家庭收入：月收入少于2500为参照	7.72*				—	—	—
2501~5000	0.38	1.48	1.46	—	—	—	—
5001~7500	0.85	4.26**	2.35		—	—	—
7500~10000	1.22	2.99*	3.38		—	—	—
≥10001	1.66	2.53*	5.24		—	—	—
对家庭经济贡献：贡献重要为参照	—	—			19.88***		
对家庭经济贡献一般	—	—	—		1.21	17.47***	3.37
对家庭经济贡献不重要	—	—	—		1.80	4.62**	6.08
是否儿童或老年：12~70岁为参照	—	—			20.07***		
12岁以下儿童	—	—	—		1.58	2.01	4.85
70岁以上老人	—	—	—		1.16	18.53***	3.20
农村模型检验： 模型系数综合检验：卡方342.92*** 模型汇总：似然值387.14，Cox & Snell R² 0.30 　　　Nagelkerke R² 0.56 分类表百分比校正：92.30				城市模型检验： 模型系数综合检验：卡方335.82*** 模型汇总：似然值464.48，Cox & Snell R² 0.44 　　　Nagelkerke R² 0.59 分类表百分比校正：82.40			

注：***、**、*分别表示在0.01、0.05、0.10水平下显著。

a. 城市模型中，大专学历、重大疾病是二分类变量。

一是健康状况良好、很好两组患老年病比例为17.39%，而健康状况很差组高达56.72%。久病成良医，慢性病患者拥有一定的疾病知识，选择医疗成本最低的一级医疗机构更划算。

二是健康状况良好、很好两组中儿童、学生比例为 31.91%，远高于参照组 1.75%。城市家庭以独生子女为主，高等级医疗机构可及性强，家长择医时对医疗质量十分关注，选择高等级医疗机构概率大。

（2）家庭收入：家庭收入对农村居民医疗机构选择有显著影响，随着家庭收入增加，去高等级医疗机构的概率也增大，但它对城市居民的就医行为影响不大。这主要是由于农村居民家庭月平均收入 2971.76 元，远低于城市家庭月平均收入 6041.89 元；且新农合保障深度不及城镇职工、居民医保，因此农村居民对医疗服务需求价格的敏感性高于城市居民。

（3）文化程度：农村居民到高等级医疗机构的概率随学历上升而增大，这应主要源于家庭收入随学历上升而增加。Scheffe 两两比较（$\alpha = 0.05$），将大专及以上学历者收入与其他组区分为 2 个子集，前者显著高于后者，达 5656.67 元/月，而低学历人群平均收入仅 2673.12 元/月。城市居民大专及以上学历人群去三级医疗机构概率低，这是因为该类人群具有更好的健保知识，健康状况普遍较好，所患疾病病情较轻，不必去高等级医疗机构就诊；且该组人群健康状况也较好，自评健康很差者比例仅为 14.29%，明显低于其他组。

（4）对家庭经济贡献：城市居民中，对家庭经济贡献一般和不重要的个体去三级医疗机构的概率高于对家庭经济贡献重要个体，原因主要是：对家庭经济贡献一般人群文化程度低，小学及以下学历比例最高，达 25.40%，健康状况很差比例也最高，达 33.33%，即他们多为家中年龄较高、身体状况较差的老年人；对家庭经济贡献不重要者主要是 14 岁以下儿童（82.61%），他们去三级医疗机构的概率很高。

（5）年龄：城市居民中，70 岁以上老人由于健康状况最差，去高等级医疗机构的概率高于其他年龄组。值得注意的是，虽未通过比分检验，农村居民 70 岁以上老人去二级医疗机构的比例最低，仅为 6.14%；农村中去二级医疗机构就诊人数比例最高年龄组为中年，占二级医疗机构门诊量的 42.98%。这应与城乡两地家庭结构和经济因素有关。农村扩展式家庭多,70 岁以上老人对家庭收入贡献重要者比例仅为 4.14%。出于不愿给家庭带来更多经济负担的目的,选择医疗成本最低的一级医疗机构成为必然。城市中核心式家庭多,70 岁以上老人对家庭经济贡献重要者比例仍高达 47.18%,再加之医保政策保障程度更深,报销比例大,故选择高等级医疗机构的概率自然更大。

5. 居民对基层医疗卫生机构医疗卫生服务的需求及评价

居民对基层医疗卫生机构的医疗卫生服务需求主要是常见疾病的防治(92.35%)、妇幼保健服务(88.45%)和康复治疗(87.23%)。其他服务项目详见表 5-4。

表 5-4 居民对基层医疗卫生机构医疗卫生服务的需求(%)

项目	很需要	需要	一般	不需要	不清楚
健康教育	22.30	59.07	8.93	0	9.70
预防接种	25.21	55.12	10.13	1.12	8.42
健康检查	31.23	45.21	10.21	7.12	6.23
传染病预防	25.12	55.21	9.31	4.12	7.24
常见疾病防治	30.23	62.12	1.65	0.95	5.05
急诊服务	31.97	54.82	1.57	4.13	7.51
慢性疾病诊疗	22.89	59.37	10.32	4.24	3.18
家庭病房服务	13.45	48.98	25.23	6.98	5.36
妇幼保健	23.13	65.32	3.11	8.32	0.12
康复治疗	26.11	61.12	1.61	8.29	2.87

基层医疗卫生机构一般地处就诊患者生活所在区域,很多医务人员甚至与居民生活在同一小区内,彼此熟悉,因此医患沟通有较好的人际基础。因此,居民对基层医疗卫生机构服务评价项目中,满意率最高的项目是服务态度(96.49%),其次是隐私保护(93.12%)。不过还可注意到,居

民对基层医疗卫生机构的诊疗效果和诊疗技术评价，在整体评价中满意度排序靠后；就医环境满意度也相对不高。评价结果详见表5-5。这说明基层医疗卫生机构可以提供较高的人文关怀，但医疗服务和卫生服务上离居民的期望还有一定待提高空间。

表5-5　居民对基层医疗卫生机构服务评价(%)

项目	很满意	满意	一般	不太满意
就诊距离	26.00	53.12	13.31	7.57
候诊时间	10.94	78.31	7.89	2.86
就医环境	14.01	67.23	11.21	7.55
服务态度	31.23	65.26	3.23	0.28
诊疗技术	19.67	59.54	5.43	15.36
设备设施	4.11	52.21	32.01	11.67
服务价格	14.96	78.01	6.21	0.82
诊疗效果	18.32	60.32	4.12	17.24
隐私保护	20.34	72.78	6.25	0.63

(四)居民医疗服务需求特点

1. 分级诊疗有成效

各类医疗服务八成以上由一级医疗卫生机构提供，由此可见分级诊疗成果初显，基本实现"小病在基层，大病不出县"的目标。与2018年第六次国家卫生服务调查相比，从调查对象性别、年龄、城乡人口分布等人口统计学特征，以及调查对象发病率较高的疾病种类、患病就诊情况来看，两者基本一致。本调查患病就诊率为87.33%，与全国卫生服务调查88.1%的平均水平基本持平。患病未就诊的主要原因是自感病情较轻，因经济困难未就医比例只有5.58%；常见疾病绝大多数得到及时治疗；而且各种医疗卫生服务的满意度都很高。这说明医疗卫生服务的可及性有所提高，此应主要得益于城镇职工医疗保险、城镇居民医疗保险和新农合覆盖面广，医疗保险全覆盖已几乎全面实现；医保报销政策对居民就医行为的合理引导；以及农村三级医疗服务网的建设日益健全，大大提高了居民医疗卫生服务的可及性。

2. 加强慢性疾病保障

慢性疾病和老年性疾病的治疗特点是：病程时间长，需常年多次接受治疗，很多疾病不能彻底根治，若不及时接受治疗控制病情，还极易诱发其他病症。医疗保险报销政策方面，由于存在个体差异，门诊统筹的上限、门诊重症年补偿封顶线有时与某些病情较重或特殊个体的现实报销需求有一定差距，有些地区的重症补偿封顶线的制定也缺乏科学依据。调查显示，心脑血管疾病、椎间盘疾病自付比例显著高于其他常见疾病可窥见一斑。我国中西部地区农民年可支配收入还不太高，这类疾病给患者和家庭带来了沉重的经济负担。而且这类慢性疾病如应不及时治理，造成治疗延误，不仅会给患者带来身心上的痛苦，还会增加治疗的成本。随着生活水平的提高、人类寿命的延长，已进入人口老龄化的我国，这些问题会愈发严重。医疗保险要对这类疾病制定专门的门诊保险政策，加深这类疾病的保障力度。医疗保险管理部门可以采用诊断相关组合，分病种核算常见慢性病、老年病在不同等级医院的治疗费用，结合不同地区发病率制定科学的门诊报销政策，缓解广大农民的顾虑，提高人民群众的获得感和幸福感。

3. 转诊不够通畅

所有调查的转诊病例中，转诊几乎全为低等级医疗卫生机构往高等级医疗卫生机构转诊；转诊的标准和手续也有待规范，现实中转诊主要单纯凭借基层医生的主观判断，形式多以口头交代、填写转诊单为主，过程与形式略显简单随意。造成此现象的主要原因有：一是医疗服务收入是医疗机构的重要经济来源，医院级别越高，医疗业务收入占其总收入比重就越大，因此等级较高的医院都不愿轻易将病人转出。二是缺乏统一的转诊标准、规范和转诊管理制度，当然这主要受制于当期基层医疗卫生机构医务人员和管理水平整体水平不高，基层医生的职业能力亟待加强，能准确判断转诊的合适时机与条件。三是医疗保险报销政策与转诊制度没能有机结合起来，转诊可能会给患者带来二次自付的住院门槛费，另外，基层医疗卫生机构的药品受制于基本药品目录，治疗条件也不一定满足临床要求，因此患者和医疗服务提供方都缺乏内在转诊动机。四是基层医疗卫生机构条件有限，缺乏应有的医疗信息记载、管理、传递的条件、能力和平台，各医疗机构间难以实现有效的、实时的医疗信息衔接，及时的信息沟通条件不具备可能会导致一些本可避免的医疗差错和医患矛盾。要有效实现三级医疗卫生保健网的功能，满足居民的各种医疗服务需求，既需强调常见疾病到基层的守门人制度，也要迅速建立起科学规范的转诊制度，还要提高基层医务人员的技术水平，强化基层医疗卫生机构的建设。此外，还可引导患者主动参与双向转诊的决定过程，提高医疗资源的使用效率。

4. 商业医疗保险应形成有力补充

从社会保障制度较为健全的国家实际操作来看，医疗保障体系多是由政府、企事业单位(或各类非营利性组织)、个人多方合作构建一张以基本医疗保险为基础，商业医疗保险为补充的双层结构保障网。然而调查结果显示，调查对象很少购买了商业医疗保险作为基础医疗保险的补充。这其中既有医疗保障政策对商业保险产生的挤出效应，这种挤出效应尤其在各地加大脱贫、实现全面小康的力度后更为明显；各地方政府给予贫困人群和特殊人群额外的政策倾斜，有了更优厚的政策保障，购买商业保险的需求必然减弱。另一方面，也有居民自身经济原因，居民经济收入不够高是重要的制约因素之一，但更重要的是两种保险制度没有形成互补的效应。商业保险在保险内容、赔付方式上，没有与城市职工医疗保险、城市居民医疗保险和新农合形成足够的差异化补充，甚至在保障内容上有很多重复的，被基本医疗保险排除在外的医疗支出，商业保险也不能合理地补偿，人们自然没有购买商业保险作为补充的愿望。

5. 农民健康素养和风险意识待提高

疾病对于个人和家庭而言是一种典型的风险，既带来个人身心上的痛苦与伤害，即健康风险，也给家庭带了不同程度的经济损失，即经济风险。从风险管理角度理性分析，普通民众对疾病这一类风险的管理，理论上应贯彻"损失管理为主、风险自担为辅"的原则，强调疾病的预防和及时治疗。但由于"生计第一"的小农意识，再加上医疗健康专业知识的缺乏，居民对疾病风险的管理实际结果却是"以风险自担为主、损失管理为辅"。具体表现出的行为就是：因病就医不及时、医嘱依从性差、未能有效分散风险。第六次国家卫生服务调查显示，由不良生活方式所引起的健康危险因素，至今未得到有效控制；本调查中，极低的商业医疗保险购买率、对疾病治疗的延误和消极应对疾病的态度，以及转诊不够顺畅的现实和就诊频率最高的疾病限于引起明显不适病种都证实了这一点。因此提高居民的健康素养和风险意识是现阶段健康中国战略重要的任务，这既需要依靠以基层医疗卫生机构为代表的医疗卫生部门继续落实以健康宣教为主要内容的工作职责，也需要学校、新闻媒体等其他社会部门肩负起应有的职责。

6. 影响医疗机构选择的主要因素

医疗服务也是一种服务消费，和其他类型服务一样，价格也是居民首要考虑的因素，因此就医成本必然是影响医疗机构选择的基本因素。这里所指的就医成本不仅仅是和就诊医疗机构结算的医疗费用，还包括与就医相关的各种交易成本。调查结果显示，当个体健康状况不算很差，所患疾病为常见疾病时，居民一般都愿意就近选择就医最便利、报销比例最高的一级医疗机构就诊，以避免不必要的高额就医成本。当个体经济收入不高时，就医成本对其决策影响更甚。在农村地区，70岁以上老年人多由于家庭支出和自身对家庭经济贡献极为有限的现状，而放弃本应到更适合病情的县二级医疗机构就诊，就是出于对交通成本、家人陪同等交易成本和显性的就医费用考虑。除经济因素外，影响医疗机构选择的第二位因素是疾病类型，一级医疗机构对重大疾病、病情较复杂的疾病以及疑难疾病所能提供的诊疗手段十分有限，当居民所患疾病严重程度高、病情复杂时多选择等级更高的医院。

7. 经济因素对农村居民就医选择影响更大

不同的医疗保障政策和经济发展水平条件下，经济因素对居民就诊医疗机构选择所产生的影响效果迥异。消费经济学研究发现，收入、消费支出的不确定性，会促使个体的消费行为变得十分谨慎；当个体在面对流动性约束和未来支出不确定性较大时，就会产生消费过度敏感性（excess sensitivity of consumption）。调查显示，农村地区居民家庭月平均收入为2789.76元，远低于城市家庭月平均收入5789.45元；而且我国农村地区扩展式家庭多，一家之中人口多，人均可支配收入就更少。经济收入不高，自然面临的流动性约束更大。另外，农村地区居民的养老和医疗保障程度也远不如城镇职工和居民，也就是其面临的不确定性更大。因此，农村地区居民医疗消费必有更高的消费过度敏感性，他们对医疗服务价格很敏感。这就可以很好解释为何农村居民选择到一级医疗机构就诊比例大大高于城市居民；前文调查统计分析也显示，家庭月收入对医疗机构选择有显著影响。扩大居民医疗行为选择权，保障居民享有应有医疗服务，实现医疗公平，不仅需要建立健全医疗保险制度，实现医保全面覆盖，加深保障程度，根本还是要大力发展经济，提高居民经济收入，只有丰厚的经济收入作为保障，公民的健康权才能更好地实现。

8. 老年人群文化程度与健康状况相关

多重对比分析发现，老年人群中健康状况很差与低学历关联倾向十分显著，但这种关联倾向在中青年人群和儿童中并不明显。这应该是由于学历不高个体，缺乏必需的医疗保健知识，导致生活中不健康生活习惯更多，健康危险因素随时间逐渐累积；经过60~74岁老年前期身体机能急剧衰退后，罹患疾病概率大增。中国居民健康素养水平调查也证实，目前我国居民的文化程度是影响个人健康素养的主要因素之一。因此，提高居民健康水平和医疗卫生资源利用能力，除了卫生健康部门进行卫生宣教外，提高居民文化水平也至关重要。

9. 老年人的家庭经济地位对医疗机构选择有影响

农村地区，传统的生产方式多需要被动地迎合自然规律，这就需要拥有丰富实践经验的老年人提供的各种资讯；此外，文化上人们的价值观念和原始崇拜密切相关，家族宗法制度盛行，老年人往往即便不从事任何生产活动，在家族和家庭中的地位仍然很高。但随着信息时代的到来，经验被信息取代，老年人对社会、家族和家庭的作用日渐削弱，家庭经济地位有所下降，有些经济不发达地区，老年人在家庭中的经济地位甚至最低。城市和农村不同，家庭结构以核心家庭为主，家庭人口少，经济负担相对小，老年人即便不上班大多也有稳定的退休金。调查对象中，城市70岁以上老年人约半成仍对家庭经济有重要贡献，他们在家庭中经济地位稳固。因此，虽同为老年群体，但在医疗机构选择上城乡表现出较大差异。要缓解这种医疗服务的不均衡性，首先，需要通过提高农村地区养老保障水平，提高农村老年人养老收入，在经济层面保障其享有应有的选择性；其次，要优先发展乡、村两级基层医疗卫生机构老年病的医疗服务能力，争取在服务成本较低的基础医疗卫生机构给他们提供必需的医疗卫生服务；最后，加强农村分级诊疗建设中专门针对老年人群的转诊医疗，保障他们能根据病情需求转诊到县市更高等级医疗机构治疗，保障他们享受高等级医疗服务的权益。

第六章 基层医疗卫生机构现状

我国的医疗卫生体系是一种多层次结构，基层医疗卫生属于整个结构中的最基础层级，起着兜底的作用。基层医疗卫生事业发展的好坏，直接关系到广大人民群众的切身利益，关系到我国经济与社会发展目标的实现，关系到"健康中国"战略的实施，是实现"中国梦"五位一体建设的重要内容。我国现阶段大力开展医疗联合体建设的主要目的之一就是要提高基层医疗卫生机构的服务能力，为此有必要首先了解现阶段基层医疗卫生机构的功能定位和运行现状。

一、基层医疗卫生机构概念和职能

（一）基层医疗卫生机构概念

根据原卫生部在1989年发布的《关于实施"医院"分级管理办法（试行）的通知》和《综合医院分级管理标准（试行草案）》（卫医字〔1989〕第25号），把医院的等级划分成三个级别：一级医院、二级医院和三级医院，与此同时明确各级医院的具体功能和定位。一级医院是以社区为服务范围，向社区内居民提供预防、医疗、保健、康复服务的卫生机构，主要包括卫生院、基层医院；二级医院是以多个社区为服务范围，向社区居民提供预防、医疗、保健、康复综合服务的卫生机构，并且承担一定教学、科研任务的地区性医院，主要包括市辖区级医院、市辖县级医院等；三级医院是向几个地区提供高水平的、专科性的医疗卫生服务，并且承担高校的教育、医疗科研等区域性大医院。之后随着我国经历的几个阶段医药卫生体制改革，一级医院的概念逐渐被人们淡化，取而代之的是基层医疗卫生机构，它外延更宽，从单纯医院的范畴扩展到其他提供医疗和卫生服务的专业机构，如基层结核病防治站、皮肤病防治所等，其包含的医疗卫生机构类型和数量更多。一级医院涉及两个概念，即基层医院和卫生院，这两个机构的功能与基层医疗卫生机构功能基本一致，一定程度上可以认定一级医院与基层医疗卫生机构之间是包含关系，可以认为早期的一级医院属于现在基层医疗卫生机构的一种类型，包含于基层医疗卫生机构中。根据《2018中国卫生健康统计年鉴》对各类医疗机构的分类与说明，基层医疗卫生机构是指社区卫生服务中心（站）、街道卫生院、乡镇卫生院、村卫生室、门诊部、诊所（医务室）等。截至2018年，我国共有各类基层医疗卫生机构933024个，其中：社区卫生服务中心（站）34652个、乡镇卫生院36551个、村卫生室632057个、门诊（所）229221个；基层医疗卫生机构共有人员3826234人，其中：卫生专业技术人员2505174人，执业医师817657人，注册护士769206人，药师（士）142482人，技师（士）99307人；基层医疗卫生机构总诊疗人次达442891.6万人次，入院人数达4450.0万人次。我国基层医疗卫生机构在医药卫生体制改革中的作用越来越重要，尤其在分级诊疗的新型诊疗模式的建设中，在健康中国战略的实施中，基层医疗卫生机构的地位更是无法代替。

（二）基层医疗卫生机构职能

根据国务院办公厅2015年下发的《全国医疗卫生服务体系规划纲要（2015—2020年）》（国办发〔2015〕14号）文件，基层医疗卫生机构的基本职能被确定为：提供预防、保健、健康教育、计划生育等基本公共卫生服务和常见病、多发病的诊疗服务以及部分疾病的康复、护理服务，向医院转诊超出自身服务能力的常见病、多发病及危急和疑难重症病人。乡镇卫生院和社区卫生服务中心负责提供基本公共卫生服务，以及常见病、多发病的诊疗、护理、康复等综合服务，并受县级卫生计生行政部门委托，承担辖区内的公共卫生管理工作，负责对村卫生室、社区卫生服务站的综合管理、技术指导和乡村医生的培训等。乡镇卫生院分为中心乡镇卫生院和一般乡镇卫生院，中心乡镇卫生院除具备一般乡镇卫生院的服务功能外，还应开展普通常见手术等，着重强化医疗服务能力，并承担对周边区域内一般乡镇卫生院的技术指导工作。村卫生室、社区卫生服务站分别在乡镇卫生院和社区卫生服务中心的统一管理和指导下，承担行政村、居委会范围内人群的基本公共卫生服务和普通常见病、多发病的初级诊治、康复等工作。单位内部的医务室和门诊部等基层医疗卫生机构负责本单位或本功能社区的基本公共卫生和基本医疗服务。其他门诊部、诊所等基层医疗卫生机构根据居民健康需求，提供相关医疗卫生服务。政府可以通过购买服务的方式对其提供的服务予以补助。到2020年，每千常住人口基层卫生人员数达到3.5人以上，在我国初步建立起充满生机和活力的全科医生制度，基本形成统一规范的全科医生培养模式和"首诊在基层"的服务模式，全科医生与城乡居民基本建立比较稳定的服务关系，基本实现城乡每万名居民有2~3名合格的全科医生，全科医生服务水平全面提高，基本适应人民群众基本医疗卫生服务需求。原则上按照每千服务人口不少于1名的标准配备乡村医生。每所村卫生室至少有1名乡村医生执业。

根据国家卫生健康委员会办公厅印发的《社区卫生服务中心服务能力评价指南（2019年版）》《乡镇卫生院服务能力评价指南（2019年版）》，社区卫生服务中心和乡镇卫生院是公益性、综合性的基层医疗卫生机构，承担着常见病和多发病诊疗、基本公共卫生服务和健康管理等功能任务，是城乡医疗卫生服务体系的基础。具体功能包括：（1）提供基本医疗服务，开展全科、中医等科目的门诊服务和检验检查服务，同时开展急诊急救等服务，能对常见的急危重症患者作出初步诊断和急救处理；（2）提供预防保健服务，开展含健康教育、预防接种、传染病及突发公共卫生事件报告和处理、卫生计生监督协管等预防保健服务；（3）提供综合性、连续性的健康管理服务，对辖区内常住居民尤其是65岁及以上老年人、高血压及Ⅱ型糖尿病等慢性疾病患者、0~6岁儿童、孕产妇、严重精神障碍患者、肺结核患者等重点人群的健康危险因素进行全方位且连续的管理过程，达到维护或促进健康的目的。

社区卫生服务中心和乡镇卫生院的主要职责包括：提供预防、保健、健康教育、计划生育等基本公共卫生服务和常见病、多发病的诊疗服务以及部分疾病的康复、护理服务，向医院转诊超出自身服务能力的常见病、多发病及危急和疑难重症病人，并受区县级卫生健康行政部门委托，承担辖区内的公共卫生管理工作，负责对社区卫生服务站的综合管理、技术指导等工作。社区卫生服务中心具体工作任务有以下几类：(1)提供当地居民常见病、多发病的门诊服务，常见病、多发病是指社区常见的以内科、外科、妇科、儿科等为主的、经常发生的、出现频率较高的疾病。(2)提供适宜技术，安全使用设备和药品，提供常见病、多发病的规范诊疗，能规范提供中药饮片、针刺、艾灸、刮痧、拔罐、中医微创、推拿、敷熨熏浴、骨伤、肛肠、其他类等项目中的6类中医药技术方法，能提供辖区居民需要的、与基层医疗卫生机构技术能力相适应的、安全、有效的非限制类医疗技术服务，同时提供与基本功能相匹配的药品和设备。(3)提供中医药服务，以中医药理论为指导，运用中医药技术方法，辨证施治内科、外科、妇科、儿科常见病、多发病，并能提供中医药预防、保健服务。(4)提供基本公共卫生服务及有关重大公共卫生服务，按照基本公共卫生服务规范，提供国家基本公共卫生服务和有关重大公共卫生服务。(5)提供计划生育技术服务，为育龄期妇女提供生殖健康服务，开展相关的健康教育，做好就诊指导，做好国家免费避孕药具管理和发放。(6)提供转诊服务、接收转诊病人，对无法确诊及危重的病人转诊到上级医院进行诊治；接收上级医院下转的康复期病人，鉴别可疑传染性患者并转诊到定点医疗机构进行诊断治疗。(7)提供一定的急诊急救服务，能够在社区卫生服务机构进行心肺复苏、止血包扎、躯干及肢体固定等急诊急救服务。(8)负责社区卫生服务站业务和技术管理。(9)提供住院服务，提供常见病、多发病的住院诊疗服务。(10)提供康复服务，能对康复患者进行功能评估并制订康复治疗计划，提供康复治疗服务。(11)提供居家护理服务，护理人员深入居民家庭，为行动不便等适合在家庭条件下进行医疗护理的居民提供相应的护理服务。(12)提供家庭病床服务，对需要连续治疗，但因本人生活不能自理或者行动不便且符合相关要求的，由社区卫生服务机构在其家中设立病床，并提供定期查床、治疗、护理等服务，同时在特定病历上记录服务过程。

为确保各项职能履行工作顺利开展，社区卫生服务中心需开设全科诊室、中医诊室、康复治疗室、抢救室、预检分诊室(台)、口腔科、康复科、中医综合服务区等临床科室，并配备药房、检验科、放射科、B超室、心电图室、健康信息管理室、消毒供应室等医技科室及其他科室，为临床科室和公共卫生服务的开展提供技术支持。同时为保证公共卫生工作的落实，还需开设预防接种室、预防接种留观室、儿童保健室、妇女保健(计划生育指导)室、健康教育室等公共卫生科或预防保健科。

二、基层医疗卫生机构整体发展概况

基层医疗卫生机构是医疗卫生服务体系的基础，承载着为城乡居民提供基本医疗服务和公共卫生服务的重要职责。因制度体制等原因，我国基层医疗卫生机构曾经历了长达20年左右的萎缩期，出现卫生技术人员大量外流，基层医疗卫生机构卫生服务能力明显下降的现象。为解决医疗卫生领域存在的现实问题，2010年，中共中央政治局常委、国务院副总理、国务院深化医药卫生体制改革领导小组组长李克强在全国深化医药卫生体制改革工作会议暨省部级领导干部深化医药卫生体制改革专题研讨班结业式上指出：要认真贯彻落实党中央、国务院关于深化医药卫生体制改革的决策部署，坚定信心，攻坚克难，突出工作重心，着力"保基本、强基层、建机制"的基层医疗卫生改革宗旨，确保医疗体制改革任务的完成。自此基层医疗卫生机构成为新一轮医药卫生体制改革五项重点改革内容的重要构成，同时基层医疗卫生机构也成为政府政策和资金关注的重点。从近几年《中国卫生和计划生育统计年鉴》《中国卫生健康统计年鉴》的统计数据中不难发现，中央和各级地方政府高度关注基层医疗卫生的建设，持续加大对基层卫生的投入，把更多的财力、物力投向基层，把更多的人才、技术引向基层，切实增强基层的服务能力；加大城乡基层医疗卫生机构改造和建设力度，加快推进以培养全科医生为重点的基层医疗卫生队伍建设，使我国基层医疗卫生再次迎来新的发展高潮。

（一）基层卫生技术人员整体分布

全国基层医疗卫生机构卫生技术人员由 2012 年 205.18 万人迅猛增加到 2017 年 250.52 万人，增幅为 22.10%；其中，职业医师增幅与基本卫生技术人员总数增幅基本一致，注册护士增幅则大大高于执业医师增幅，高达 45.63%。从地区来看，东部和西部基层医疗卫生机构卫生技术人员增幅最为明显，分别为 24.57% 和 25.91%；中部地区增幅最小，仅为 15.04%。从人数增长的绝对数字来看，也是东部、西部增加最多，分别达 21.81 万人、14.35 万人，中部卫生技术人员增加为 9.18 万人。专业技术人员结构方面，注册护士增加人数、比例都远高于执业医师；5 年间，东部地区注册护士增长 11.16 万人，增幅 47.69%；西部护士增长 5.08 万人，增幅为 56.08%。执业医师方面，东部改善仍最为显著，不过中部增长的情况要好于西部，三地区执业医师 5 年分别增加 8.57 万人、3.71 万人和 2.63 万人，增幅分别为 28.02%、19.79% 和 15.00%。各年全国及东中西部卫生技术人员人数及结构详见表 6-1、表 6-2。如果将基层医疗卫生机构卫生技术人员发展状况与同期医院相比，可以发现无论是人数和增幅还是存在一定差距。5 年间，全国医院卫生技术人员由 2012 年 405.76 万人增加到 2017 年 578.47 万人，增幅达 42.56%；其中执业医师由 2012 年 129.71 万人增加到 2017 年 180.38 万人，增幅达 39.06%；注册护士由 2012 年 183.02 万人增加到 2017 年 282.24 万人，增幅达 54.21%。

表 6-1　全国基层医疗卫生机构卫生技术人员人数　（单位：万人）

年份	卫生技术人员	执业医师	注册护士
2012	205.18	66.87	52.82
2013	213.76	69.61	57.66
2014	217.68	70.48	60.39
2015	225.77	73.19	64.66
2016	235.44	76.49	69.58
2017	250.52	81.77	76.92
累积增幅	22.10%	22.28%	45.63%

数据来源：《中国卫生和计划生育统计年鉴》《中国卫生健康统计年鉴》。

表 6-2　东中西部基层卫生技术人员人数　（单位：万人）

年份	卫生技术人员			执业医师			注册护士		
	东部	中部	西部	东部	中部	西部	东部	中部	西部
2012	88.77	61.03	55.38	30.58	18.75	17.53	23.40	15.60	13.82
2013	93.77	62.13	57.86	32.74	19.06	17.82	26.30	16.33	15.03
2014	94.42	63.62	59.64	33.01	19.55	17.91	26.93	17.28	16.18
2015	98.06	65.57	62.14	34.47	20.39	18.33	28.72	18.37	17.58
2016	102.7	67.52	65.23	36.11	21.28	19.08	31.04	19.31	19.23
2017	110.58	70.21	69.73	39.15	22.46	20.16	34.56	20.68	21.67
累积增幅	24.57%	15.04%	25.91%	28.02%	19.79%	15.00%	47.69%	32.56%	56.80%

数据来源：《中国卫生和计划生育统计年鉴》《中国卫生健康统计年鉴》。

城乡比较来看，全国及各地区社区卫生服务机构的卫生技术人员按地理面积分布均高于乡镇卫生院。全国的城乡分布差距仍然存在，而且从卫生技术人员增加比率来看，差距并没有缩小的趋势，各年城乡卫生技术人员人数及结构详见表 6-3。

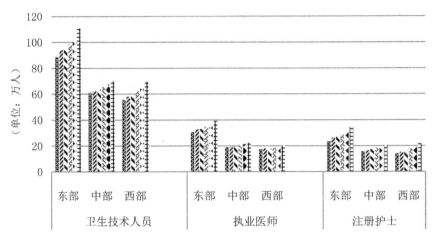

图 6-1 东中西部基层卫生技术人员人数

表 6-3 城乡卫生技术人员人数 （单位：万人）

年份	卫生技术人员		执业医师		注册护士	
	城市	农村	城市	农村	城市	农村
2012	60. 71	144. 46	26. 37	40. 50	19. 66	33. 16
2013	64. 91	148. 86	28. 00	41. 61	21. 42	36. 24
2014	67. 52	150. 16	29. 13	41. 35	22. 79	37. 60
2015	72. 08	153. 69	31. 01	42. 17	24. 79	39. 87
2016	77. 22	158. 22	33. 17	43. 32	27. 19	42. 39
2017	85. 31	165. 21	36. 36	45. 40	30. 96	45. 96
累积增幅	40. 52%	14. 36%	37. 88%	12. 10%	57. 48%	38. 60%

数据来源：《中国卫生和计划生育统计年鉴》《中国卫生健康统计年鉴》。

（二）基层医疗卫生机构卫生设施状况

5 年间全国基层医疗卫生机构卫生设施状况也得到持续的改善，病床数由 2012 年 132.43 万张增加到 2017 年 152.85 万张，增幅达 15.42%；业务用房面积由 2012 年 7879.55 万平方米增加到 2017 年 10203.68 万平方米，增幅达 29.50%；单值 50 万元以上设备由 2012 年 0.65 万台增加到 2017 年 1.58 万台，增幅在各项卫生设施中最高，达 143.08%；单值 50 万元以下设备由 2012 年 43.13 万台增加到 2017 年 69.83 万台，增幅在各项卫生设施中也属比较高的，达 61.91%。各年基层医疗卫生机构卫生设施状况详见表 6-4。

表 6-4　全国基层医疗卫生机构固定资产状况

年份	床位数 （单位：万张）	业务用房 （单位：万平方米）	50 万元以上 设备(万台)	50 万元以下 设备(万台)
2012	132.43	7879.55	0.65	43.13
2013	134.99	8704.58	0.78	47.22
2014	138.12	9016.21	0.92	52.06
2015	141.38	9383.53	1.09	56.54
2016	144.19	9773.03	1.32	62.28
2017	152.85	10203.68	1.58	69.83
累积增幅	15.42%	29.50%	143.08%	61.91%

数据来源：《中国卫生和计划生育统计年鉴》《中国卫生健康统计年鉴》。

卫生设施城乡横向比较，5 年间我国农村硬件条件改善程度要好于城市。这从床位数增长情况可窥一斑。城市病床数从 2012 年 20.32 万张，增加到 2017 年 21.84 万张，增幅仅为 7.48%；而同期，我国农村病床数从 2012 年 109.93 万张，增加到 2017 年 136.36 万张，增幅仅为 24.04%。城乡各年病床数变动情况详见图 6-2。

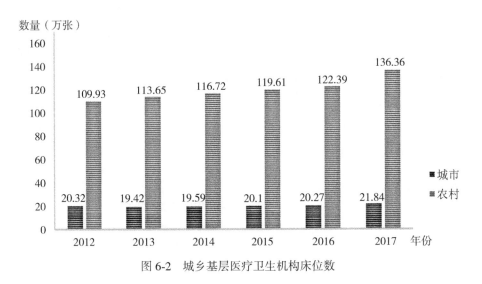

图 6-2　城乡基层医疗卫生机构床位数

（三）基层医疗卫生机构产出情况

2012—2017 年五年间，全国基层医疗卫生机构诊疗人次逐年递增，其中 2012—2013 年增幅最大，诊疗人次从 41.09 亿人增加到 43.24 亿人，增幅达 5.23%；之后增幅趋缓，4 年增幅仅为 2.42%；诊疗人次五年累积增加 7.79%。基层医疗卫生机构入院人数总体先抑后扬，入院人数 2012—2013 年出现小幅增长，人数从 4253.9 万人增加到 4300.7 万人，增幅为 1.10%；2013 年后入院人数连续两年下跌，至 2015 年人数降至 4036.6 万人，跌幅为 6.14%；之后入院人数又呈现上升趋势，至 2017 年达到最高，人数为 4450 万人，五年入院人数累积增幅 4.61%。各年诊疗人次、入院人数详见图 6-3。

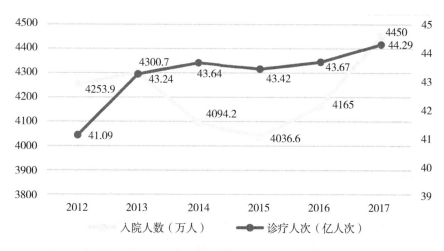

图 6-3　全国基层医疗卫生机构诊疗人次及入院数量

(四)基层医疗卫生机构现状整体评价

1. 基层医疗卫生机构卫生技术人员得到加强

随着新一轮医药卫生体制改革的持续推进，国家对基层医疗卫生机构卫生技术人员的重视程度加强，采取了各种措施加强基层医疗卫生机构的卫生人才队伍建设，包括招聘乡镇卫生院执业医师 2 万多人，安排 3 万多名基层在岗人员开展全科医生轮岗培训，为乡镇卫生院、城市社区卫生服务机构分别开展培训约 157 万人次和 88 万人次。各项政策的实施在提高基层医务人员的素质和服务水平的同时，也提高了基层医疗卫生机构卫生技术人员的配置水平。从统计发布的数据来看，我国基层医疗卫生机构卫生技术人员整体呈上升趋势。五年间，各类卫生技术人员总共增加了22.10%，其中，执业医师增加了 22.28%，注册护士增加了 45.63%。医疗卫生服务的可及性无疑事关医疗服务的公平性、健康权的实现和居民的健康状况。基层医疗卫生机构卫生技术人员数量得以加强，人员结构得以优化，这对于卫生服务的可及性和居民健康的维护必然具有积极作用。

2. 城乡基层卫生技术人员差距仍在扩大

虽然基层医疗卫生机构卫生技术人员总体配置呈现上升趋势，但城乡差距仍然存在，城市社区卫生服务机构无论是人员结构还是卫生技术人员相对涨幅均高于乡镇卫生院，且城乡人员结构上的差距还有扩大趋势。如基层机构中城市执业医师五年累积增幅高达37.88%，而乡镇执业医师增幅仅为12.10%。如果以单位面积内医务人员拥有数量来考察，该项指标的城乡差距还在继续扩大，城乡每平方公里执业医师差异从2012年的12.53倍扩大到2017年的16.72倍。护士在基层也肩负了重要的职责，许多基层的公共卫生工作就是由护士承担的。2012—2017年城乡注册护士队伍都得以快速发展，但城市增幅仍远高于农村。注册护士城市五年累积增幅为57.48%，农村同期增幅仅为38.60%，城乡分布绝对数差距由2012年的15.09倍扩大到2017年的15.01倍。上述结果表明，城市在基层医疗卫生机构卫生技术人员资源配置改善过程中，相对取得更大的改进，这可能是因为相对于农村基层医疗卫生城市拥有更优厚的地缘、经济和政策优势。首先，城市的工作生活环境更优，更易吸引专业技术人员；其次，城市经济发展状况普遍好于农村，同在基层医疗卫生机构工作，城市收入会高于农村；最后，城市对医疗卫生发展重视程度更高，经济基础又好于农村，有关的政策就更易落实。农村基层医疗卫生机构承担着为农村地区基本医疗服务和卫生服务的重要职责，其职能履行状况对扭转农村居民"驱高就诊"，实现分级诊疗的目标，以及提高基础医疗服务的可及性具有决定性作用。卫生技术人员是农村基层医疗卫生机构职责履行和作用发挥的根本保障和前提条件，在以提高医疗卫生服务公平性、可及性，缓解"看病难、看病贵"为宗旨的医药卫生体制改革如火如荼开展的大环境下，继续加强农村基层医疗卫生机构卫生技术人员配置具有极强的紧迫性和必要性。

3. 西部卫生技术人员发展最快

从我国东、中、西部各地区横向比较来看，西部地区城乡基层医疗卫生机构卫生技术人员增幅最大，其注册护士增幅最高，5 年累积已达 56.80%，已经超过东、中部地区的增幅，显示出政府对西部地区基层医疗卫生机构卫生技术人员配置的重视程度高，各种卫生人才培养项目以及对口支援项目等为西部地区培养了大批卫生技术人才，尤其是护理人员新增力量多，提高了西部地区卫生技术人员的配置水平。这也说明近年我国在医疗卫生政策上高度注重公平性，已在基础相对薄弱的西部地区投入了大量的资源。但西部地区与其他地区相比仍然存在不足，即卫生技术人员配置的绝对数，尤其是执业医师数明显低于其他地区，执业医师五年累积新增 2.63 万人，增幅仅为 15.00%；同期东部地区职业医师增加 8.57 万人，增幅为 28.02%，中部地区职业医师增加 3.71 万人，增幅为 19.79%。医师应是提供各类医疗卫生服务最关键的要素，是卫生技术人员中最重要的组成。而西部地区执业医师改进程度却落后于我国其他地区，尤其是落后于东部地区发展速度。当然，西部地区地广人稀，其地理特点决定了其卫生技术人员的地域分布自然处于最低水平，但有研究显示，由于历史及自然环境因素，西部地区的各项卫生资源，尤其是卫生技术人员配置明显低于其他地区。这就提示政府还应进一步加大西部地区的卫生技术人员配置，尤其是关注技术含量相对较高的各类医师人员配置，提高农村地区居民的卫生服务利用的可及性。

4. 护士增幅最快，医护比例不尽合理

各类卫生技术人员中，注册护士新增人数最多，增加幅度也最大，这可能与护理人才培养时间相对较短、人才培养起点相对较低有关。目前，我国护理人才培养的起点多为大专，学制 3 年，学生毕业后就可进入临床工作。而医生则至少是本科起点，学制五年，学生毕业后还要经过至少 3 年的住院医师规范化培训才能独立开展各种临床业务工作。不难看出，医生是各类卫生技术人员中培养成本最高的。由于医生培养时间长、成本高，执业医师本人也必定因更高的人力资源形成成本而对薪资回报和工作条件有更高的要求，基层医疗卫生机构在这些方面暂时和城市医院有较大

差距。因此，卫生技术人员结构中，医生的引进要比其他各类人员有更大的难度。国家卫计委规定我国医护比应达 1∶2，[①]"十三五"卫生与健康规划提出到 2020 年，医护比要达到 1∶1.25。[②] 但本研究的测算结果显示，我国基层医疗卫生机构医护比倒置问题仍十分严重。尤其是东部和中部地区，执业医师人数都高于注册护士人数。新一轮医药卫生体制改革开展后，我国基层医疗卫生机构注册护士呈现较快的增长速度，增幅达45.63%。政府须继续积极宣传护理工作在医疗卫生中的作用，对社会全面发展所起的作用，宣传护理事业改革发展中取得的成效和涌现的先进典型，吸引更多的青年加入护理队伍，推进护理产业健康发展。

5. 基层医疗卫生机构卫生技术人员相对缺乏

基层医疗卫生机构卫生技术专业人才匮乏、服务能力总体不足的局面仍然存在，比如乡镇卫生院人员配备达标率仍然不高，放射技师尤其缺乏。从区域上看，近年来东部人才引进相对要快于西部和中部地区，但鉴于东部人口基数远高于西部和中部，因此专业技术人员缺乏的困境仍比较突出。城市社区卫生服务中心人员配备率只有在北京、上海、广州、深圳、南京等经济发达区域情况较好，基本达到国家相关规定。其他地区，特别是经济发展相对滞后地区短缺现象仍比较突出。由于人员紧张，部分基层医疗卫生机构无力安排医务人员参加进修或接受再教育，医务人员知识更新速度较慢，人员结构"三低"，即低学历、低职称、低技术的现象转变困难，这严重制约了基层医疗卫生机构服务能力提升。与此同时，基层医疗卫生机构在人力资源极为有限的情况下，还面临人才流失的困境。当前县区二级医院由于得到国家政策支持，以及居民医疗服务需求随经济收入增加而较快增长，它们的发展速度很快，办院规模近几年来一直呈现持

---

①　金有欣，朴杰，杨立斌，等. 黑龙江省医疗卫生机构医护人员的配置及培养状况研究[J]. 中华医学教育探索杂志，2017，16(3)：242-246.

②　吴筝，夏莉莉，高一欣，等. 基于马尔科夫修正的江苏省医护比灰色预测研究[J]. 中国卫生统计，2020，37(1)：33-36.

续扩张趋势，由此对基层形成一定的优秀人才"虹吸"现象。在一些地方乡镇卫生院，优秀的医生、技师等各类专业技术人员被借调、临时选派到上级医疗机构的现象比较常见，主要是各类县医院抽调基层骨干。由于担心人才流失，基层医疗卫生机构不愿派送有发展潜力和前途的青年专业技术人员到二、三级医院进修培养，青年专业人员看不到发展前景，也就更不愿选择基层医疗卫生机构为服务对象，由此形成"发展前景不明—招聘困难—不愿委派进修—留人困难"的怪圈。

6. 基层医疗卫生机构服务能力相对较低

基层医疗卫生机构占我国医疗卫生机构数量的90%以上，但当前基层医疗卫生机构的医疗服务能力尚且不高，这主要体现在两个方面：一是基础条件差，主要的医疗卫生资源集中在医院。基层医疗卫生机构的执业医师数占比仅为全国执业医师总人数三成多，床位数、业务用房面积占比不足25%，设备数占比最低，不足15%。二是服务产出少，对患者吸引力低。2017年基层医疗卫生机构的诊疗人次为44.29亿人次，仅占全国诊疗人次81.83亿人次的54.12%。，入院人数为4450万人，占全国入院总人数24435.88万人的18.21%。此外，基层医疗卫生机构的医疗服务相对能力也不容乐观。基层医疗卫生机构的基础硬件资产不足医院的50%，设备数不足医院的15%。健康是人得以顺利开展生产活动的基础，因而当人们患病时，必然会倾向于获取优质的医疗服务，尽可能用最短的时间，最大限度地恢复健康。在这种情况下，医疗卫生机构的服务能力就成为患者选择就诊机构的重要因素。基层医疗卫生机构自身能力不足，是对患者吸引力不强的主要原因之一，而基层医疗卫生机构相对能力的不足，则进一步加深了基层医疗卫生机构在居民心中服务能力不足的印象，降低了居民对基层医疗卫生机构的信任，且随着社会经济的发展，交通、通信条件的改善，居民优质医疗服务可及性的提高，基层医疗卫生机构不太被居民接受的现象会更加恶化。

7. 基层医疗卫生机构的服务能力持续发展

从时间变化上来看，基层医疗卫生机构自身的基础条件在不断改善，而且逐年都得到不同程度的改善。尤其是医疗设备数量，单价50万元的设备五年内增加了143.08%。服务产出也在不断增加，虽然入院人数增幅相对较小，不过自2015年入院人数跌至近年最低点后，2016年、2017年连续两年的入院人数复合增长率达5.13%，增幅还是比较大的。而且同期门急诊量和业务收入也在不断升高。基层医疗卫生机构基础条件的改善，一方面与机构的自我发展有关，随着社会经济发展和人群健康意识的增强，基层医疗卫生机构自身在发展理念和方式上有一定的调整；另一方面则与政府的经济以及政策支持密切相关。统计年鉴显示，基层医疗卫生机构的财政收入从2012年的901.54亿元增长到了2017年的1784.42亿元，年增长率高达97.93%。另外，政府也出台了一系列的政策文件来促进基层医疗卫生机构的发展，如《关于印发县医院、县中医院、中心乡镇卫生院、村卫生室和社区卫生服务中心等5个基层医疗卫生机构建设指导意见的通知》(卫办规财发〔2009〕98号)、《国务院办公厅关于进一步加强乡村医生队伍建设的实施意见》(国办发〔2015〕13号)、《社区服务体系建设规划(2011—2015年)》(国办发〔2011〕61号)、《关于清理化解基层医疗卫生机构债务意见》(国办发〔2011〕32号)，2013年的《国务院办公厅关于巩固完善基本药物制度和基层运行新机制的意见》(国办发〔2013〕14号)、2013年下发的《进一步完善乡村医生养老政策 提高乡村医生待遇的通知》(国卫基层发〔2013〕14号)、2015年下发的《关于进一步规范社区卫生服务管理和提升服务质量的指导意见》(国办发〔2015〕70号)、2018年的《关于印发全国基层医疗卫生机构信息化建设标准与规范(试行)的通知》(国卫规划函〔2019〕87号)，等等。

8. 基层医疗卫生机构与医院的服务能力差距仍在扩大

尽管基层医疗卫生机构自身的医疗服务能力呈不断提高的趋势，但其相对能力却有持续下降的态势，即随着时间的变化，基层医疗卫生机构的基础条件和服务产出在不断改善，但医院也在迅速发展，且发展速度要远远快于基层医疗卫生机构。这样的趋势也说明，医疗资源在医院集中的态势并没有随着政府对基层医疗卫生机构投入的增加而彻底得到改变，而是随着时间的推进越来越严重，甚至没有改善的迹象。此外，不仅执业医师等优质医疗资源越来越集中在医院，50万元以下医疗设备等一般医疗资源也越来越集中在医院，不仅住院等疾病严重程度较高的医疗服务利用越来越集中于医院，门诊等疾病严重程度较轻的医疗服务利用也越来越集中于医院。基层医疗卫生机构的绝对服务能力是否能够满足居民一般诊疗需求暂搁置一边，但通过对比可以明确的是，基层医疗卫生机构的相对服务能力令人担忧，与医院的差距仍然很大。这种不断扩大的能力差距可能是基层医疗卫生机构病源流失的根本原因：一方面，具备较强服务能力的医院，更能满足人群在服务质量和内容上日益增长的需求，更易被患者选择，而尽管能力在增强，但未能适应人群需求变化的基层医疗卫生机构，则更易被患者忽视；另一方面，医院服务能力的增强，为居民服务需求的升高提供了空间，更能引导居民需求变化的方向，而与医院差距越来越大的基层医疗卫生机构，则很难起到引导作用，也不易适应基于医院服务能力而产生的服务需求变化。

三、基层医疗卫生机构现状实证研究

根据公开的统计年鉴可以了解全国基层医疗卫生机构运行的宏观数据，但通常对特定具体基层实际运行的状况是难以深入探查的，比如基层医疗卫生机构具体开展的医疗卫生服务项目、管理运行机制、资产结构状况等。因此，本书在基于宏观分析的基础上，深入到基层医疗卫生机构中做实证调查研究，由于受研究经费的限制，笔者仅对湖北省襄阳地区乡镇卫生院开展了调查研究。乡镇卫生院是县、乡、村三级农村医疗卫生体系的枢纽，是满足广大农村居民就医需求，实现"人人享有最基本医疗服务"

目标的重要保障。自 2009 年新一轮医药卫生体制改革以来,中央及各级政府愈发重视农村基层医疗卫生服务事业的发展,不断提高乡镇卫生院财政投入,其基础设施条件和整体服务能力都得到一定的提升,新的服务模式和功能内涵基本形成。在这一时期,我国整体经济、农村居民生活水平也取得了长足的发展,居民医疗服务需求进一步增强,乡镇卫生院服务提供能力是否能满足农村居民需求,已经成为学界和政府共同关注的热点课题。国内外学者在这一方面开展的研究多以区域或某个卫生院一年的医疗卫生服务产出数量、拥有的硬件设备数量、人员结构等横断面指标为依据,没有将不同技术水平的住院、门诊医疗服务、公共卫生服务等加以区分,缺乏对服务提供结构和变化的分析;在进行医疗服务绩效分析的同时,没有综合考虑基层医疗卫生机构管理机制和财务状况等方面的情况,很难反映乡镇卫生院在区域卫生服务体系中的地位和发展状况。本研究主要通过收集技术难度大、复杂程度高的住院病例数据和襄阳市统计年鉴等时间序列数据,以及乡镇卫生院财务状况、人事管理制度等相关资料,综合分析乡镇卫生院医疗服务提供能力结构动态变化趋势,以及管理运行中存在的问题,为乡镇卫生院的发展提供建议和参考。

(一)资料来源与方法

1. 资料来源

采用分层随机抽样的方法在襄阳市三个行政区 19 个乡镇,选取 10 个乡镇卫生院为研究对象。由于调查数据涉及乡镇卫生院财务数据,故具体调查对象名称全省略。此外,由于基层医疗卫生院管理水平参差不齐,可收集的历史数据年限不一,故财务数据、临床产出数据主要为 2013 年、2015—2017 年。参照原湖北省卫生厅制定的《湖北省基层医疗卫生服务体系达标验收标准》,调查设备设施配置情况;收集 2013—2017 年住院病人数据,主要内容包括:性别、年龄、诊断名称、住院时间等;同时采用关键人物访谈法,向乡镇卫生院院长、科室负责人了解卫生院运行情况。区域卫生院总体床位数、卫生工作人员数等宏观数据则来源于同期襄阳市统计年鉴。

2. 研究方法

（1）文献分析法：收集中国知网、万方数据库等国内外有关基层医疗卫生机构管理运行、绩效产出等各种运行状况文献资料，以及国家、省和地方相关政策文件，明晰相关概念，搭建研究框架，同时在文献分析的基础上，设计调查问卷。

（2）现场调查法：利用自行设计的《基层医疗卫生机构调查表》和《基层医疗卫生卫生人力资源调查表》，对所研究的乡镇卫生院进行现场调查，收集该卫生院各项财务报表，收集资产负债表、收入支出总表、收支明细表、现金流量表、财政补助收支情况表、人事管理管理制度以及相关医疗服务、基本公共卫生服务相关指标。以上各调查工具详见附录。

（3）关键人物访谈法：以卫生院领导和核心员工、医疗卫生行政主管部门领导为访谈对象，调查了解乡镇卫生院在实际运行中的各种情况。

（4）疾病诊断相关组合法：本研究在疾病分类上，既沿用传统临床医学专业按科室划分的方法，也借鉴了美国诊断相关组合（diagnosis related groups，DRGs）中依从解剖和诊疗手段的分类原则，以凸显基层卫生院诊疗中的常见病、地方病和卫生院诊疗特色。疾病共分呼吸系统疾病、循环及内分泌系统疾病、妇产科疾病、骨骼肌肉系统疾病、消化系统疾病、普通外科疾病、五官科疾病、儿科疾病八大类；另设术后诊疗这一特有类别，以反映上级医院术后转诊情况。

（二）文献回顾

1. 基层医疗卫生机构财务管理

我国公立医疗机构财务管理研究起步较晚。在计划经济时代，医疗机构财务管理极为简单，基本属于收付实现制管理；改革开放后，1999 年国家财政部、原卫生部才颁布《医院财务制度》和《医院会计制度》，第一次明确指出要求医院实行成本核算、医药分别核算、建立修购基金制度等。值得一提的是，2011年之前没有专门针对基层医疗卫生机构的财务、会计制度，只是提议基层医疗卫生机构参照二级医院财会制度执行。2011年7月颁布了《基层医疗卫生机构财务制度》之后，才使得基层卫生院财务管理有了标准，财务分析也才被基层卫生院重视。

基层医疗卫生机构财务管理目前主要存在以下问题：预算意识不强，执行不力，大多数流于形式，预算执行主观随意性强，预算管理机制还很不完善，预算管理效益远没有发挥出来；重视事后会计核算功能，却忽视事前预算向导与事中成本控制，缺乏过程监督，基层医疗卫生机构通常局限于收支两条线的核算模式，造成运营成本居高不下；基础会计工作薄弱；重视有形资产的管理，而严重忽略了无形资产的管理；审计监督机制不健全；医院财务管理缺乏数据支撑，数据整合、分析能力弱；医院财务管理人员综合素质及专业素质均有待提高。

杜邦分析法是最常用的财务评价法，但它以营利为目的，以经济利益为中心，分析各指标间的联系，因此不太适于非营利性组织的财务分析。对公立医疗机构的财务分析多借鉴沃尔评价法的思想，根据财务管理理论和医疗机构运营的特点，构建二级财务评价体系，赋予不同财务指标不同的权重，最后加总不同指标得分，得到财务运行综合得分。运用该方法，马桂峰(2014)曾以山东省30家乡镇卫生院为研究对象，分析基本药物制度实施对基层医疗机构财务收支的影响，发现年总收入和总支出均呈降低趋势。[①] 周莲姿(2015)运用德尔菲法、层次分析法构建包含5个一级财务指标、20个二级指标的医院财务运行综合评分体系，以60%置信区间为界，划分各财务指标运行合理区间范围，系统评价四川省18所公立医院2003—2013年十年财务运行状况，确定了四川省公立医院财务综合评价指

---

① 马桂峰，马安宁，王培承，等. 基本药物制度对乡镇卫生院财务收支影响的研究[J]. 中国卫生经济，2014，33(11)：34-37.

标标准。①

2. 医疗机构运行效率评价

评价决策单位的绩效和效率的计量工具较多，包括：Malmquist 指数法、全要素生产率（total factor productivity，TFP）、随机前沿分析（stochastic frontier approach，SFA）和数据包络分析（data envelopment analysis，DEA）等，其中随机前沿分析和数据包络分析在最近的研究中最常用也最有效。而在医疗卫生行业，由于医疗卫生服务的提供具有较强的专业性、技术性和信息不对称性，并且具有多投入和多产出的特点，因此对医院效率的评价经常使用的是比率分析法、数据包络分析。比率分析方法相对简单，常用的比率指标有单位员工年均门诊人次、单位员工年均出院人次、床位周转率、床位使用率、平均住院天数、百元医疗收入耗用成本等。基层医疗卫生机构除提供基本医疗服务外，还是公共卫生服务的主要提供者。公共卫生服务不同项目间差异加大，不可直接相加汇总工作量，往往将不同服务折算成一定的"标准当量"后，再汇总相加核算工作量。数据包络分析可以把多种投入和多种产出转化为效率比率的分子和分母，进行同类型决策单元的效率评价。其无需预先估计参数，评价结果不受指标计量单位的影响，能够避免主观因素影响等特点，因此它越来越多地应用于医院的评价，特别是卫生经济领域的科学研究。但是它的计算过程比较复杂，对其推广应用也造成了一定难度。

3. 基层医疗卫生机构运行状况

基层医疗卫生机构是我国医疗体系中的薄弱环节，现存问题主要有：

（1）硬件条件上很多地区存在建设落后、设备陈旧的现象，突出表现为业务用房不达标，基础设备配置率不高。

---

① 周莲姿，潘敏，郭文博，等. 公立医院财务指标体系与评价标准的实证研究[J]. 中国卫生经济，2015，4(9)：74-76.

(2)人员素质低：人员文化程度低、专业职称低，2017年全国基层医疗卫生机构有执业医师和助理执业医师约382万，其中具有大学本科及以上学历的仅占29.50%，具有高级专业技术资格的仅占4.2%。①

(3)人才流失现象严重，基层医务人员工资待遇低、社会地位低，加上工作条件艰苦，而且近年县级医院的发展从农村基层医疗卫生机构抽走了大量的基层医务人员，使得基层人员结构不合理的现象雪上加霜。

(4)现有卫生政策不能有效激励人员的积极性，主要是收支两条线，造成看多看少一个样，再加上有繁重的公共卫生任务，使得基层医疗卫生机构管理者有轻视基本医疗服务提供的想法，一些地区基本医疗服务项目开展率不足50%。

(5)由于人手不足，致使在职培训难以有效开展。问题在不同地区表现程度不一，经济发展地区要好于欠发达地区。

经过十余年的探索，相关研究已取得丰硕的成果，但在预算管理、基层医疗卫生机构财务管理等诸多方面还存在进一步提高的空间，部分热点议题还可以提出不同的看法。如已有研究多指出，各级医疗机构预算管理流于形式，但没有看到财政拨付往往占医院收入不大；医院的医疗业务收入受市场因素影响较深，有一定的不确定性；财政预算由中央、省市和区县三级组成，专项拨付时间上常难以契合等现实因素。故提出的策略建议并不能有效破解现实难题。基层医疗卫生机构财务状况与其运行效率之间的逻辑关系、背后的机制为何还鲜有探讨，研究成果值得期待。

(三)基层医疗卫生机构实证研究结果

1. 襄阳地区整体情况

襄阳市是湖北省辖地级市，湖北省政府确立的省域副中心城市，位于

---

① 祝嫦娥，陈昭蓉，周丹丹，等. 基层卫生人才队伍建设路径探索[J]. 医学与社会，2019，32(9)：24-28.

湖北省西北部，全市总面积 1.97 万平方公里，辖 3 区、3 县、3 市、3 开发区。襄阳市辖襄州、襄城、樊城三个行政区，共有 18 个镇、1 个乡，2017 年户籍人口 226.4 万；2017 年全市实现地区生产总值 4064.9 亿元，全市居民人均可支配收入 24030 元，增长 8.6%；其中，城镇常住居民人均可支配收入 31316 元，增长 8.8%；农村常住居民人均可支配收入 16005 元，增长 8.4%；人均年医疗服务支出 726.10 元。全市共有卫生机构 3731 个，其中，医院、卫生院 217 个，疾病控制中心（防疫站）8 个，妇幼保健院 8 个；卫生机构床位数 36507 张；卫生机构人员 44816 人，其中，卫生技术人员 39591 人，执业医师 13934 人，注册护师（士）15629 人。

2013—2017 年襄阳市乡镇卫生院病床数呈持续上升趋势，由最初的 7847 张增加到 9946 张，复合增长率达 6.69%，累计增幅达 26.75%；卫生院各类卫生工作人员数也持续上升，由 7432 人增加到 7962 人，复合增长率达 1.78%，累计增幅仅为 7.13%，增幅远小于病床数。根据《医院分级管理标准》，300 张床位以下的医疗卫生机构，床工比应在 1∶1.30~1.40，每床至少配备 0.88 名卫生技术人员。因此，按 2017 年襄阳市乡镇卫生院有 9946 张计算，卫生院应至少有职工 12930 人，其中卫生技术人员至少应有 8752 人，而实际单位病床对应的卫生工作人员数低于国家相应标准。各年统计数据详见表 6-5。截至 2017 年年底，全市农村每千人口拥有病床数

表 6-5　襄阳市乡镇卫生院床位与工作人员变动情况

年份	病床数		卫生工作人员		床工比
	数量	变动比率（%）	数量	变动比率（%）	
2013	7847	—	7432	—	0.95
2014	8028	2.31	7150	-3.79	0.89
2015	8530	6.25	7419	3.76	0.87
2016	9152	7.29	7745	4.39	0.85
2017	9946	8.68	7962	2.80	0.80

3.18 张、拥有执业(助理)医师 2.03 名、注册护士 2.38 名,此三项指标均高于全国农村平均水平。

2. 乡镇卫生院卫生设施配备情况

参照《湖北省基层医疗卫生服务体系达标验收标准》(以下简称验收标准),所调查的基层医疗卫生机构硬件设备设施基本都达到各项要求。床位数规模一般控制在 80~100 张之间;有一所乡镇卫生院由于和襄阳市一所三级甲等综合性医院组成紧密型医疗联合体,病床数于 2018 年下半年增至 150 张;调查对象中有 2 所卫生院固定资产暂不达标,不过它们正在改建和新建病房大楼,届时所有调查对象房屋建筑面积和建设用地指标即将全部达到核定标准。按验收标准,基层医疗卫生机构应配备 29 项主要医疗设备和 12 项推荐设备,29 项主要医疗设备基本配置品目无一家卫生院配置齐全,12 项推荐配置品目除交流稳压器外,其余配置齐全。主要设备未配置齐全的主要有:心脏除颤器、呼吸器/机、洗胃机、救护车、新生儿保温箱、胎儿吸引器和观片灯。根据关键人物访谈法得知,未配置的主要原因有:(1)地方财政没有拨专项资金购买,或只拨付部分资金需要当地自行配套一部分资金,但配套资金无法全额落实;(2)卫生院服务范围内居民前往襄阳市三级甲等医院就诊方便,如遇突发重症多直接前往市区就诊,特定设备使用很少,购买了反而徒增维护成本;(3)某些医疗服务项目不限就诊地,定额或定比报销,卫生院在这些服务项目提供上没有优势,故没有较强的配置动机。

3. 乡镇卫生院医疗服务提供情况

乡镇卫生院门诊人次逐年上升,调查对象 10 所乡镇卫生院(以下数据都为 10 所乡镇卫生院的合计数据)4 年共增加 42467 人次,增幅较大,每年平均递增 5.69%;出院病人人数整体平稳,4 年累计只增加 970 人,累计增幅仅 6.33%。各年数据详见表 6-6。

表 6-6　襄阳市乡镇卫生院门诊及出院人次/数

年份	门诊人次		出院人数	
	数量	变动比例	数量	变动比例
2013	622037	——	51117	——
2014	635570	2.18%	47683	−6.72%
2015	699123	10.00%	51050	7.06%
2016	718760	2.81%	55850	9.40%
2017	763593	6.24%	54350	−2.69%

从表 6-7 乡镇卫生院主要住院患者病种结构可知，乡镇卫生院提供的住院服务主要是高发常见各类呼吸系统疾病、循环系统疾病，两类疾病年住院服务提供人数平均为 2125 人/年和 4815 人/年。襄阳地区泌尿系结石标化患病率(standardized prevalence rate)为 7.70%，属于患病率较高地区；农村地区居民各种骨骼肌肉系统退行性疾病的发病率也较高。这些有一定地区特点的地方病年住院病例也较多，平均为 1831 人/年和 2185 人/年。2016 年起，各类良性肿瘤切除术、常见骨折手术等部分疾病实行单病种限

表 6-7　乡镇卫生院主要住院病例结构

疾病类别/名称		2013 年	2014 年	2015 年	2016 年	2017 年
呼吸系统疾病	慢阻肺	1550	1737	2290	3710	3987
	肺炎	4883	3333	4157	4073	4707
	肺心病	1437	1060	617	790	837
	支气管炎	1043	1533	553	107	100
循环系统疾病	冠心病	7710	5940	7647	8620	7020
	脑梗死	5657	5767	5957	7340	8610
	脑出血	380	30	143	227	50
	高血压	3493	4833	5800	5653	5430

续表

疾病类别/名称		2013 年	2014 年	2015 年	2016 年	2017 年
妇产科疾病	顺产	1437	743	363	83	80
	剖宫产	727	173	110	43	37
	常见妇科疾病	507	490	80	2127	4510
骨骼肌肉系统疾病	退行性疾病	2463	5040	5547	6780	4987
	骨折	17	0	80	1080	983
	各种表皮及软组织损伤	1550	1610	1263	593	787
外科疾病	泌尿系统结石	5987	4833	5387	4180	4577
	其他泌尿系统疾病	1597	1737	1850	1793	2180
	各类良性肿瘤切除术	190	1170	1977	2037	1920
	疝气	680	553	457	333	377
	阑尾炎	710	457	220	167	263
	痔疮	380	490	347	457	360
	肝胆囊/管炎	663	870	933	880	573
	肝胆(管)结石	270	270	190	137	130
消化系统疾病	胃溃疡	110	173	397	397	377
	胃炎	283	583	1170	837	870
五官科疾病		207	63	83	70	50
儿科疾病		1437	1170	520	760	690
术后诊疗病例		600	663	190	47	0

额付费，居民自费比例降幅较大，故这些疾病在 2016 年、2017 年住院人次增幅明显。值得注意的是，由于卫生院的病区环境、医疗设备和卫生人员配备未能达到居民期望水平，有些住院医疗服务项目甚至未能通过上级主管部门检查。也有部分疾病医疗服务提供出现下滑现象，某些卫生院部分服务项目还被限制开展，如有三所卫生院就被责令停止开展分娩服务。此外，还可以发现专业性较强的口腔、耳鼻喉、眼科、儿科服务年服务量非常少；经上级医院手术后转院至卫生院继续诊疗的病例也逐年减少。

4. 乡镇卫生院财务收支状况

（1）财务总收入状况。由乡镇卫生院的总收入统计情况可知，2015—2017 年卫生院总收入在迅速增长，三年复合增长率为 59.88%。2016 年与 2015 年相比，总收入增长率为 16.45%，2017 年与 2016 年相比，总收入同期增长了 37.29%，各年收入情况详见表 6-8。乡镇卫生院年总收入比例增长幅度很大。其中医疗收入占据总收入很大的比例，2015—2017 年医疗收入分别占总收入的 68.56%、56.00% 和 44.94%。由此可以看出，医疗收入占总收入的比例逐年下滑。再从时间跨度上来看，2016 年医疗收入与 2015 年相比减少了 4.88%。而与之不同的是，2017 年医疗收入与 2016 年相比较上涨了 10.17%。近三年间乡镇卫生院的医疗收入呈先减少后上涨的趋势。

表 6-8　2015—2017 年乡镇卫生院收入情况　（单位：元）

年份	财政补助	医疗收入	药品收入	其他收入	总收入
2015	36838811	93062893	37982921	1858343	169742968
2016	31207650	88522824	37248412	1095114	158074000
2017	71632182	97521442	36511471	1356983	207022078
累积变动幅度	94.45%	4.79%	−3.87%	−26.98%	59.88%

数据还显示，药品收入占总收入较大的比例，分别为 27.98%、23.56% 和 16.82%。药品收入占总收入的比重在急剧下降。从数额上看，药品收入下降最多，下降了 1471450 元。平均每年下降近 2 个百分点，2016 年药品收入与 2015 年相比，下降了 1.93%，2017 年药品收入比 2016 年同期下滑 1.98%。乡镇卫生院药品收入连续下滑的态势可能与国家开展实施药品零差价有关。取消药品加成以后，消除了"以药养医"，减轻了居民看病的医疗费用。因此，药品收入在数额、收入结构上均逐年减少。各年医疗收入构成详见表 6-9。

表 6-9　2015—2017 年乡镇卫生院医疗收入构成情况　　（单位：元）

年份	门诊收入	检查化验收入	治疗收入	住院收入	床位收入
2015	41652641	7276902	4657001	51410251	1532221
2016	35497101	6424163	3438302	53025712	1941521
2017	40815562	6427391	4973132	56705883	2067722
累积变动幅度	−2.01%	−11.67%	6.79%	10.30%	34.95%

此外，财政补助收入也占总收入相当大的比例。2015—2017 年财政补助收入占总收入的比值分别为 27.14%、19.74%、33%。从表 6-8 可以看到，2017 年财政补助收入增幅显著，2017 年财政补助激增的主要原因是卫生院职工需加入社会养老保险体系，地方财政拨款大额专项资金用于补缴养老保险费用所致。其他收入占总收入的比例很小，分别占总收入的 1.37%、0.69%、0.63%。

最后，进一步剖析医疗收入的构成可看到，检查化验收入三年复合变动率为 11.67%，三年共减少了 849511 元；同期门诊收入也在逐年下降，三年复合变动率为 2.01%，3 年共减少了 83708 元；不过治疗收入则从年 460 万余元上升到年 490 万余元。同期，住院收入每年小幅增加，从 2015 年的 5141 万余元增加到 5670 万余元；其中床位收入增加比较明显，三年复合变动率为 34.95%，共增加了 5355501 元。总体来讲，从绝对指标上看，医疗收入还是乡镇卫生院的重要收入途径。

（2）总支出变动状况。依据 2015—2017 年乡镇卫生院支出统计情况可以看出，乡镇卫生院总支出上升趋势明显；各年总支出分别为 125219912 元、118408452 元、164720053 元。从时间跨度上来看，2016 年与 2015 年相比，总支出降低了 5.44%，2017 年与 2016 年相比，总支出急剧上升了 39.11%。乡镇卫生院年总支出增长比例很大，其中医疗支出占总支出比例非常突出，占比分别为 87.40%、89.82% 和 89.60%。2016 年医疗支出比 2015 年下降 2.82%，但 2017 年医疗支出与 2016 年相比，大幅度飙升了

38.76%，因此整体上医疗支出还是在显著上涨。其次，公共卫生支出占总支出的比例分别为 11.02%、9.28%、9.29%，公共卫生支出有相对下降趋势。总的来说，乡镇卫生院总支出增长幅度相对较大，主要用于医疗支出。

表 6-10　2015—2017 年乡镇卫生院支出情况　　（单位：元）

年份	医疗支出	公共卫生支出	医疗卫生支出（小计）	其他支出	总支出
2015	109439661	13798422	123238081	1981831	125219912
2016	106355142	10984941	117340082	1068371	118408452
2017	147581281	15304081	162885372	1834681	164720053

（3）收支结余状况。从表 6-11 的数据可以看出，各年总收支结余分别为 6540131 元、2417132 元、5790552 元。2015—2017 年乡镇卫生院总收支结余整体呈现下滑趋势。2016 年总结余相较于 2015 年下降了 63.04%，而 2017 年总结余与 2016 相比，则增长了 139.56%。另外值得一提的是，医疗业务收支结余连续急剧下降趋势明显，2016 年与 2015 年相比，医疗业务收支结余下降了 8.89%。2017 年与 2016 年相比，医疗业务收支结余又大幅下滑了 180.73%。从三年复合变动率指标来看，医疗业务收支结余和其他项目收支结余下降趋势显著。这可能与近几年国家持续下调各种设备检查费、化验费等医疗服务价格有关。

表 6-11　2015—2017 年乡镇卫生院收支结余情况　　（单位：元）

年份	医疗业务收支结余	其他项目收入结余	总收支结余
2015	−16376768	−123488	6540131
2016	−17832318	26743	2417172
2017	−50059839	−477698	5790553
三年复合变动率	−205.68%	−286.83%	−11.46%

（4）资产负债情况。从表 6-12 的数据可以看出，2015—2017 年乡镇卫生院总资产与总负债都在逐年上升，2015—2017 年乡镇卫生院的总资产分别同比上涨 1.48% 和 10.45%，增幅比例较大。同期乡镇卫生院总负债也在迅速增长，2015 年乡镇卫生院总负债为 3194249 元，而到 2017 年已高达 4799718 元。乡镇卫生院近三年负债增长率是先减少后猛增的趋势，2016 年比 2015 年减少了 0.27%，而 2017 年与 2016 年相比较，迅速上涨了 50.67%。从绝对指标上来看，乡镇卫生院负债的增速高于资产的增幅，资产和负债的比例不尽合理。通过访谈发现，负债的增加是购买了专业设备和应付账款减少所致。乡镇卫生院由于属差额事业拨款单位，再加上受到城区多所二级、三级医院竞争，附近还有民营医院竞争，因此有很强的发展新业务和扩张动机。同时还可以看到，财政的各项专项拨款近三年几乎没有任何的变动，因此发展只有靠乡镇卫生院自己筹资解决。

表 6-12　2015—2017 年乡镇卫生院总资产与总负债情况　　　　（单位：元）

年份	总资产	资产增长率	总负债	负债增长率	资产负债率
2015	255804601	—	31942491	—	12.49%
2016	259579521	1.48%	31856191	-0.27%	12.27%
2017	286704972	10.45%	47997182	50.67%	16.74%

5. 主要医疗卫生服务产出情况

（1）总治疗人次。总治疗人次是衡量基层卫生院工作量的核心指标。总治疗人次数是基层卫生院门诊工作的总人次数。总的来说，根据乡镇卫生院三年总治疗人次的数据统计显示，2015 年总治疗人次为 537832 人，2016 年总治疗人次为 469753 人，2017 年总治疗人次为 497455 人。2016 年与 2015 年相比，总治疗人次降低了 12.66%，2017 年与 2016 年相比，总治疗人次增长了 5.90%。从绝对指标上看，三年乡镇卫生院的门诊总治疗人次由开始缓慢减少进而又逐步回升，其导致乡镇卫生院诊疗人次有所下降的原因与当地附近民营医院竞争有关。另外，襄阳地区医疗资源相对比较丰富，城区就有多家三级甲等综合型医院，再加上交通便利，居民前往城市综合医院以及县级医院就医极为方便。

(2)病床使用率。病床使用率是医院在一段期间内实际占用总床日数与实际开放总床日数的比值，是医院床位实际使用情况的主要参考指标。依据乡镇卫生院2015—2017年数据统计结果显示，2015—2017年病床使用率分别为76.44%、72.31%和75.17%。2016年比2015年同比下降了5.40%，2017年比2016年增长了3.96%。一般认为该指标以85%~93%为宜，这表明乡镇卫生院病床使用率有所降低，实际开放总床位数尚未得到有效使用，医院管理层相关人员应改善病床使用率偏低的趋势。

(3)单位职工平均担负年门诊人次数。平均每职工担负的门急诊人次数是总门急诊人次数与医院职工数的比值，是用来评价基层医疗卫生机构职工的业务工作量以及劳动强度的核心指标。乡镇卫生院2015—2017年平均每职工担负的门急诊人次数分别为960.41人次、869.91人次和956.63人次。2016年与2015年相比较，降低了9.42%，2017年与2016年相比较，平均每职工担负的门急诊人次数又增加了9.97%。乡镇卫生院近三年平均每职工担负的门急诊人次数有升有降，预示卫生院应优化护理服务流程，改善患者就医感受，改善服务态度，提高服务水平质量，提升患者满意度，确保基层卫生院稳定发展。

(4)出院患者平均住院日。平均住院日是出院患者占用总床日数与同期出院人数的比值，是用来衡量基层医疗卫生机构服务效率，反映医疗机构整体技术水平和管理水平的重要参考指标。总的来讲，乡镇卫生院2015—2017年出院患者平均住院日分别为8.88天、8.11天、7.76天。2016年与2015年相比较，缩短了0.77天，变动比率下降了8.67%，同时2017年与2016年相比较，减少了0.35天，变动比率降低了4.32%。由此可以看出，出院患者平均住院日在逐年缩短，说明乡镇卫生院的医疗技术水平和管理水平有了显著提升，卫生院医疗资源利用较好，同时降低了居民就医的医疗费用，从而使得基层卫生院综合效益显著提升。

（5）次均住院费用。次均住院费用是指所有住院患者每人平均承担的医疗费用，可以作为基层医疗卫生住院收费水平的主要参考依据。乡镇卫生院 2015—2017 年次均住院费用分别为 1776.80 元、1752.00 元和 1724.00 元。从绝对指标上可以看出，乡镇卫生院次均住院费用呈现连续减少的趋势。具体来讲，2016 年相较于 2015 年，次均住院费用减少了 24.80 元，变动比率下降了 1.40%，2017 年与 2016 年同期相比较，次均住院费用减少了 28.00 元，变动比率降低了 1.60%。次均住院费用下降的主要原因有出院患者平均住院日在逐年缩短，同时从表 6-8 财政补助收入激增的分析结果可以看出，乡镇卫生院次均住院费用逐年下降的原因也受财政补助收入增幅比例显著的影响。

（6）病床周转次数。病床周转次数是出院人数与平均开放床位数的比值。乡镇卫生院 2015—2017 年病床周转次数分别为 31.12 次、32.53 次和 35.35 次。2016 年与 2015 年相比，增长率为 4.53%，2017 年与 2016 年相比，增长率为 8.67%。由此可以得出乡镇卫生院近三年病床周转次数在逐年缓慢增长，而出院患者平均住院日也在逐年减少，进而说明了卫生院医疗技术水平、临床诊断治疗质量在持续提升。

6. 乡镇卫生院财务状况与运行效率

（1）偿债能力分析。企业偿债能力是反映一个经营机构财务状况的重要标志。偿债能力是经营机构偿还到期债务的承受能力或保证程度，包括偿还短期债务和长期债务的能力。由于研究的对象都是公立非营利性基层医疗卫生机构，它们的固定资产，尤其是大型卫生设备、房屋等固定资产都主要由地方政府负责购买和兴建。所以本书只分析其短期偿债能力，即流动比率和速动比率。

流动比率反映的是流动资产和流动负债的比值。衡量医疗卫生机构用流动资产偿还流动负债的能力。依据表 6-13 的数据统计可以看出，乡镇卫生院 2015—2017 年流动资产呈现持续增长的趋势，然而与之不同的是，乡镇卫生院 2015—2017 年流动负债在显著下滑。从具体的绝对指标上来看，乡镇卫生院三年流动比率由 2015 年的 8.50 增长到 2017 年的 10.24。与正常情况下流动比率值为 2 相比，乡镇卫生院流动比率值偏高，说明了医院用流动资产偿还流动负债的能力较强。这可能与乡镇卫生院属于公立医疗机构，场地与大型设备由地方政府提供、购买有关。但也应注意的是，乡镇卫生院并无有效合理使用资金，医院应增强资金的合理使用效率。

速动比率又称"酸性测验比率"，即为速动资产与流动负债的比值，衡量用变现能力最强的流动资产偿还流动负债的能力。其中速动资产是从医疗卫生机构的流动资产中扣除存货、待摊费用等流动性相对较差的资产后的余额。相对于流动比率而言，速动比率能更加准确和可靠地衡量一个组织的短期偿债能力。从表 6-13 的数据显示可以看出，乡镇卫生院 2017 年的速动资产相较于 2015 年增长了 2297622.00 元，增长幅度为 48.40%。正常情况下，医疗卫生机构一般速动比率值为 1，而现状是卫生院三年的速动比率都大于 1，由此进一步说明用变现能力最强的流动资产偿还流动负债的能力较强，但是乡镇卫生院可能没有合理有效利用流动资产。

表 6-13　2015—2017 年乡镇卫生院总资产与总负债情况　　　（单位：元）

年份	流动资产	流动负债	流动比率	速动资产	速动比率
2015	135018481	15878621	8.50	47472872	2.99
2016	137249302	15770572	8.70	42718163	2.71
2017	157179991	15343931	10.24	70449091	4.59

（2）运营能力分析。运营能力又称为资产运营能力，是指医院管理和使用资产的效率和效益。运营能力分析主要包括流动资产周转情况分析、非流动资产周转情况分析以及总资产周转情况分析等方面的内容。

总资产周转率是在一段期间内医疗卫生机构业务收入与平均资产总额的比值，反映了医疗卫生机构全部资产的利用效率。总资产周转率越高，周转期越短，医疗卫生机构获得的收入越多，则表明基层卫生院利用其资产进行经营的效率越好。相反，总资产周转率越低，周转期越长，医疗卫生机构获得的收入越少，则说明样本卫生院利用其资产进行经营的效率越差。调查对象卫生院 2016 年总资产周转率与 2015 年相比降低了 2%，2017 年总资产周转率与 2016 年相比降低了 1%。由此进一步说明了乡镇卫生院利用其资产进行经营的效率越来越差，表明了乡镇卫生院的运营能力较差。

固定资产周转率是医疗卫生机构在一段时间内医疗业务收入与固定资产平均余额的比值。固定资产周转率越高，则表明医疗卫生机构的运营能力越强，反映了固定资产的利用效率。相反，固定资产周转率越低，则表明医疗卫生机构的运营能力越弱。乡镇卫生院 2016 年固定资产周转率与 2015 年相比降低了 5%，而 2017 年固定资产周转率与 2016 年相比增长了 3%。总体来讲，乡镇卫生院固定资产周转率有下降趋势，进而说明乡镇卫生院的运营能力较差，同时并未充分合理利用固定资产的使用效率。

流动资产周转次数是指医疗卫生机构在一段期间内医疗业务收入与流动资产平均余额的比值，它表明了流动资产在一定时期内发挥的效能。乡镇卫生院 2015—2017 年流动资产周转次数呈现连续下滑的趋势，从具体的绝对指标上看分别下降了 5% 和 2%。进而说明近三年来流动资产发挥的效能在逐渐变差。

（3）发展能力分析。发展能力又称成长能力，是各级领导管理评价效益和业绩的重要参考指标。与此同时，通过对医疗机构的发展能力分析，可以用来评估基层卫生院每个科室的发展水平，从而为基层卫生院资源优化提供参考建议，促使基层医疗卫生机构能够长远发展。反映基层卫生院发展能力的主要指标有资产增长率、净资产增长率、业务收入增长率、收支结余增长率等。

总资产增长率是医疗卫生机构新增资产总额与期初总资产的比值。乡镇卫生院 2015—2017 年总资产增长率在大幅度增长，2017 年与 2016 年相比增长了 8.97%。由此进一步反映了乡镇卫生院的发展能力有所增强。

业务收入增长率是指基层卫生院本年营业收入增长额同上年营业收入总额的比值。乡镇生院 2016 年业务收入增长率为负值，进而说明了医疗卫生机构经营管理能力有所变差，而 2017 年与 2016 年相比较而言，乡镇卫生院业务收入增长率又增长了 6.57%，同时也表明了它们出现的经营管理问题有了较大的改善。

收支结余增长率是医疗卫生机构本年收支结余变动额同上年收支结余总额的比值。整体来看，乡镇卫生院收支结余增长率变动幅度很大，2016 年收支结余增长率达到了负值，接着 2017 年又猛增了 139.56%。这一趋势变动反映了乡镇卫生院的经营不稳定，2017 年相较于 2016 年经营效益和经营管理水平有所提升。

7. 乡镇卫生院绩效管理现状

乡镇基层医疗卫生机构绩效考核坚持厉行节约、勤俭办事的方针，坚持全面真实、合理合法、统筹兼顾、保证重点的原则，既体现出医改政策执行的力度，让老百姓得到最大的实惠，又体现医务人员的技术含量及待遇，还能保持医院可持续发展。通过对个人和各科室绩效进行评估管理，提高个人和各科室的工作效益，从而提高乡镇基层医疗卫生机构整体的绩效，实现绩效考核目标。乡镇医疗机构绩效考核主要分为五大方面：一是院内管理与建设，其中考核内容有院内管理、专业服务一体化、人事财务管理和院内环境与管理；二是基本医疗服务，其中考核内容有服务质量、服务数量、医疗费用、执行基本药物制度和城乡居民医保；三是公共卫生服务，其中考核内容有农村居民健康档案、健康教育、免疫规划、传染病防治、妇幼保健、老年人保健、慢性病管理、重性精神疾病患者管理、重大公共卫生服务项目和应急处理卫生监督；四是中医药服务；五是群众评价与监督。通过制定有效、客观的考核标准，对乡镇卫生院进行绩效考核评价，能使管理层充分了解乡镇卫生院现状，促使乡镇基层医疗卫生机构的效益得到改善和进步。从绩效考核完成的具体情况来看，乡镇卫生院在绩效评价方面仍有诸多问题。

（1）非量化指标流于形式。定量化指标在绩效评价中多得到很好的执行。比如为减轻患者负担，将总金额超 50 元的输液处方定义为大处方，大处方不能超过医生每月总处方量的 10%，2017 年全年大处方率仅为 7%。但绩效评价乏力的考核仍有：院内管理行政、后勤、进修和培训等制度并不健全，许多事项无法落到实处，这并不利于全院各个方面的成长与进步。难以量化考核的绩效指标，如危重病例分析会、典型病例讨论等医务人员在职培训类的考核大多流于形式。公共卫生服务同样存在漏洞，对老百姓来讲，乡镇卫生院有责任与义务宣传相关健康知识，而这仅仅限于宣传手册，并不能让人深入了解宣传内容，开设健康教育宣传栏、健康知识讲座、健康教育咨询服务等方式也十分必要。

（2）绩效反馈不够。首先是因为绩效管理体系不够完整，乡镇卫生院没有专业的人员制订完整的考核体系，仅仅依靠绩效考核，却没有绩效反馈和绩效改进，造成绩效考核的执行力不足。其次，乡镇卫生院绩效反馈意识不足，管理层只将考核结果视为岗位晋升、工资晋级、岗位调整、奖金发放的依据，而疏忽人员考核后的反馈与改进。绩效反馈不足还体现在管理层绩效管理技能缺失，不愿花费过多时间在绩效管理上，缺乏绩效考核的沟通与反馈机制，没有足够的交流协调，不能让各科室意识到自己的工作需要与卫生院的整体目标相结合，无法使各科室的发展与卫生院的发展保持紧密联系。

（3）部分绩效指标存疑。许多绩效指标在绩效评价中真实有效，比如抗生素使用率符合标准，2017 年全年住院患者抗生素使用率 50%、门诊患者抗生素使用率 18%，自费药物使用比例大约 2%，青霉素使用占抗生素的比例 10%。但仍有部分绩效指标存疑，定期为老年人进行健康检查和健康登记管理，特别是高血压、糖尿病这种特殊疾病患者的定期体检和随访，这些工作能否做到位，使健康登记管理率达到 80% 以上，数字化信息得到及时更新。还有农村孕产妇住院分娩、农村妇女孕前和怀孕早期增补叶酸管理，每年对适龄妇女进行宫颈癌、乳腺癌筛查，特殊人群和特殊项目的筛查有无遗漏，这些都待考察。乡镇卫生院中医药科室设置不够合理，中医药技术很难在全院施展，难以达到国家的相关考核要求，中医药利用效率低。中医药专业人才不足，导致其中医药治疗能力不足。

（4）绩效提升乏力。乡镇卫生院绩效相对稳定，但提升乏力。从人员结构上讲，第一，院内专业人才少，拥有高级职称的员工匮乏，人才匮乏无法满足卫生院发展需求；第二，有些员工一岗多职，有些甚至没有执业资格证，不能按照专业要求划分岗位和职责；第三，院内员工年龄普遍偏大，学习新知识速度较慢，有的甚至无法使用数字化办公设备，新鲜血液缺乏；第四，无法创造机会给员工进行专业培训，提升员工能力和学习水平。从硬件上看，镇卫生院医疗备件简陋，仪器设备陈旧，硬件投资较少，只能满足患者基本需求，但这还远远不够。要想提升整体医疗服务能力，还是需要加强全科医学建设，而在这一方面，硬件设备是必不可少的。

（四）基层医疗卫生机构实证研究小结

1. 多发常见病、地方病基本能满足居民需要

住院病例的疾病严重程度、复杂程度无疑高于门诊病例，因而住院服务提供现状更能有效反映基层医疗卫生机构的服务提供能力现状。从住院病例结构来看，我国现阶段发病率前 10 位的疾病，以及具有一定地域特点的地方病大多能在卫生院获得治疗。近几年的住院病例中，各种高发呼吸系统疾病、循环系统疾病病例较多，这说明乡镇卫生院在这些病种的医疗服务提供上具有一定的实力，基本可以满足当地居民需要。从住院病例病种结构发展趋势看，常见妇科疾病、各种良性肿瘤切除术病例呈逐年增加趋势，说明乡镇卫生院在服务提供上还存在一定发展潜力，现阶段相关服务提供能力也有可提高的空间。

2. 乡镇卫生院医疗服务提供增速过缓

2014—2017 年全国医疗卫生机构总诊疗人次年增长率都在 10% 以上，出院人数年增长率更高达 15% 以上，相比之下乡镇卫生院医疗服务增速则显得较缓。故基层医疗服务提供数量虽在上升，但提供的医疗服务所占比

重却逐年降低。从住院病例病种结构变动趋势不难发现，乡镇卫生院各年所提供的住院病种服务类型基本相同，新业务、新技术开展不多。这也说明总体服务量提升主要是由居民医疗服务需求增加所致，而非基层医疗卫生机构服务能力提升所致。高倩、王子伟等（2018）在对我国2010—2017年全国乡镇卫生院服务提供的相关研究中也发现，卫生院提供的医疗服务绝对数量虽逐年增加，但与县级医疗机构横向比较相对增幅则要小得多；①部分地区乡镇卫生院服务量甚至还出现萎缩的现象（熊伟、杨茂康，2016）。② 这些都与本研究结果是一致的。由此可推断，现阶段乡镇卫生院在农村三级医疗体系中的作用尚有较大的提高空间。

3. 乡镇卫生院需拓宽医疗服务范围

基层乡镇卫生院的职能定位于提供基本医疗服务和公共卫生服务，因此服务能力提升的重心应包含进一步拓宽医疗服务范围和增加服务数量上。调查结果显示，妇产科、儿科、五官科就诊量很低，经上级医疗机构诊疗后，转至卫生院进行恢复期治疗的病例也很少，这些都是国家卫生健康委明确指出卫生院应具备的服务能力。服务能力提升的关键是提高人员素质和数量。访谈中发现，目前卫生院人才引进非常困难，床工比持续下降也佐证了这一点。专用医疗设备缺乏，基本药物制度核定用药范围有限，部分医疗技术规范、法规和地方医疗卫生达标压力，也都在一定程度上妨碍了某些医疗业务的开展。最后，全额预算管理体制下，缺乏足够的薪酬激励措施鼓励医务人员拓宽服务范围也是重要的原因。

4. 乡镇卫生院绩效管理水平较落后

目前乡镇基层医疗卫生机构绩效管理依然存在相当多的问题。首先，

① 高倩，王子伟，闫磊磊. 乡镇卫生院医疗服务提供的回顾性研究[J]. 医学与社会，2018，31（10）：19-21，25.

② 熊伟，杨茂康. 关于乡镇卫生院服务量萎缩的探讨[J]. 中国农村卫生，2016（23）：16-22.

绩效管理考核目标制定不明确，考核规范不健全。在许多乡镇基层医疗卫生机构中，在实施绩效考核之前并未想过需要达到什么样的目标、完成什么样的任务，在考核过程中制定的标准也不够完善。其次，乡镇卫生院的绩效考核往往是由管理层进行评价的，没有设置专门的人员和专业岗位，造成处理绩效工作时千篇一律，没有完善的统一处理方案，这往往是绩效管理体制机制不够健全造成的，在一定时期内看不到各科室绩效和个人绩效的上升，从而导致整个乡镇卫生院的发展停滞不前。再者，绩效考核后反馈并不及时，一段时间考核结束后需要反思和总结成果，向相关工作人员进行及时反馈，但目前乡镇卫生院缺少关于绩效考核结果的沟通反馈，这样会造成工作总结不到位，错误的问题反复出现无法解决根治，影响整个卫生院的效益。最后，乡镇基层医疗卫生机构在绩效管理上仍缺乏监督，内部控制力差。在绩效考核过程中监管力度不足，甚至出现无人监管的情况。无法对考核过程进行真实有效的测评，会造成绩效考核结果混淆，在医疗服务水平上得不到提升，影响经营状况。

5. 保持基层医疗卫生机构公益性的同时要完善其收入结构

基层医疗卫生机构是我国卫生服务提供体系的网底，是基本医疗服务和基本公共卫生服务的主要提供者，其运行效率直接关系到城乡居民能否享有安全、有效、方便、价廉的基本医疗卫生服务。新医改启动以来，政府不断提高基层医疗卫生机构财政投入，全面推行药品零加成和基本药物制度，以提高医疗卫生服务的可及性；同时在基层医疗卫生机构实行全面预算与收支两条线管理模式，尝试以此实现公立医疗机构的非营利性。调查结果显示，卫生院在总治疗人次、人均年门诊人次相对平稳的前提下，门诊医疗业务收入与药品收入呈下降趋势，这说明新一轮医药卫生体制改革目标得以部分实现，看病贵的现象在基层卫生院有一定程度的缓解。从调查可以看出，样本乡镇卫生院医疗业务收支结余连续三年呈现负增长趋势。诚然这与国家医疗卫生宏观调控，有意平抑医疗卫生服务价格，提高医疗卫生服务可及性有关。但还应注意到需要给予药品零差价、低价检查等无或微收支结余医疗服务项目足够的财政补助。否则，基层卫生院提供低价服务的动机会丧失。另一方面，这也折射出卫生院经营能力较弱。即便是公立医疗机构，属于非营利性组织，也要讲究科学的经营管理。在保障卫生院公益性、可持续发展的前提下，协调好偿债能力、运营能力以及发展能力三者之间的关系，以此来提高医院的经济效益和社会效益。

6. 基层医疗卫生机构要提高管理水平

要充分认识到乡镇基层医疗卫生机构变革仍十分缓慢，处于初级阶段，尤其是绩效管理方面的变革，所以在进行乡镇卫生院绩效管理时要避免急功近利、急于求成的心态，树立求真务实、面面俱到的工作态度。乡镇卫生院除了考虑到自身经济效益，还要根据国家医改要求，注重社会效益，为基层老百姓减轻负担。从长远的角度来看，注重社会效益是确保基层医疗卫生机构未来稳定发展的基础。乡镇卫生院如何平衡经济效益与社会效益两者之间的关系，在管理体系建设中需要凸显出来，这就要求基层建设者及时在变革中顺应发展趋势，设计科学有效的管理模式，强化管理能力。在绩效管理考核标准的设计上，不能过于简单地觉得绩效管理就是绩效考核，管理层需要学习充实绩效的相关知识，意识到绩效管理不只是绩效考核，还需要树立绩效目标，有相应的计划，考核过程完备，考核结束有绩效沟通和反馈。具体来讲，需要设置科学的绩效管理体系，加大对考核过程的监督力度，能有效地进行绩效沟通和对考核结果的反馈，对考核结果认真分析，用来制定下一阶段的绩效目标。

7. 组建纵向型医疗联合体增强基层实力

不可否认，如果没有政府的扶持，基层医疗卫生机构的生存状况会更恶劣，医疗服务能力会更差，但仅依靠政府的政策和经济支持，无法从根本上实现基层医疗卫生机构服务能力的提升和患者吸引力的增加：在纵向竞争过程中，医院凭借自身的资源技术优势，在发展速度上可以轻松超过基层医疗卫生机构，甚至可以不断蚕食本属于基层医疗卫生机构的实际市场份额和潜在市场份额。只有医疗机构间纵向合作，组织及服务整合才能有效促进基层医疗卫生机构服务能力的提升。一方面，纵向合作可以促进患者和医疗资源的下沉，提高基层的服务量和业务收入，基层医疗卫生机构也因此可以吸纳更多优质资源和优秀人才；另一方面，纵向合作增加了基层医疗卫生机构和大医院的接触沟通，可以使基层医疗卫生机构更准确地把握居民的需求动态，在大医院的指导下，有针对性地提升自己的服务能力。当然，在此过程中，大医院要发挥专业权威作用，主动引导患者下沉，使患者重拾对基层医疗卫生机构的信任，同时也要通过远程医疗、服务流程优化等措施提高机构间的合作效率，确保基层医疗卫生机构所提供服务的质量，保障患者在基层就医的安全性。

第七章　基层医疗机构服务能力提升路径

一、基层医疗机构服务能力

(一)医疗机构服务能力

医疗机构服务能力泛指医疗卫生机构利用其掌握的医疗卫生资源为辖区内居民提供医疗服务的能力。目前医疗服务能力尚未有明确、统一的定义。原国家卫生计生委在其颁布的《三级综合医院医疗服务能力指南(2016版)》中指出，三级医院的医疗服务能力应包含：医院资源配置、工作效率与效果、医疗服务技术水平等。与医疗机构服务能力密切相关的概念是医疗卫生服务质量，医疗卫生服务质量是服务能力的重要构成。2006年，世界卫生组织对医疗卫生服务质量进行了界定，将医疗卫生服务质量界定为：诊疗有效、服务提供效率高、患者可及、医疗质量有保障、医疗服务公平。医疗机构服务能力是医疗卫生机构整体实力和水平的综合体现，现实中人们往往将一所医疗机构拥有的医疗卫生设备种类和数量、业务用房面积、床位数等卫生资源，单位时间内收治病人数、开展医疗业务种类、提供各类医疗卫生服务的质量和效率，以及医疗卫生科学研究能力等各方面因素综合，来反映医疗机构的服务能力。

(二)基层医疗机构服务能力

医疗卫生机构的服务能力可以分为医疗服务能力和公共卫生服务能

力。不同级别不同类型的医疗卫生机构服务能力由于其在医疗卫生服务体系中承担的作用、履行的职能不同，它们应具备的能力也有所不同、各有偏重。基层医疗卫生机构作为卫生服务体系的基础，是医疗卫生服务利用者初次接触的机构，应具备突出的基本医疗服务能力和基本公共卫生服务能力。

国务院办公厅 2015 年 3 月下发的《全国医疗卫生服务体系规划纲要（2015—2020）的通知》（国办发〔2015〕14 号）对基层医疗卫生机构的功能做了如下界定：基层医疗卫生机构的主要功能定位是提供预防保健、健康教育、计划生育等基本公共卫生服务，以及常见病、多发病的诊疗和部分疾病的康复、护理，向医院转诊超出自身服务能力的常见病、多发病及危急和疑难重症病人。

乡镇卫生院和社区卫生服务中心是最主要的基础医疗卫生服务机构，具体而言它们负责提供基本公共卫生服务和常见病、多发病的诊疗、护理、康复等综合服务，并受县级卫生健康行政部门委托，承担辖区内公共卫生管理工作，负责对村卫生室、社区卫生服务站的综合管理、技术指导和乡村医生的培训等。农村地区的乡镇卫生院分为中心乡镇卫生院和一般乡镇卫生院，中心乡镇卫生院除具备一般乡镇卫生院的服务功能外，还应具备开展普通常见手术的能力，并负责承担对周边区域内一般乡镇卫生院的医疗卫生服务技术指导工作。村卫生室、社区卫生服务站在乡镇卫生院或社区卫生服务中心的统一管理和指导下，承担行政村、居委会范围内人群的基本公共卫生服务和普通常见病、多发病的初级诊治、康复等工作。

二、研究假设的提出

基层医疗机构是我国三级医疗服务网络的网底，是基本医疗和公共卫生服务的主要提供者。它们在实现全民健康覆盖、降低医疗卫生费用、提高卫生体系服务效率上起着重要的作用。自 2009 年"新医改"启动以来，国家就实施了"保基本、强基层、建机制"的战略，"强基层"的核心就是提升基层医疗机构的服务能力，各级政府也一直把基层医疗机构建设作为政府工作的一项重要内容。本研究拟运用沙锥模型辨析提升基层医疗机构服务能力要素间的次序关系，为基层服务能力提升路径选择提供参考和支持。

(一)基层医疗卫生机构服务能力制约因素

如何有效提高我国基层医疗卫生机构的服务能力，近年来一直是学术和实践领域的热门话题，学者们在相关领域开展了大量研究，目前普遍认为影响基层医疗机构服务能力的主要因素有：设备设施硬件条件相对较差，人力资源匮乏，部分卫生政策有待调整，财政补助不足，服务数量与结构有待改进等几大方面。本书在文献回顾的基础上，采用现场调查法和访谈法，深入了解制约基层医疗卫生机构服务能力提升的关键因素，访谈调查结果如下。

1. 设备设施

近年来，各地都加强了基层医疗卫生机构的建设，尤其在标准化建设中基层医疗卫生机构硬件条件确有改善，但与医院相比，业务用房、床位数、专业设备差距仍未缩小，基层医疗卫生机构卫生设施现状详见第六章。本章仅对部分典型访谈内容做简要介绍。

鄂南某市卫生健康委副局长访谈记录：

"原则上实行'一村一室'，人口较少、村医缺乏的行政村联合设置，乡镇卫生院所在地行政村不重复设置。并按照'一张图纸，一个标准，一套程序'进行建设。市政府连续三年共投入 900 万元以奖代补，每个建设达标村卫生室奖补 2 万元。对村卫生室进行标准化建设，地区县级××市政府先后投入资金 1400 多万元，对全市 135 家村卫生室全部进行新建和改造。××县政府对新建村卫生室每个给予 4 万元补助，改扩建的给予 5000 元补助。××区政府连续三年由区财政每年安排 40 万元用于村卫生室标准化建设。××县政府拿出 200 万元，对新建村卫生室每个奖励 3 万元，改扩建的每个奖励 1 万元。××县对每个新建村卫生室安排 12 万元，建设标准居全省、全市前列。

目前，列入名单的 10 个乡镇卫生院有 8 家共争取到中央、省级项目经费 810 万元。××区还争取到台湾应善良基金会的捐赠 45 万元。再就是争取地方投入。作为民生工程，各县市区、县卫计局、乡镇财政在自身财力紧张的情况下，挤出资金支持乡镇卫生院建设。

有一部分村卫生室仍然设在村医家里，产权属于私有，缺少项目的支持，要实现产权公有还有一定的难度，要着力加强薄弱乡镇卫生院的能力建设。我们将对地处偏远、能力薄弱的乡镇卫生院进行调查摸底，确定重点建设名单，实行一院一策，通过 2~3 年的精准建设，实现全市乡镇卫生院标准化建设不拉一院。"

鄂南某乡镇卫生院院长访谈记录：

"前几年按照湖北省基层医疗卫生机构建设统一标准，省里面、市里面基本都给每个卫生院添购了卫生设备。你这个调查表里的心脏除颤器、呼吸机、洗胃机、离心机胎儿吸引器我们这里都没有。这些机器在我们这里也用不上，现在交通条件好，很多人家里也有汽车，如果真的遇到很紧急的情况，病人可以直接去市里、县里大医院，不用到我们这里来。我们的诊疗项目也都是国家基本规定好了的，要用到这些设施的服务项目我们这里开展不了，不属于基层卫生院开展的项目。在设备上面嘛，其实有些是我们很想有的，但上面就是不给买。有些设备我们用处不大，配备了其实没有什么大用途。比如急救车，给我们配了，一年也用不了几次，我们还要养个司机，还要给车做保养维护，真的没有什么必要。当然现在经济发展了，科技进步也快，设备虽然配备了，但和大医院相比，我们的设备还是比较落后，连个彩超都没有。"

2. 人力资源状况

人员数量结构不合理：专业技术人员总数不足、文化程度低、专业职称低、年龄老化；人才招聘困难、流失严重：基层医务人员工资待遇低，社会地位低，工作条件艰苦，优秀人才不愿去，县级及以上医院的发展对基层形成人才虹吸效应。

某城市社区卫生服务中心院长访谈记录：

"应届毕业生一般是不能直接来上班的，都要经过3年的规培。我们人员本来就缺乏，招聘来的人又不能马上来工作，人员缺乏的问题还是不能得到解决。参加规培的青年医生，虽然可以拿一定的补贴，也算是有工资收入，但3年规培后人还来不来就很难说了。现在社会比较开放，民营医院又多，年轻人又都爱往大城市跑，有了执业证书，还是否愿意到我们基层来真的不好说。我们虽然也在城市，但在基层当医生，发展前景、社会地位是没办法和大医院相比的，名牌大学的大学毕业生是不愿意到我们这里来的。"

某县卫健局副主任访谈记录：

"毕业生规培期间，没有为我们创造一点效益，我们还要倒贴工资，规培结束了他们会不会来还是个问题。我们这里是农村，条件比不上城市，刚毕业的大学生愿意回老家的不多……定向培养的学生，有的能力都不怎么样，基层也不是很愿意要，一旦要了，就占用编制，以后再想进人就进不了了。定向培养这一块，其实效果还有待观察，你可以想一想，如果个人能力可以，现在考个大学不算太难，能自己读书出去的，早都出去了，定向委派的学习能力可能要差些，到地区中职、大专院校定向委培，最后的实际能力都很一般，有些甚至还不如老医生……不顾现有基层人员素质现状，给他们下达任务，可能事与愿违。近几年，我们在村卫生室建设总共投入了几千万，硬件条件得到很大改善。就说让基层填报各种数据吧。培训了很多次，有些人就是不会填，怎么学也学不会。没办法只能指定一些人来代上传报表和各种数据。要求太多了，最后只有造假了。他们的学习能力已经达到一定瓶颈，职责多了，确实无法完成。另外基层要填报的材料也有点多，有卫健、公共卫生、妇幼等几套材料，而且不同的公司来了，填报的方式都不同程度地要变一下。这也造成了某些基层、某些人员无法适应。"

鄂东某乡镇卫生院书记访谈记录：

"在职培训，我们还是搞得很多的。每周、每个月都有，有些是市里统一要求要搞的，有些是疾病预防控制中心搞的，我们自己也有一个定期开展的人员培训计划，培训搞得很多。说实话，搞培训都成了一种压力了，现在我们基层干部、员工都有点力不从心了。平时工作任务就比较多，还要专门抽人去参加培训，近一点的培训也要搞一天。如果是市里的培训话，一去就是几天，要花费不说，原本人手紧张的情况就更加严重了。现在有点为了培训而培训的味道了。其实培训如果能解决我们现实工作中的问题，我们都还是能接受的，但实际上很多培训都是一些形式，讲的内容和技能与我们的基层工作脱节，或者过于理论化，用处不大。我们更需要实际操作式的培训，这才有意义。但现在培训就是上课、开会，人又多，学不了什么。如果是公共卫生方面的培训，内容就更单薄了，基本就是以会议形式进行培训，其实就是布置任务，以训带会，形式主义太浓了，布置了任务还没有专项经费支持，没有什么意义。农村地区到了村医这一块问题更严重。人员老年化严重，后继人才缺位，现在搞这些能力实在缺乏。以他们现有的健康知识和素养而言，让他们进行卫生宣教、促进，已经是很难让人信服了。现在一方面，村医的工作任务很重，离 2020 年年底全面小康就一年多时间了，精准扶贫、健康扶贫他们要担责任。另一方面，他们自身能力非常有限。"

鄂西某乡镇卫生院书记访谈记录：

"我们这里属于山区，原先是贫困地区，基层乡镇卫生院和村卫生室人手非常紧张，青黄不接现象非常严重。地区经济状况不好，青年人都到外面打工去了，没有人愿意留下来。完全招不到人。另外还有一个问题就是，某些村人口外出务工后，村医服务对象过少，只有 100 多人，提供低收费或公共卫生服务收不抵支，村医自身生存也存在一定问题。我们先后培训过 100 多个村医，一看服务现状后，一上岗就下岗，不搞了。他们自己出去再进一步进修学习，都到私人医疗机构打工了。有些村条件好一些，有几百口人，村民居住又比较集中的话，村医还能留下来……实际的工作任务还是主要由村医去完成。村医在履行职能的时候，同样面临山区困境，村子大了，服务半径大，居民间居住地远。单次服务时间长，公共卫生服务提供做完了，基本医疗服务提供现在是比较少的。"

3. 部分卫生政策实施情况

自 2010 年起，基层医疗卫生机构几乎都执行了基本药物制度，公立医疗机构大多执行收支两条线补偿制度，这在一定程度上导致基层员工积极性不高，限制了一些诊疗行为开展的负面现象。另外，某些医保政策不利于双向转诊的实施。

某县卫生健康局局长访谈记录：

"国家现在每年都要给村卫生室差不多两万多元作为药品零差价

补助的。但这对于原来业务量高的村卫生室来说是不够的，他们原来好一点的卫生室，一年的纯收入都是好几万。现在只给两万多，他们就亏本了。对于原来业务量比较少的村卫生室来说，补助就够。但他们本来业务量就少，干脆不搞医疗服务，只搞公共卫生服务，拿专项经费还划算些。这两下相加，基层就不愿意搞医疗服务了……卫生院这一块，情况要好些。但基本药物制度还是有些束缚了手脚。现在不管你是否有能力，病人是否愿意，都只能在基本药品目录以内用药，那卫生院也就只能看一些最基本的病了。2019 年我们这里在搞医共体，要县里的医生下到卫生院，但卫生院没有药，他们就是去了，作用也不大。病人在卫生院看了病，没有药又要到县里拿药。后来也就干脆不来了。这就形成了恶性循环，卫生院能开展的业务越来越少，病人越来越少，能力越来越弱了。"

某乡镇卫生院院长访谈记录：

"现在基本工资这一块是比原来好多了，收入有了保证。但差距拉不开，大家做多做少差不多，医患关系又比较紧张。所以，养懒人的现象就慢慢出现了。过去我们都主要是靠医疗收入计算个人收入的，就没有现在这种情况……医保政策这一块，其实我们乡镇卫生院和县里医院差别不大，但他们那里设备好，药品品种多，病人都更愿意到他们那里看病。转诊只有往上转的，没有往下转的。县里医院也要靠病源获得收入，上级医院条件更好，病人自己也不愿意转下来啊。再说，转下来又要交一道起付线，也不怎么划算……现在太强调慢病管理了，太多报表数据要填了，都是我们医生在做，占用了我们大量时间精力。高血压、糖尿病，两个医生要管五千多病人，要定期打电话做回访，虽说组建了一个团队，有几名护士帮忙，但还是忙不过来，有时候中午休息还要跑一下，去建档。上面不断有任务压下来，动不动就要评绩效，动不动就考核，只要有哪一点没有做到，就

213

扣分，所有都白做了。我们基层本来盈利项目就少，公共卫生服务压力又大，真正老百姓需要的没做到，老百姓需要的是医疗，这方面越来越差。还有家庭医生签约也是一样，都要求全部签约，实际上这是很难真正实现的，上面应该做一下调查再提具体要求。"

某省卫生健康委基层处处长访谈记录：

"目前的政策，如编制、绩效、流动等方面的政策对于招聘新人、留住人才都有些不到位。我们目前的工作重心之一就是督促下面落实政策，以利于人才的招留，尽量使提供的薪资和人们的期望差距相对小一点。比如，我们乡镇门诊诊疗费原来是5元，现在提高到8元1人。乡村医生共有4300万人，这方面工作的难度非常大。我们也还在考虑乡镇、乡村医生在补偿上有没有什么可以创新的办法。现在卫生产业正在壮大，很多企业也在考虑能否有效地深入到农村市场中去，这个中间，村医其实是可以有一定的服务空间的，村医可以帮助企业和村民实现更好的对接。当然，这要建立在规范管理的基础之上。如果能有效开展这方面的工作，可以在一定程度上缓解基础医务人员收入低的现状。'水往低处流，人往高处走'，单靠行政力量，强行让优质医疗资源下沉到基层很难。另外，现在资讯这么发达，基层待遇如何、外面企业或民营医院待遇怎样，大家一看就知道了。这更加加剧了基层留人、用人的难度。如果像大学生村官那样，做了几年村官在考公务员、考研究生等方面有什么优惠政策，在乡村干几年村医，今后去上面三级医院可以得到一定的优惠待遇，这可能对留住人才、招聘人才有一定的帮助。"

4. 财政补助

目前，基层医疗卫生机构的财政补偿政策大多实行"核定任务、核定收支、绩效考核"的方式。具体做法一般是以县(区)为单位，根据各省份人力资源和社会保障局、卫生健康委员会和财政厅下发的有关文件，规范基层医疗卫生机构的设置和人员编制；然后，根据基层医疗卫生机构的人员、设备、覆盖人群数量和近几年服务提供情况确定服务数量和质量，并以此为依据确定经常性收入和支出及其构成。对于核定的经常性收入不足以弥补核定的经常性支出的政府办基层医疗卫生机构，其差额部分由县级政府统筹上级财政各项补助后，给予足额补偿。基层医疗卫生机构绩效薪酬一般要占支出比例的 5% 以上，这一部分经费由同级财政保障，省级财政统筹。基层医疗卫生机构的基本建设、设备购置、人员培训和人才招聘等，由同级财政保障，中央和省级财政予以专项补助。省级财政和市级财政对政府办基层医疗卫生机构实行基本药物零差率制度给予适当补助。国家规定公共卫生服务必须严格按均等化原则提供，基本公共卫生服务经费主要由中央和省级财政承担，这一部分金额通常可以得到足额补偿。由此不难发现，地方财政是基层医疗机构重要的财力保障。在分税制财政制度下，不少地方财力有限。实地调查中发现，一些地方在落实卫生支出责任方面存在一定困难。

某实行差额预算管理的乡镇卫生院院长访谈记录：

> "基本药物制度实施以前，我们实行的是差额拨款，有很多经费是靠我们医疗服务收入得到的。现在收支两条线，核定的补助数量都比较小，而且都还是原来核定的。现在物价都涨了这么多，补助也没有跟着涨起来，早都不够了。要不是我们自己有一部分的医疗服务补偿，早就亏本了。现在像我们这样的卫生院都感受到严峻的生存压力，如果不开展新业务、新技术生存都很困难。但政府又不让我们开展新项目，我们还受到很多民营诊所、医院的竞争，我们就是在夹缝中生存。"

某实行全额预算管理的乡镇卫生院院长访谈记录：

"现在实行双线收支政策，职工的工资、保险都能得到保障，这要比过去好很多。但现在的公共卫生项目比原来增加了许多，这些公共卫生服务项目都是免费的，除了国家规定的基本项目外，还有许多项目都是必须要我们做的。但是那些基本项目外的几乎都没有专项经费的支持，都要我们承担成本，时间一长我们也感到很多经费上的压力。在经济发达的地方，比如武汉，他们财政收入多，各种项目都有专项经费支持，那就好开展。另外，就这些指标监测而言，我们也出现了新的问题。除了国家监测点与省级监测点以外，相关的检测没有相应的经费来支持，不过据说今年会增加一些。包括心脑血管、肿瘤、慢阻肺这些都是没有经费的，就是想要依托基本卫生公共服务来实行，但是有的基本卫生公共服务是专项资金，可能不能随意地动用，因为这样做会出问题。基本上全省都有这样的问题，所以就没有什么积极性。如果实行的监测纳入了政策就比较正规，比如说像传染病防治法里面有专门规定的，有要求有费用就好弄。但是如果实行只有制度没有经费就不会受到重视。"

某乡镇卫生院科主任访谈记录：

"不仅如此，某些政策还缺乏动态的调整机制。比如过去给艾滋病患者提供的生活补助，多少年了，无论是人均补助标准还是总额，都没有调整。过去是多少，现在还是多少。一个月每人100元，过去给我们一个月8万，当时艾滋病患者没现在多，钱是够用的。但现在患者人数多了，一个月大概需要十几万。还要我们搞，我们就很难办了。签约户也是一样，家庭医生签约，每人5元，完全搞不起来。黄石都是12元每人，他们就比我们好开展一些。而且我们是山区，要求家庭医生走村串户，服务提供成本很高，5元完全做不起来。"

制约基层医疗卫生机构的各影响因素有明显区域、城乡差异特征，东部、城市、经济发展地区要好于中西部、农村、经济欠发达地区。综上，本研究将制约提升基层医疗机构服务能力的核心要素归纳为五个：卫生政策、财政投入、设备设施、人员配置和服务产出。

（二）沙锥模型

不断提高企业的制造能力一直是制造业领域的热门话题。企业掌握关键资源、拥有一定的制造能力是开展竞争的基础，制造过程本身就可以为企业提供一定的竞争能力，比如本企业产品的成本低、质量高就能获得一定的竞争优势。探究制造能力的构成能力要素和不同要素之间的关系自然成为学术界、实践中关注的焦点。目前产品生产成本、产品交付时间、产品质量、产品柔性、产品性能、创新等是制造能力的重要构成。怎样改进这些生产能力构成要素，提高制造能力存在不同的观点。传统权衡观点（trade-off）认为，受制于资源的稀缺性，企业不可能在所有能力要素上都做得最好，那些想要在所有维度都表现得优秀的战略选择者，往往在所有方面都不如对手，必须有选择地突出自身所长，这也体现出社会分工的必然性。波特的集中战略思想就是这一观点的典型代表。

20 世纪 80 年代起，随着全面质量管理（total quality management，TQM）、精益生产（lean production，LP）等新型生产模式的开发应用，企业成功突破权衡的制约。日本学者中根（Nakane）于 1986 年指出：能力要素间并非权衡关系，而是累积关系，一项要素的改善可以为另一项要素的提升提供基础。[①] 日本企业就通过全面质量管理生产方式的应用，通过提高生产过程的稳定性和生产效率，实现生产成本和产品质量的同时提升。

费尔多斯（Ferdows）和德迈耶（De Meyer）以中根累积模型为基础，进一步提出沙锥模型（sandcone model）。[②] 通过对纵截面数据对比观察后，他们

[①]　Nakane J. Manufacturing futures survey in japan：a comparative survey 1983-1986 [R]. Tokyo：Waseda University，System Science Institute，1986：13-17.

[②]　Ferdows K，De Meyer A. Lasting improvements in manufacturing performance：in search of a new theory[J]. Journal of Operations Management，1990，9(2)：168-184.

对权衡观点提出质疑。根据他们的研究，发现企业只要遵循一定的能力要素提升路径，是可以消除它们之间彼此的制衡关系的。质量是所有能力要素的基础，企业制造力的提升应首先考虑提高产品质量，在产品质量达到一定较高标准后，再解决交付能力，在改进交付能力的同时，产品质量也可以得到进一步的提高；在产品质量和交付能力得以提升后，企业再考虑生产的柔性。企业整个制造能力的改进就如此一层一层地逐步推进。制造能力的提升就有如沙锥的积累，只有沙锥基层的能力要素提升后，才能去提高与之相邻的高一层能力要素；在较高一层能力要素提升的同时，位于它下一层的能力要素也会得到提升。这就如同往沙锥顶尖加沙子，一部分沙子自然会滑落到下层。企业遵循特定的能力要素提升次序就可消除能力要素之间的权衡关系。实证研究中，各种能力要素究竟哪个应该优先考虑目前还没有一致的结论，但费尔多斯和德迈耶关于不同制造能力要素间关系的论述已获得普遍的认同。

施勒德(Schroeder)等通过实证研究还发现：不同的战略目标和外部环境会使能力要素提升次序发生变化，也即企业面临的环境不同，特定阶段目标有所不同，其提升能力的方式是不尽相同的；各能力要素间不仅存在直接效应，还有间接效应，且间接效应大于直接效应，这也是验证沙锥模型的重要条件之一。[①]

(三)研究假设

沙锥模型在制造业中虽然应用较多，但在医疗卫生领域的实证研究十分少见，基层医疗卫生机构服务能力提升影响因素间相互关系的定量分析也不多。根据基层医疗卫生机构现阶段的文献研究和实地调查研究的结果，本研究对卫生政策、财政投入、设备设施、人员配置和服务产出之间的相互关系提出以下假设。

---

① Schroeder R G, Shah R, Peng D X. The cumulative capability "sand cone" model revisited: a new perspective for manufacturing strategy[J]. International Journal of Production Research, 2011, 49(16): 4879-4901.

卫生政策是政府为了保障人民健康而制定并实施的，用以规范政府、医疗卫生机构和居民个人等社会组织目标、行动指南、策略与措施的总和。它属于一国政策顶层设计范畴，反映了特定时期一国或某个地区的整体医疗卫生整体规划、价值取向和急需解决的主要矛盾，决定了未来卫生健康事业的发展方向和目标，对各类医疗卫生资源配置起关键性的指导作用。为此，本研究提出第一个假设：

H1：卫生政策的价值取向和实施对基层医疗卫生机构财政投入有正向影响。

基层医疗卫生机构绝大多数隶属于各级地方政府，民营诊所、医院等基层医疗卫生机构提供的基本医疗服务也多由地方政府赎买，它们普遍免费或以低于成本的价格提供各类公共卫生和医疗服务，属于典型的非营利性组织。对于公立基层医疗卫生机构而言，各种财政拨款、财政补助是它们重要的收入来源，财政专项拨款直接决定了它们能否购买医疗设备，改善就医环境。因此本研究提出第二个假设：

H2：财政投入对基层医疗卫生服务机构设备设施的改善具有直接的正向影响。

各种医疗服务、公共卫生服务必须在特定的场所内开展，现代医学也离不开各种专业仪器设备作为疾病预防、诊断和治疗的物质基础，医务人员服务产出的数量、种类和质量也都直接受制于相关设备设施。一定程度上，医务人员自我价值的实现都要受制于工作条件；医疗机构基本设施条件和工作环境条件已成为基层医疗人员招聘、留用的重要影响因素。鉴于此，本研究提出第三个假设：

H3：设备设施的改善对人员配置的提高有直接的正向影响。医疗服务和公共卫生服务几乎全由各类医疗服务人员提供。于是又提出第四个假设：

H4：人员配置的完善对医疗卫生服务产出的提高有正向影响。

各影响基层医疗卫生机构服务能力的要素间除具有直接的正向影响外，还具有间接的相互影响关系。例如：卫生政策所确定的基层医疗卫生机构功能定位，势必对基层设备设施的配备产生影响；"收支两条线"具体实施方式一定会对人员激励产生作用，从而间接对人员配置和服务产出产生影响。地方政策的财政投入也肯定会对基层的人员配置产生影响，事实上基层难以招聘到高素质的人才重要原因之一就是基层医疗卫生机构的薪酬待遇相对较差；财政投入对服务产出数量的影响也是显而易见的，基本医疗服务多以低于服务提供成本的价格提供，基本公共卫生服务完全免费提供，如果没有充足的财力保障，难以想象基层医疗卫生机构可以提供保质保量的各类医疗服务和公共卫生服务。设备设施与服务产出之间的关系也同样非常明了，没有一定的设备设施作为服务提供的物质技术保障，服务数量和质量都无法保证，甚至无法提供。因此，本研究提出第五个假设

H5：卫生政策、财政投入、设备设施、人员配置和服务产出之间存在直接效应的同时，不相邻的要素间还存在间接效应，且间接效应大于直接效应。以上各因素之间的假设可表示为图7-1。

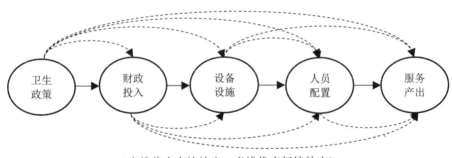

（实线代表直接效应，虚线代表间接效应）

图7-1 基层医疗服务机构能力服务提升沙锥模型

三、资料与方法

（一）研究对象与调查方法

采用判断抽样的方法，以湖北、江西、湖南、安徽四省乡镇卫生院、

社区卫生服务中心、卫生健康委(局)领导或部门负责人,以及社会医学与卫生事业管理、公共管理等相关领域学者为调查对象;通过网络发放电子调查问卷,以匿名方式进行问卷调查。一共发放问卷150份,回收有效问卷131份,有效率87.33%。其中,基层医疗卫生机构87份、卫生健康委(局)15份、学者问卷29份。

(二)调查问卷的设计

选取社会医学与卫生事业管理、公共管理等相关学科拥有副高职称或博士学位的专家,以及基层医疗卫生机构高层管理者5名,在文献回顾的基础上自行设计调查问卷。调查问卷由5个能力要素指标、12个测量指标构成,具体调查内容如下:

(1)卫生政策:专项政策或细则条款(W1)、政策执行情况(W2)。专项政策或细则条款指专门针对基层医疗卫生机构服务能力建设的专项卫生政策或细则条款,以及政策落实情况对于基层能力建设的重要性。

(2)财政投入:日常运营经费(C1)、专项建设经费(C2)。该调查项目主要调查中央和地方财政投入对基层医疗卫生机构日常运营经费和专项建设经费落实情况对于基层能力达标和建设情况的重要性。

(3)设备设施:基础设施(S1)、专业设备(S2)。这一调查类别主要调查基层医疗卫生机构卫生设施建设情况对能力提升的影响。

(4)人员配备:员工总数(R1)、年龄结构(R2)、中高职称人数(R3)。人员配备类别主要调查基层医疗卫生机构人力资源状况对服务能力提升所起作用的大小。

(5)服务产出:公共卫生服务数量(F1)、医疗服务数量(F2)、医疗服务种类(F3)。服务产出既是服务能力高低的直接表现,也是衡量其大小和分析服务能力构成的重要指标。

各测量指标用Likert五点量表评价。要求受访对象以国家卫生健康委员会发布的乡镇卫生院和社区卫生服务中心《服务能力标准(2018版)》B档为标准,对各项测量维度的重要性打分评价,1表示"不重要",5表示

"非常重要"。调查问卷详见附录。调查问卷 KMO 统计量为 0.87，Bartlett's 球形检验 $X^2 = 1501.02$，$P<0.01$；Cronbach's α 都大于 0.70，说明问卷具有较好的效度和信度。

（三）模型验证方法

本研究采用施勒德提出的沙锥模型验证方法，即首先通过相关分析，检验各能力要素测量指标间是否存在正相关关系；然后，通过结构方程模型计算相邻能力要素间是否存在正向效应，以证实存在累积效应关系；最后，通过结构方程模型计算不相邻能力要素间间接效应是否大于直接效应，如果间接效应大于直接效应，则说明各能力要素间关系符合沙锥模型的假设。

（四）统计学方法

采用 Excel 2016 建立数据库，应用 SPSS 20.0 和 AMOS 21.0 软件，进行描述分析、相关分析、验证因子分析，用结构方程进行拟合。

四、结果

（一）测量指标得分与路径系数

12 个测量指标相关系数矩阵详见表 7-1，所有指标间相关系数均为正，说明适合采用沙锥模型进行分析。各测量指标得分均值介于［3.09，4.03］，排列前三的测量指标是：C1 日常运营经费均值为 4.04，R1 员工总数均值是 3.97，以及 C2 专项建设经费均值为 3.92，说明调查对象认为财政投入和基层医疗机构人员配置两种能力要素对基层医疗卫生机构服务能力提升很重要，各指标得分情况详见表 7-2。12 个测量指标路径系数最高为 0.84(C2 专项建设经费)，最小为 0.61(R1 员工总数)，路径系数的值都大于 0.60，表明测量指标有较好的效度，结果见详见表 7-2。

表 7-1　各测量指标描述性统计及相关系数

影响因素	测量维度	均值	标准差	W1	W2	C1	C2	S1	S2	R1	R2	R3	F1	F2
卫生政策	W1:专项政策或细则条款	3.41	0.67											
	W2:政策执行情况	3.52	0.77	0.58**										
财政投入	C1:日常运营经费	4.03	0.92	0.48**	0.39**									
	C2:专项建设经费	3.92	0.75	0.46**	0.52**	0.29**								
设备设施	S1:基础设施	3.32	0.85	0.39**	0.39**	0.47**	0.39**							
	S2:专业设备	3.78	0.83	0.41**	0.51**	0.39**	0.41**	0.50**						
人员配置	R1:员工总数	3.97	0.81	0.38**	0.46**	0.36**	0.35**	0.40**	0.46**					
	R2:年龄结构	3.73	0.83	0.45**	0.37**	0.45**	0.43**	0.49**	0.44**	0.29**				
	R3:中高职称人数	3.72	0.79	0.49**	0.41**	0.44**	0.42**	0.31**	0.41**	0.42**	0.46**			
服务产出	F1:公共卫生服务数量	3.09	0.77	0.37**	0.29**	0.53**	0.35**	0.39**	0.39**	0.45**	0.34**	0.35**		
	F2:医疗服务数量	3.65	0.81	0.38**	0.41**	0.49**	0.44**	0.32**	0.41**	0.56**	0.32**	0.41**	0.41**	
	F3:医疗服务种类	3.76	0.73	0.44**	0.42**	0.45**	0.45**	0.35**	0.52**	0.41**	0.41**	0.36**	0.42**	0.36**

注：** 表示 $P<0.01$。

223

表 7-2　模型变量测量指标均值与路径系数

能力要素	测量指标	均值	标准差	路径系数	克朗巴哈系数
卫生 政策	W1	3.41	0.67	0.73***	0.71
	W2	3.52	0.77	0.78***	
财政 投入	C1	4.03	0.92	0.81***	0.80
	C2	3.92	0.75	0.84***	
设备 设施	S1	3.32	0.85	0.71***	0.71
	S2	3.78	0.83	0.69***	
人员 配置	R1	3.97	0.81	0.61***	0.77
	R2	3.73	0.83	0.72***	
	R3	3.72	0.79	0.79***	
服务 产出	F1	3.09	0.77	0.61***	0.79
	F2	3.65	0.81	0.63***	
	F3	3.76	0.73	0.69***	

注：***表示 $P<0.001$。

(二)沙锥模型的验证

沙锥模型的常用验证方法有：描述性统计分析、相关分析、回归分析、路径分析和利用结构方程模型分析。描述性统计分析主要是通过图表，以较为直观的方式展现不同能力要素之间的权衡与累积关系。相关分析通常和其他分析方法结合使用，各能力要素间存在正相关关系是存在累积效应的必要条件。回归分析也可用来验证要素间的累积效应。目前使用最多的普遍认同的验证方式还是结构方程模型分析。结构方程主要是通过验证要素间相关系数为正，要素间存在直接正向效应，不相邻要素间间接效应大于直接效应来证实累积效应的存在。

1. 能力要素间相关系数

表 7-3 显示，卫生政策、财政投入、设备设施、人员配置和服务产出 5

个能力要素间相关性系数都为正，且 P 值都小于 0.001，说明能力要素间存在正相关关系，它们之间有累积效应，这说明满足沙锥模型的必要条件。

表 7-3　能力要素间相关系数

能力要素	财政投入	设备设施	人员配置	服务产出
卫生政策	0.72***	0.71***	0.63***	0.69***
财政投入	1	0.76***	0.70***	0.73***
设备设施	—	1	0.65***	0.62***
人员配置	—	—	1	0.70***

注：***表示 $P<0.001$。

2. 能力要素直接效应

用 AMOS 软件计算得出验证因子分析结果为：卡方自由度比值 $X^2/df=2.87$，参考值范围为 $[1, 3]$；近似误差平方根 RMSEA=0.07，参考值范围应小于 0.08；适配度指数 GFI=0.98，参考值范围应大于 0.90；调整适配度指数 AGFI=0.96，参考值范围应大于 0.90；比较适配度指数 CFI=0.95，参考值范围应大于 0.90。由此可知，模型的拟合度较好。

卫生政策与财政投入两能力要素间的标准化路径系数为 0.71，$P<0.001$。这说明针对基层医疗机构制定专项卫生政策或细则条款，以及政策是否执行到位对财政投入改善有显著影响，假设 H1 得到验证。财政投入与设备设施两能力要素间的标准化路径系数为 0.52，$P<0.001$。这说明财政投入的改善能显著提升基层医疗机构设备设施状况，假设 H2 得到验证。设备设施与人员配置两能力要素间的标准化路径系数为 0.41，$P<0.001$。这说明设备设施的提升对改善基层人员配置的状况有显著影响，假设 H3 得到验证。人员配置与服务产出两能力要素间的标准化路径系数为 0.34，$P<0.05$。说明人员配置的改善对提高基层医疗机构服务产出有显著影响，假设 H4 得到验证。

3. 直接效应与间接效应对比

表 7-4 显示，卫生政策与设备设施两要素间的间接效应大于直接效应，卫生政策与人员配置两要素间的直接效应不显著，而间接效应显著，卫生政策与服务产出两要素间的间接效应大于直接效应；财政投入与人员配置两要素间的间接效应大于直接效应，财政投入与服务产出两要素间的直接效应大于间接效应；设备设施与服务产出两要素间的间接效应大于直接效应。假设 H5 部分得到验证。

表 7-4　能力要素直接效应与间接效应系数

能力要素	财政投入		设备设施		人员配置		服务产出	
	直接效应	间接效应	直接效应	间接效应	直接效应	间接效应	直接效应	间接效应
卫生政策	0.71***	—	0.31***	0.39**	0.13	0.47**	0.21**	0.52**
财政投入	—	—	0.52***	—	0.35**	0.62**	0.47**	0.19*
设备设施	—	—	—	—	0.41***	—	0.16*	0.29*
人员配置	—	—	—	—	—	—	0.34*	—

注：*** 表示 $P<0.001$，** 表示 $P<0.01$，* 表示 $P<0.05$。

五、能力提升路径小结

(一)服务能力要素间存在累积效应

根据以上研究结果可看出，卫生政策、财政投入、设备设施、人员配置和服务产出五要素间存在正相关关系，且相邻能力要素间存在正向效应，除财政投入与服务产出两个能力要素外，其他不相邻能力要素之间的间接效应都大于直接效应。基层医疗卫生机构服务能力要素不完全满足施勒德提出的沙锥模型验证条件，但能力要素间的累积效应还是显著的，基层医疗卫生机构能力要素间有着明晰的"卫生政策—财政投入—设备设施—人员配置—服务产出"次序路径顺序。从理论和实践角度其实不难解释这一现象。管理的首要职能是计划职能，首先需要卫生政策确定基层医疗卫生机构职能定位和特定时期战略目标，并据此制定发展规划和政策，为其他能力要素提升打造政策制度基础。财政投入的具体数额和领域，必然以卫生政策为重要依据，它是服务能力提升的资金保障。医疗卫生机构运行必须以一定设备设施、人员等资源为基础，这些要素也必须符合政策战略目标要求，也就是卫生政策对它们有直接效应。不过卫生政策需要通过财政投入，才能带来设备设施的改善；人员数量、结构上的根本扭转也必须建立在人员经费到位、基础硬件条件改善的前提之下，这也就表明它们之间存在间接效应。各类医疗卫生人员直接负责各种医疗卫生服务的提供，人员配置与服务产出显然存在直接效应；同时，基层医疗卫生机构提供的服务种类和数量还取决于不同时期政府所制定的卫生政策，中央和地方财政的投入和基础所拥有的设备设施的具体情况，它们之间存在直接效应，不过它们更多地通过各种激励手段作用于各类医务人员，间接体现在服务产出上，也就是它们之间有间接效应。

（二）按路径提升基层医疗机构服务能力

企业运营管理领域，大量实证研究已经证实，制造业企业能力要素间普遍存在累积效应，医疗卫生领域其实也是从事生产性活动，只不过产出以无形的医疗卫生服务为主，上文已证明这种累积效应同样存在于基层医疗卫生机构中。因此，提升基层医疗卫生机构服务能力也应遵循一定的规律，有规划、有重点、有次序地进行。根据本研究结果，合理的路径顺序为：卫生政策—财政投入—设备设施—人员配置—服务产出，按路径提升基层服务能力至少可缓解能力要素间的权衡关系。表7-4显示，卫生政策、财政投入两要素对其他能力要素的总效应最大，是目前能力提升的关键。卫生政策方面，要针对现阶段基层医疗卫生发展的瓶颈，在医疗卫生服务价格、医疗保险政策、人员编制管理、医疗机构运行机制、医疗卫生服务补偿政策等方面全盘考虑，形成一整套目标指向明确、相互衔接契合、激励机理清晰的政策制度体系，为其他能力要素提升打造牢固的政策制度基础。卫生政策的重点要放在如何有效激发基层医疗机构员工的积极性，缓解基层机构在基本医疗服务上和其他高等级医疗机构的竞争关系，以有效实现分级诊疗的政策目标。财政投入方面，中央和地方财政要以卫生政策确定的基层医疗机构职能和战略目标制定各阶段预算，确保基层机构日常运营和专项建设的资金需要，保证基层医疗机构公益性的体现。

（三）累积效应的权变性

随着社会发展和技术进步，以及制造能力提升领域研究的不断深入，越来越多的能力要素和影响条件被发现。比如随着信息时代的到来，企业外部环境复杂性、动态性特征日益显著，诸如创新能力、环境保护等要素也都被视为制造能力的重要构成。这些变化体现了该领域理论权变性的一面。这种特性在基层医疗卫生领域也应有所表现，至少体现在以下 3 个方面。

首先，能力要素构成的权变性。不同的历史时期，社会的经济发展状况不同，居民的生活水平不同，人类所面对的主要疾病谱也有所不同。因此，不同时期基层医疗卫生机构的具体任务职能不尽相同，制约基层医疗卫生机构发展的因素也不尽相同，能力要素构成必然会相应发生变化。目前，创新能力还没有构成制约基层医疗卫生机构能力提升的主要因素。但可以预见随着健康中国战略的实施、经济社会的发展和基层条件的改善，创新可能成为基层能力提升的重要能力要素。

其次，能力要素间累积关系的权变性。同上论述，基层医疗卫生机构外部环境条件、战略目标会随着时代的变化而不断改变。此外，随着基层医疗卫生机构的发展，其自身能力建设所处阶段的不同，影响其服务提供能力的能力要素间的次序关系也会发生改变。

最后，累积效应的权变性。如同制造业实证研究结论一样，医疗卫生领域中各服务能力要素之间普遍存在累积关系的同时，权衡关系在特定条件下也同样存在。比如，在 2020 年型冠肺炎暴发期间，其他能力要素的改进都必须暂时搁置，应优先大力提升基层医疗卫生机构的公共卫生服务能力和特定的医疗服务能力，这是毫无争议的。

第八章　医疗联合体运行实证研究

一、近年来我国医疗联合体发展整体概况

从 20 世纪 80 年代开始，我国一些地方就开始通过医疗联合体的形式盘活存量医疗资源，以缓解当时人民医疗服务需求日益增长与医疗资源总量不足的矛盾。不过 80 年代的医疗联合体发展概括而言，主要是处于探索期，全国医疗联合体数量整体不多，形式多以松散型为主。

1992 年 10 月，中国共产党第十四次全国代表大会在北京召开，会议正式确定我国经济体制改革是建立社会主义市场经济体制。借鉴经济领域中市场化、产权改革的成功经验，我国医疗卫生领域主要通过组建医院集团的方式，开展了医疗机构间的合作合并。医院集团是这一阶段主要的、有代表性的医疗联合体形式。

2013 年 3 月"两会"期间，原卫生部部长陈竺同志首次在接受媒体采访时提到，要通过建立医疗联合体的形式加强基层医疗卫生机构的建设，通过基层医疗机构和城市大医院联动的方式真正让基层医院强起来。2015 年5 月，国务院办公厅印发《关于城市公立医院综合改革试点的指导意见》，在正式政策文件中首次明确提出医疗联合体一词。之后，国务院和卫生计生委员会分别下发文件，要求推进分级诊疗工作，初步提出通过在城市和县级市建立医疗联合体落实分级诊疗制度；2017 年，政府工作报告做出三级公立医院要全部参与医疗联合体建设，并发挥引领作用的工作部署，自此医疗联合体在我国正式进入全面建设发展阶段。

根据 2020 年 7 月国家卫生健康委员会发布的信息显示，我国各级各类医疗卫生机构在党中央、国务院部署下，全国医疗卫生机构以医疗联合体建设作为构建分级诊疗制度的重要手段，全力加快相关工作的推进，国家卫生健康委员会同国家中医药管理局全面启动城市医联体和县域医共体建设试点工作，已在全国 118 个城市、567 个县推进紧密型医疗联合体、医疗共同体建设，逐步实现医疗联合体网格化布局管理。截至 2019 年年底，全国已组建城市医疗集团 1408 个，县域医疗共同体 3346 个，跨区域专科联盟 3924 个，面向边远贫困地区的远程医疗协作网 3542 个，另有 7840 家社会办医疗机构加入医疗联合体。根据全国第六次卫生服务调查数据显示，全国双向转诊患者中，46.9% 为医疗联合体内各医疗机构转诊，高于其他转诊方式。医疗联合体中牵头的大医院指导基层医疗机构开展新技术、新项目共计 15656 项，较 2018 年年末增长 34.5%；牵头大医院向基层医疗机构派出专业技术和管理人才 78 万人次，较 2018 年年末增长 28.0%。

各地积极开展各种医疗联合体运作探索，涌现出一批典型实例。浙江湖州、山东日照、广州花都、辽宁大连等地推进城市医疗联合体网格化布局管理，促进优质医疗资源下沉和区域内资源共享。浙江德清、福建尤溪通过推进紧密型县域医疗共同体建设，有效提升县域医疗卫生机构服务能力。本研究由于研究经费和时间的局限，主要调查了解湖北省医疗联合体建设情况，从中总结经验和不足，为医疗联合体建设提供一些参考和建议。

二、×医院医疗联合体

（一）×医院基本情况

×医院位于湖北省武汉市，武汉地处江汉平原东部、长江中游，长江、汉江在城中交汇形成武汉三镇汉口、武昌、汉阳，市内江河纵横、湖港交织，水域面积占全市总面积的 1/4，武汉也被誉为"百湖之市"。武汉市地貌属鄂东南丘陵经江汉平原东缘向大别山南麓低山丘陵过渡地区，垄岗平原与平坦平原的面积占 80% 以上；气候属北亚热带季风性（湿润）气候，常年雨量丰沛、热量充足，年平均气温在 15.8℃~17.5℃。全市下辖 13 个区，总面积 8569.15 平方千米，常住人口 1121.2 万人，是中部六省唯一副省级特大城市，全国重要的工业基地、科教基地和综合交通枢纽。2019 年，武汉市实现地区生产总值 16223.21 亿元，其中第一产业增加值 378.99 亿元，第二产业增加值 5988.88 亿元，第三产业增加值 9855.34 亿元；全年一般公共预算总收入 2912.11 亿元，其中地方一般公共预算收入 1564.12 亿元，税收收入 1320.34 亿元，增长 2.0%，一般公共预算支出 2237.10 亿元。2019 年年末共有医疗卫生事业机构 6497 个；床位 9.94 万张，每千人拥有医院病床 7.56 张；各类卫生技术人员 11.71 万人，其中执业（助理）医师 4.31 万人，注册护师（士）5.77 万人；三级医院 49 个，卫生防疫、防治机构 28 个，妇幼保健院所 16 个，国家临床重点专科 122 个。武汉市的医疗卫生资源比较丰富，但也存在分布不均的现象。

　　×医院是一所隶属国家卫生健康委员会，并由国家卫生健康委员会直管的大型综合性教学三级甲等医院。×医院建立于 1866 年，原为一所教会医院，建院之初仅有床位 15 张，1949 年后受益于党和国家大力发展我国医疗卫生事业的政策和党的英明领导，现已发展成为编制床位 5000 张，集医疗、教学、科研于一体享誉海内外的超大型医院，曾荣获全国百佳医院、全国五一劳动奖、全国文明单位等诸多荣誉。×医院由本部、西院区、北院区和一个中心构成，同时它也是湖北省急救中心、湖北省远程医学中心挂靠单位。×医院 2019 年门急诊量愈 602.8 万人次、住院量 25.5 万人次，手术量 12.1 万台次。×医院美誉海内外的实力不仅源于全体医务工作者的仁心仁术，还凭借其不俗的科研实力。2020 年，×医院拥有教育部重点实验室 1 个、卫健委重点实验室 1 个、教育部创新团队 1 个、省级重点实验室 3 个，建有国内先进的开放式转化医学中心、中心实验室、生物标本库；近三年，×医院牵头重点研发计划项目 12 项、国家科技重大专项 1 项，位居全国前列；连续 8 年中标国家自然科学基金数 100 余项，居国内医疗机构前三。6 项成果获国家科技进步二等奖，在全国医院中名列前茅，2018 年，血液内科、心脏外科两项科研成果同获国家科技进步二等奖。医院现有职工近 9000 人，其中，高级职称 700 余人，享受国务院政府津贴专家 101 人，双聘院士 5 人，国家杰出青年基金获得者 7 人，国家"百千万人才工程"3 人、国家万人计划领军人才 2 人、卫健委有突出贡献中青年专家 12 人，博士生导师 213 人、硕士生导师 572 人。拥有 10 个国家重点（培育）学科和 25 个国家临床重点专科，15 个专科挂靠湖北省质控中心，形成具有广泛影响的优势学科群。配置 PET-MR、PET-CT、达芬奇机器人、射波刀、质子放射治疗系统等高端医疗设备，率先将混合现实信息技术、人工生物角膜等应用于临床手术实践。

响应国家号召，满足广大人民群众日益增长的医疗卫生服务需求，✕医院由远及近、因地制宜开展多种形式并行的医疗联合体建设。目前省外远至西藏、新疆、云南等偏远边疆省份，周边医疗联合体遍及河南、河北等地，湖北省内医疗联合体则覆盖十余县市。经过多年摸索，✕医院已形成"一体一圈一网"的特色。"一体"是指构建"1+N"医疗联合体托管模式，目前✕医院先后托管 7 家医院，助力基层医院在服务能力和医院管理方面的快速提升，实现"弯道超车"。"一圈"是指构建专科联盟生态圈，与基层共享优质学科资源，✕医院共成立专科联盟 26 个，覆盖省内外 200 多家医院，不断提升联盟医院专科疾病的救治能力。"一网"是指搭建远程医疗协作网，✕医院已建立了辐射全国近 70 家医疗机构的远程医疗协作网。每年开展远程教学 50 余次，远程查房、会诊 750 余次，并在国内率先开展了 5G 混合现实远程骨科手术，指导千里之外的基层医疗机构开展远程手术。限于篇幅，本书只探讨✕医院三种最具特色的医疗联合体建设情况，即涉及产权变更的兼并紧密型，不涉及产权变动的半紧密托管型，以及远程医疗联盟松散型三种医疗联合体建设情况。

（二）S 医院紧密型医疗联合体建设情况

1. 整合前 S 医院基本情况

S 医院坐落于武汉西南部国家级产业开发区，创办于 20 世纪 90 年代末，隶属于开发区内某大型央企，原为配套产业开发区的新建而设立的一家二级企业医院，主要为开发区企业员工和当地居民服务。2005 年，按照国务院企业主辅分离、剥离辅业的要求，在当地政府的撮合下，企业开始和 X 医院洽谈整合事宜。从磋商、挂牌到最后的整体移交，经历 4 年多的过渡，2009 年 S 医院才整体脱离企业，正式移交到 X 医院。整合之初，S 医院有床位 215 张，医务人员 252 名，以大专和本科为主，硕士研究生及以上学历很少；由于地处开发区，当地居民主要以开发区内企业青年员工为主，医院日常提供服务数量不多，日平均门诊量不过一百，平均每日留院人数仅五十余人，只能开展一些普通的基本医疗服务，年医疗业务收入3200 余万元；从未接受过任何医疗机构评级，具备二级医院规模，但实际服务能力和服务产出基本处于一级、二级医院之间。

2. S 医院医疗联合体运行机制

（1）S 医院医疗联合体类别。X 医院与 S 医院的联合属于典型的实体紧密型纵向综合整合，S 医院产权在产业开发区政府的主持下，由企业整体移交给 X 医院。考虑到 X 医院是一所公立非营利性医疗机构，自身并没有很多的收支结余留存，整合 S 医院组建城市医疗联合体的目的也是为了盘活存量医疗资源，提高开发区基层医疗机构医疗服务能力，整合并没有完全按市场化操作，没有像企业并购那样对并购对象进行价值评估，确定一个并购价格。而是在地方政府主持下，企业与 X 医院双方协商一个补偿金额，同时对整合后 S 医院的员工安置做了较详细的协商，整体原则是：员工去留自由，不给社会增添就业负担。

（2）S 医院整合过渡。在整合过渡期，S 医院开始只是挂 X 医院附属教学医院的牌子，仍保留独立的法人资格，独立开展经营活动。X 医院定期派临床科室专家到 S 医院坐诊、指导业务工作；如有 S 医院无法处理的病例，通过会诊或内部转诊通道转诊到 X 医院本部治疗。过渡时期的整合方式基本属于松散型医疗联合体模式，S 医院管理方式、服务能力、人员机构等整体变动不大。2009 年，为顺利完成深层次的紧密型医疗联合体整合，S医院原隶属上级企业特意调换了院长，以减缓整合中可能遇到的人事阻力。后来整合事实证明，这次高层人事调动对顺利实施整合起到了关键作用。

S医院陈院长访谈记录：

"我是2009年整合前2个月从集团总部医院调到这里任院长的。这次人事调动原来的企业也应该是出于整合圆满进行考虑需要出发的。我前任的院长在这里任职时间虽然不算长，只有4～5年时间吧，但他也算是这个医院的老人，这个医院在筹建时他就在这里了，他和这里的大部分员工都认识，人本来就不多，两百出头一点，大家关系也都算融洽。可能原来企业的高层怕形成'小圈子'妨碍合并，所以才让我来。企业并购要比医院频繁得多，我们原来的企业就是靠十年左右并购成为全球五百强的，他们肯定在这方面经验多。我那时也年轻，调到这里虽然人生地不熟，但想到和全国顶尖的医院合并，事业上可以再冲冲就来了。我刚来时，员工对合并还是有一些想法的。那时企业效益好，还处在扩张发展期，大家不是太愿意合并，愿意跟着母公司，母公司体量大，也不存在养不起两百来号人的问题。部分员工还认为是被企业甩了包袱，多少有点抵触情绪。我初来乍到，谁都不认识，主要的工作就是转变观点，我当时倡导的理念就是：合并不是甩包袱，而是并入豪门、并入专业主流，是小河并入大江，汇入主流我们医院才有更远大的发展。我们原来在企业属于附属机构，是二线。现在并入✕医院，是由二线变成一线，大家的发展前景应该是更广阔了。至于收入方面，我们也不像原来2000年企业改制那样，面临下岗问题。大家都不存在丢饭碗的问题，只要好好干，工资肯定是没有问题的。当然，二线变一线，对员工的职业要求肯定是高了。但只有这样才能促进大家发展。这个道理员工明白了，过渡合并很顺利也就过了。我调来两个月后开始正式合并，大概1年多就基本完成整合了。"

　　(3)S医院医疗联合体管理体制。整合后，S医院注销了原医院的注册，以分院形式彻底并入×医院，医院名称也改为×医院西院区。S医院原设人事、财务、设备、采购、基建等行政管理部门完全并入×医院相应对口科室。考虑到S医院离×医院主院区近20公里的距离，仍保留部分行政职能，根据现实管理需要，设综合办公室、医护管理办公室和后勤服务办公室三个行政科室，负责一切日常运营管理工作。整合初期人员主要由原行政人员担任，后来随着S医院不断发展，通过外部招聘、内部人员调整等方式，现在人员结构上基本以中青年为主，硕士研究生及以上学历者近半数。医疗业务科室、医技科室方面，×医院直接委派内科、外科、骨科、儿科、检验科、影像科等本院正高职称教授牵头重新组建临床一线团队；同时，返聘已退休全国知名专家到S医院坐诊。整合头3年定为创业发展期，为打消派遣人员经济收入上的顾虑，无论业务科室还是行政科室，创业发展期每月奖金全按×医院主院区原科室平均奖金核算，奖金由本院承担，不计入S医院运行成本。3年创业发展期后，才实行成本核算，奖金按所在科室核算。×医院作为一所百年名院人才济济，但由于本院区地处武汉商业黄金地段，诊室、床位数、实验室等硬件条件发展瓶颈已成为制约其服务能力、科研能力进一步发展的重要因素。S医院地处新的产业开发区，地理位置虽较偏远，但发展潜力巨大；同时，鉴于本院高层次人才众多，要成为科室学科带头人竞争过于激烈。再加上有创业发展期的缓冲制度设计，各个科室都有部分中青年正高人才愿意来S医院重新创业。能吸引中青年硕士生、博士生导师来创业，他们就能把刚毕业的新生力量留下。经过十年人才引进，S医院的人员结构发生了根本性变化，服务能力和科学研究实力已达到三级甲等医院水平，骨科、泌尿外科已呈现专业特色，还成立了院士工作站。

　　下沉和新引进的优质医疗资源不仅壮大了S医院的实力，对存量人力资源也产生了"鲶鱼效应"。×医院全盘接收S医院后，岗位聘用上一律向本院看齐，取消原来企业正式编制和临时聘用的区别。管理岗位设置学历、职称最低标准，统一实行院内公开竞聘上岗，以此激发原有员工的积极进取心，十年间留用青年职工通过在职学习，部分员工的学历、职称都上了更高的层次。

妇产科林护士长访谈记录：

"我是2006年到S医院上班的，是一名临时聘用护士，也算不上是正式职工，工资、奖金比体制内的职工差很多。到了2009年正式整合后，当时全院开大会说要实行新的管理体制，所有员工一视同仁，今后管理岗位全员竞聘上岗。我当时就隐约觉得自己遇到了大好的发展良机。我那时已经有小孩了，为了提升学历、职称，我在同济医学院报名参加了成人本科护理专业的学习。那时条件艰苦，不像现在都有私家车，晚上都是自己坐1个多小时公共汽车去上课，大半夜才回。2010年在×医院护理部主任的动员下，还参加了本院组织的科研申报，虽然没有选上，但这种准备的经历，我终生难忘。其实，就算没有申报上，花大量的时间准备对自己来说也是一种锻炼。至此后，我坚持学习和护理科研工作，当然自己的学习效果肯定不能和医生、主任他们比，他们毕竟起点高，反正是尽力不断提高自己。2011年全院竞聘S医院护士长，我也报名参加了。当时报名竞聘不论身份，公平公开考聘。我就以原临时聘用护士身份报名，没想到竟然竞聘上了。要不是医院有这种打破身份限制，鼓励竞争、锐意进取的文化，我肯定不能发展到今天这个样子。"

经过近10年的发展，S医院已发展成为开放床位数愈千张，员工800余人的三级甲等医院了。正是看到通过医疗联合体运行模式给基层医疗机构带来的发展和活力，产业开发区于2017年与×医院商洽，加深合作，把开发区6所社区服务中心、卫生院也委托给×医院管理，不过这次合作不涉及产权变更，仍采用紧密型医疗联合体模式。具体管理体制如下：

设立开发区基层医疗卫生机构医疗联合体建设发展管理委员会(简称管理委员会)领导下的院长负责制。管理委员会是基层医疗卫生机构医疗联合体最高决策机构，负责重大人事任免、重大项目实施、运行管理等。管理委员会成员由开发区卫生计生委员会(现更名为开发区卫生健康委员会)、开发区党政办、开发区编办、开发区人社局、开发区财政局主要领导以及×医院分管领导组成。管理委员会下设综合办公室，挂靠开发区卫计委部门，作为管理委员会下设的执行机构。综合办公室成员包括开发区卫生信息化办公室、医政口与党政口相关负责人，以及牵头单位相关部门、基层医疗机构主要负责人等。

职权设计上，政府主要承担办医、监督职能，管理委员会各成员商讨医疗联合体运行所需政府承担的责任和配套政策，并上报政府各部门。开发区卫计委部门负责牵头筹建，综合办公室负责落实；各医疗机构具体实施，其分工也有不同。运营管理上，由S医院具体负责，S医院作为核心医院负责制定内部管理制度，基层医疗卫生机构负责辖区内居民的日常健康管理与基本医药卫生服务供给。科室部门管理上，由S医院选派副高以上医务人员到社区卫生服务中心/站和卫生院常务副主任、医政管理和护理管理等重要岗位任职，从事全职专职管理，并负责考核各部门员工绩效。

筹资上实行"核定收支、定项补助、超支不补、结余留用"预算管理制度，S医院负责每年统一编列预算，报经开发区卫计委部门审核、汇总报区财政部门核定。政府作为出资方，由开发区卫计委部门牵头建立基层医疗卫生机构医疗联合体运行专项基金。

人事管理上，开发区基层医疗卫生机构医疗联合体实行一体化管理，即实行人事资源统一调配、招聘与培养。医疗业务上，各类慢性病、常见病为主的专科专家将门诊延伸到基层，保证每周每个专科都有1名专家在基层坐诊。人员培养上，实行《S医院基层培训四年计划》制度，培训内容主要是常见病和地方病，培训方式包括理论授课、实践操作、查房、疑难病例讨论等。双向转诊方面，制定内部双向转诊标准，建立转诊转院备案制度，有序引导患者到基层首诊。

3. S医院医疗联合体运营成效

经过十年的发展，S医院已成为服务地区、辐射周边县市、学科开设齐全、特色突出的三级甲等综合性医院。目前S医院开放床位数已达1025张；拥有员工934名，其中专业技术人员713名；开设综合重症监护、综合外科、创伤外科、泌尿外科、骨科、综合内科、妇产科、儿科、五官综合(含整形美容)、老年病科、放射科、检验科等19个临床/医技科室，7个独立病区；2018年门急诊人次69万余人次，出院人次3.72万，手术1.4万余台次；2018年医疗服务收入近8000万元。

儿科主任郑主任访谈记录：

"我到S医院整整有5年了，对我而言S医院就像是第二个家，感受过她的苍凉与萧条，同时也见证了她的变迁与发展。原先刚来时，听说过开发区人少、医院业务量不怎么多，但也没想到整个医院没有什么人气，偌大的停车场却空荡荡地闲着；门诊和病房相当地'安静'。儿科诊室面积很小，而且布局也有问题，和其他几个科室都挤在门诊三楼东边，相互影响，患者出入非常不方便，设备及耗材也奇缺，很多项目都开展不了。医护人员也不够，我们大家就只好牺牲休息时间轮流加班。拓荒创业是艰辛的，经过我们大家五年多的奋斗，诊室规模不断扩容，尤其是当初组建的超净化设备专科输液治疗室，彻底消除了医疗操作不安全的隐患，赢得了广大患者的信任，方便了开发区患儿就近诊治。我们科室已经在这个地区形成了一定品牌，现在这里的居民家里小孩生病了，都不去市儿童医院、省妇幼了，直接到我们医院，儿科是我们医院门急诊最火爆、人气最旺的科室，产生了巨大的社会效益。现在我们的接诊量已经远远超出了我们的接待规模和接待能力。各项业务从无到有，项目由少到多，技术不断提升，功能日趋完善，涵盖了专科医院门急诊的全部诊疗项目。儿科实验室的建立，促进了微量元素检测、新生儿黄疸经皮动态检测、手足口病的病毒(EV71-IgM)快速检测、变应原点刺测试、雾化吸入治疗、鼻窦灌洗、肺部及腹部理疗等一批新技术、新业务的开展，极大地方便了本地区及周边患者就近就医，西院儿科整体实力和人气显著提升，经济效益、社会效益同步攀升。卸任之时，西院儿科门、急诊量较我上任之初增长了85%，总收入增加了150%。"

骨科和泌尿外科是 S 医院的特色专科。骨科开设床位 200 张，其 3D 打印中心为华中地区之首，可以用陶瓷或硬塑料为病人再造骨骼，并植入体内。泌尿外科 2012 年才开始筹建，现在泌尿外科拥有医生 8 名，其中 5 人拥有博士研究生学历，能开展泌尿生殖系统所有常规手术，特别是在结石手术和老年人前列腺肥大诊疗上有优势，科研成果丰硕，还申报了发明专利，与北京大学附属三院合作，设置了院士工作站。

S 医院门诊办公室李主任访谈记录：

"泌尿外科一直是✕医院的特色，实力雄厚，是国家级重点学科。在本院的支持下，本院的泌尿外科在探索'一体两翼'的发展模式，两翼就是指要在两个分部壮大发展，进一步扩大泌尿外科服务的辐射范围。我们这边主要是引进了本部的朱教授过来牵头搞特色医疗，考虑到泌尿外科在 S 医院基本是零起点，我们原来制定的战略主要是先从临床抓起，先从特色抓起，科研方面暂时先缓一缓。在特色方面，我们主要是尊重朱教授的意见，在狠抓泌尿常见疾病诊疗质量的同时，突出男科和微创两个特色。现在这两个方面我们都做得不错，有些典型病例在各大媒体上报道了。比如有位来自安徽的小刘，结婚 2 年多，一直没有怀上小孩。小两口到处寻医问药，各种药物和治疗都没有效果。后来他们找到我们这里，经仔细诊断，朱教授判断小刘可能是 20 多年前的疝气手术导致双侧输精管被误扎了，同时合并有精液排出通道阻塞。朱教授团队用显微镜、精囊镜和腹腔镜'三镜联合'的方式，重建小刘的输精管道。手术很成功，病人和家属都非常感激。去年我们开发区一中一名男同学晚上在宿舍睡觉时觉得下腹、阴囊疼痛。当时学生和他妈妈打电话，妈妈认为是天冷受凉了，就让孩子先喝些热水，但孩子疼痛并没有明显缓解。学生的爸爸细心些，连夜赶到学校把孩子接到我们医院急诊科就诊。医生在一番检查后认为是泌尿系统的疾病，于是又帮患者联了泌尿外科的值班医生，值班医生迅速做出判断，很可能是'睾丸扭转'且血运已消失，经阴囊B超结果再次确认后，紧急进行了阴囊探查加睾丸复位固定术。疼痛症状很快就消失，预后效果很好，家长也是非常感激。到目前为止，朱教授和他的团队开展的经尿道前列腺柱状水囊扩开术、阴茎背深静脉包埋术、显微精索静脉曲张手术、自然通道的精囊镜检查术、输精管显微吻合术累计近万例，手术成功率都很高；输精管附睾管吻合成功率65%～70%，这在全国乃至世界都是非常领先的。微创手术方面，我们也做得很好。微创主要也是请本院王教授来牵头。就在前不久，一位患有肾结核的患者王先生还特意从湖南慕名前来。王先生患有严重的心脏病和肺气肿，手术气管插管麻醉可能引起肺部炎症反应和诱发心衰。陈教授与麻醉科会诊后，决定采用腰部麻醉，把手术对心肺功能的影响降到最低。最后，王先生的手术非常成功。2017年，我们聘请北大三院郭应禄院士成立了'院士工作站'，下一步准备以这为龙头，带动科研工作的开展。科研现在我们也有能力了，聘请教授当我们这里的主任，他们的学生就愿意留下来了。"

为更好地服务于开发区居民，针对开发区外资企业、合资企业多，海外人士相对较多的情况，S医院还于2012年开设了华中地区第一家全科国际门诊，聘请美国全科医生Cheryl de Mena担任首席医生，服务来自于美国、法国等30余个国家和地区的外籍人士，取得了良好的社会效益，慕名前来就诊的外籍患者越来越多，年接诊量已近400人次，提升了武汉的营商环境和招商吸引力，成为开发区的一张名片。

医疗机构主要提供无形的医疗服务，服务几乎全由医务人员提供。因此，医疗服务行业核心资源是人力资源，组建医疗联合体提高基层医疗机构服务能力的关键之一，是要提高基层医疗机构的人员素质。表 8-1 显示，S 医院医生、护士的学历结构发生了本质性的变化，学历的提升主要是不断外部招聘引入了新生力量所致。由此可窥见基层人员素质的提升效果。

表 8-1　S 医院医护人员学历变动情况　　（单位：人）

职位	学历	2008 年	2009 年	2010 年	2011 年	2018 年
医生	本科及以上人数	44	44	47	72	249
	大专及以下人数	43	41	43	45	6
护士	大专及以上人数	114	113	129	174	363
	大专及以下人数	29	26	26	33	31

S 医院近年来医疗服务质量改进也非常明显，急诊抢救成功率、诊断符合率等指标都得到显著改进，各医疗质量改进情况详见表 8-2。

表 8-2　S 医院医疗服务质量变动情况

医疗质量指标	2008 年	2009 年	2010 年	2011 年	2018 年
急诊抢救成功率(%)	95.50	98.60	98.50	98.60	98.81
出院诊断符合率(%)	94.40	95.80	95.80	96.10	97.05
好转率(%)	46.70	48.10	47.20	49.80	54.67
住院病人死亡率(%)	0.60	0.60	1.00	0.60	0.40

开发区基层医疗卫生机构医疗联合体运营大半年来，6 所基层医疗卫生机构共上转患者 185 人次，核心医院下转 55 人次。药事管理方面，专科药品部分实现统一配送，根据医疗服务需求和核心医院临床医生建议，已实现 118 个品种专科药物配送到基层，患者可以就近取药。设备共享方面，已实现远程放射诊断、心电诊断，目前正在加快远程病理中心、检验中心建设。月均开展远程诊断 35 人次。

（三）A医院半紧密托管型医疗联合体建设情况

1. A医院基本情况

A医院地处湖北省中南部，东临浩浩长江，南接八百里洞庭，西滨百里洪湖，北靠重镇武汉，地理位置优越，交通十分便利，驱车2小时就可抵达省会武汉。A医院始建于1951年，承担当地近百万人口的医疗保健、急危重症抢救、疑难病症诊疗的主要任务，也是当地最主要的医疗技术指导中心，是一所集医疗、科研、教学、急救、预防和康复、健康促进于一体的二级甲等综合医院、爱婴医院、二级优秀医院、国际紧急救援中心网络医院。

2015年，A医院占地3.2万平方米，建筑面积4.8万平方米；拥有西门子1.5T高场磁共振、多层亚秒螺旋CT机、DR、钬激光、德国蔡司手术显微镜、电子胃镜、高端彩超、全自动生化分析仪、PCR基因检测仪、鼻内窥镜、纤维喉镜等万元以上设备130余台(件)，开放床位567张；设心血管内科、肾内科、内分泌科、呼吸内科、消化内科、骨外科、神经外科、泌尿外科、肛肠外科、胸外科、传染科、儿科、新生儿科、妇产科、五官科、麻醉科、放射科、临床护理等临床和医技科；开设14个住院病区，重症监护病房、血液透析病区、传染病隔离病区各1个。建立医疗联合体前，A医院拥有在职职工816人，其中卫生技术人员601人，学历结构主要以本科及以下学历为主，硕士研究生以上学历者仅有4名。

2. A医院医疗联合体运行机制

(1)A医院医疗联合体类别。×医院与A医院2010年便建立起对口援助关系，在援助的初期阶段帮扶形式主要是×医院每月定期派高年资医务人员在A医院义诊、查房，建立转诊绿色通道等方式进行。但缺乏长期持续性的优质医疗资源下沉的举措。2015年，国家宏观层面正式开始提出通过组建医疗联合体的形式强化基层医疗卫生机构建设，顺应中央卫生计生委的精神，在湖北省政府、县地方政府和卫生计生局的主持下，╳医院与 A 医院正式签署了全面托管协议。组建的医疗联合体不涉及 A 医院的产权，当地卫生计生局只是将医院管理权部分让渡给╳医院行使。从管理权限、成员单位地域和成员等级角度划分，╳医院与 A 医院的医疗联合体属于城市大医院与对口县医院间组建的纵向半紧密托管型医疗联合体。

A 医院所在县市发展与改革委员会发展规划科李科长访谈记录：

"我们这个地方地理位置还是蛮好的，水路、陆路交通都还很方便，地方经济发展比上不足比下有余。经济发展主要靠农业，我们这里水资源很丰富，但靠农业经济上要想有大的突破也很困难。所以，总体上而言是吃饭不成问题，但大的发展还在筹划，人才引进、留住人才还是比较困难。A 医院是人民医院，算是我们这里的头一块牌了吧，但人才瓶颈是限制它发展的很重要一个方面。另外，刚才说了，我们地方经济主要是依赖农业，地方经济实力比较有限，县医院的发展在经济上也遇到很大的困难。其实，从我们县走出去的人才还是很多的，'惟楚有才'这句话对我们还是很适用的。但他们都留在武汉了，国外的也有，愿意回乡建设的不多。A 医院与╳医院合作有差不多十年了，合作得还是很不错的，我们都看到了他们的成长。2015 年的时候，医联体的说法刚刚在政策层面上出现，中央和省里想搞一个试点试一下，我们地方政府也很想凭借这个机会发展地方民生，所以那时候的市长和卫计局就到省里跑，要政策。最后，还是把这个试点拿下来了。搞试点，原来也没有什么经验，公立医院产权关系也不能动。那时正好是国家在大力抓地方县级医院标准化建设，隶属关系、产权关系在那个时代背景下几乎是不可能动的。当然，现在来看这是非常有必要的，要是都变成私立医院了，像我们这里农村，看病主要就靠县医院，公益性就无法保证了。所以，当时我们就采用了产权关系不变，以托管的方式组建医联体。主要是想通过托管加深我们县医院与上级医院的联系。另外，我们也考虑到帮扶肯定是有成本的，不可能总希望别人主动无私地帮助，这种合作方式肯定不可能深入，也不可能持续。所以，在托管方式的考虑下，我们还考虑到怎么给×医院一定的补偿。我们地方财政也不富裕，专门拿一块出来给×医院，我们也不一定拿得出来，再说政策上如何操作也是个问题。最后，就确定从医疗业务收入中拿出一部分来。这个设计应该还是很不错的，医疗联合体的建立就是要提高基层医院的实力，确保地方医保资金运行平衡。×医院帮扶尽力，医疗联合体运行不错，县医院的医疗业务收入就高，那托管收入也就多。这个还是很合理的。"

（2）A医院医疗联合体管理体制。2015年7月，在湖北省原卫生与计划生育委员会主任杨云彦、武汉市市长万勇和荆州市市委书记李新华等一行领导的主持下，×医院院长与A医院所在县市长正式签订了A医院托管协议书。托管期限20年，托管目标任务实行滚动计划制订方式，即每五年对具体托管任务目标进行一次考核，同时制订下一个托管周期目标任务。A医院作为被托管对象，医院性质、资产归属、行政关系隶属、财政收支渠道不变，员工身份不变。在整个托管期内，A医院名称前可以加注冠名×医院的名称缩写，×医院派出有管理经验的临床型业务骨干任A医院业务副院长，与A医院其他院长、书记共同组成医院领导班子；同时，×医院还派出一定数量的医疗专家和经营管理人员协助A医院开展日常管理工作。作为优质医疗资源下沉的补偿，×医院在完成托管目标任务的基础上，每年可以获得A医院1.5%业务收入作为回报。在头五年第一个托管周期内，A医院所在县市下达的主要托管目标是全面提升常见疾病的诊疗水平，医院就诊率提高90%以上，促进"小病在基层、大病不出县"目标的实现。具体的管理体制和工作任务有以下几个方面：

①改革和完善医院管理体制。首先，根据国家卫生与计划生育委员会关于县级公立医院绩效评价指导性文件，在兼顾社会满意度和医院运行效益的基础上，重新制定A医院绩效考核制度。其次，完善医院内部决策和制约机制，核心内容包括：在当地卫生计生局主持下，A医院重新竞聘医

院院长、书记等高层领导干部，×医院委派正高职称临床医生常驻 A 医院任业务副院长，与竞聘高层领导共同组织 A 医院领导班子，重要干部任免、重大项目实施、大额资金使用等重大决策都要领导班子集体讨论通过；同时发挥医院党委和职工代表大会的民主监督作用；严格执行县级公立医院财务管理制度，切实加强财务核算和预算管理，压缩不合理支出，降低医院服务成本和运行成本。第三，规范医疗服务行为、提供服务质量。这方面主要是通过×医院下派的医疗业务专家与 A 医院骨干共同制定完善各项临床检查、诊断、治疗技术指南和基本规范，重点加强病历书写、查房、疑难病例和死亡病例讨论、手术安全管理和急诊抢救等工作。最后，以医院管理、医院信息化等学科为基础，优化设施布局和诊疗服务流程，营造温馨就诊环境，构建和谐医患关系。

医疗服务考核方面关注的指标主要有：基本医保目录药品使用率、医保目录内诊疗项目使用率、药占比、检查费占比、次均费用、参保人员负担水平、住院率、平均住院天数、复诊率、人次人头比、转诊转院率、手术和择期手术率等。

②人事制度改革方面。建立人员结构动态调整机制，推进编制备案制的落实。实行人员公开招聘制度，优化人员结构，全面推行聘用制度和岗位管理制度，坚持按需设岗、竞聘上岗、按岗聘用、合同管理、依合同考核，以考核结果续聘晋聘，变身份管理为岗位管理，建立能进能出、能上能下的灵活用人机制。建立以工作量、人员成本、工作绩效为基础的工资总额核定办法，将岗位工作量、服务质量、规范服务、费用控制、患者满意度等绩效考核结果作为收入分配依据。在核定的绩效工资总额内，重点向临床一线、关键岗位、业务骨干和工作有突出贡献的人员倾斜，合理拉开收入差距。实施专科特设岗位计划，引进急需高层次人才，制定高层级人才引进方案。

③医疗联合体运营方面。凭借×医院优厚的底蕴和丰富的管理经验，深化医疗联合体建设内涵，做实医院托管工作。充分利用×医院充沛的教学资源，合理制定医院人才培养规划，完善住院医师规范化培训制度，强

化继续教育制度。重点加强医院骨干医师培训，早日建成一支由 A 医院职工组成的基本功扎实、特色鲜明的中青年骨干队伍。在依托╳医院提升自身实力的同时，探索以业务、技术、管理、资产为纽带，以提升乡镇卫生院、社区医疗服务中心等基层医疗卫生机构为导向的多样化分工协作模式，探索县域医疗集团的建立和运行管理机制，逐步实现基层首诊、分级诊疗、双向转诊、急慢分治、防治结合的医疗服务模式。

A 医院院长办公室王主任访谈记录：

"我们当初合并时，医院和地方政府主要是想通过医联体的方式扩大、深化优质医疗资源下沉的力度。在托管前，我们医院就和╳医院有过长期的合作关系。原来的形式主要是专家来义诊、查房、办学术讲座等，但主要的问题是这些形式都不持久、断断续续，各种活动也不成体系，后来慢慢地职工觉得作用不大，作用确实也不很明显。我们县离武汉的距离也不算太远，现在经济发展了，交通方便了，经济条件好一点的患者都可以自己开车去武汉大医院看病，病源流失的现象也比较突出。另外，我们卫计局当时也想搞一个公立医院改革的试点。所以就和╳医院搞了这个托管型医疗联合体。我们当时的想法是既然要搞，就要按高标准搞。重点突破优质医疗资源下沉的方式和公立医院运行机制改革。资源下沉方式上，在和╳医院反复磋商后决定就以托管这种方式进行，我们地方上让一部分收益给╳医院。医院运行机制改革上，政府层面很重视，在县政府和卫计局的督办下，要求对我们医院原有的人事制度、绩效评价、薪资报酬等一系列相关制度都进行改革。半年吧，好像是半年时间我们当时才拿出方案上报卫计局和县政府，经他们核准后，我们才实施……都说外来的和尚好撞钟，有时确实是这样。引进了╳医院，借助外力有些单方面不好做的事就变得好操作些了……"

3. A医院医疗联合体运营成效

A医院与×医院建立半紧密性托管医疗联合体四年来，凭借×医院强大的技术实力，A医院临床医务水平获得了飞速的发展。4年间，×医院通过派驻11个专业的核心卫生技术人员支援A医院已达121人次，平均每人在A医院工作时间占其年工作时间的20%以上；此外，还定期以会诊和坐诊方式，派遣高年资专家到A医院指导工作。目前，在×医院的帮助下，A医院共开展新业务新技术62项，很多新技术填补了本县甚至是地区的技术空白，突破了县级医院技术进步的掣肘，实现了二级甲等医院技术发展制度化、规范化、常态化。骨科首次将3D打印技术应用于创伤骨科手术，开展了全省第一家钬激光用于椎间孔镜微创手术，完成了荆州地区首例脊柱微创——机器人辅助下椎体成形术，这也是全湖北省第三家能开展此项技术的医院。神经外科利用蔡司手术显微镜为脑出血患者进行血肿清除术；普通外科开展乳腺微创术、单孔腹腔镜下胆囊切除术等各种微创手术，并率先在当地开展首例将纳米碳染色淋巴结示踪技术应用于甲状腺肿瘤手术。有了精湛的医疗技术支持，医院收治的病人人数和医疗业务收入自然也得到提升。托管4年来，门急诊人次平均保持年7.34%的增长率，出院病人保持年4.63%的增长率；医疗业务收入增长率高于服务量增长率达18.98%，这主要是由于收治的病人手术复杂程度增加，以及开展新业务新技术收费较一般诊疗业务更高所致。

A医院骨科副主任张主任医师访谈记录：

"原来我们县医院资金非常缺乏，别说购买这些开展新业务的设备了，就连病区环境都不怎么样。再说，我们原先员工队伍也没有现在这么好。学历都跟我一样以本科为主，有些连本科都不是。我这个年纪的人，读书的时候本科还可以，现在高等教育都普及了，县医院医生还是本科就有些低了。学历都不高的话，其实就是发展上后劲不足，难以开展新业务。×医院托管后，教授就来了，他们来了一方面可以指导我们开展一些前沿的业务，可以手把手地教；另一方面，他们把自己的学生带来实习、教学，可以分担我们一些基础性的工作，我们学习、开展新业务的时间和精力也都要好些。我们这里病人还是蛮多的，只要有机会，我相信我们以后发展的空间还会更大。"

依托╳医院教学医院的资源优势，定期邀请各学科知名专家开设学术讲坛，加强学术交流，基本上每个月 A 医院都有各色形式不一的学术活动。组建医疗联合体后，A 医院也加大了选派青年业务骨干到╳医院进修的节奏，平均每年 10 人次左右。同时，在╳医院的协助下，住院医生规范化培训等各种人才培养计划也得以更好地落实。有了╳医院强有力的教学力量支持，A 医院启动了为期三年的住院医师规范化培训项目，在学习方面，采用请进来、送出去形式，加强人才培养，与╳医院合作开展教学讲座，目前每年培训的员工都近 3000 人次左右。提升了 A 医院的学习氛围，A 医院托管后，医生和护士的学历提升比较明显。2014 年托管前，医生中专科及以下学历者人数为 40 人，占比 22.86%；2018 年，托管三年后医生中专科及以下学历者占比降到 17.74%；护士中大专以下学历人数由 2014 年 27 人下降到 2018 年 19 人，占比由 9.47%降到 5.00%。医生护士学历结构详见表 8-3。医生队伍中，中级职称人数增加明显，比例由 46.29%上升到 51.49%，这给医院未来发展储备了充足的动力。近年来医生职称结构变化详见表 8-4。

表 8-3　A 医院医务人员学历结构　（单位：人）

岗位	学历结构	2013 年	2014 年	2015 年	2016 年	2017 年	2018 年
医生	本科及以上学历	98	135	160	171	185	198
	专科及以下学历	61	40	24	35	39	37
护士	大专及以上学历	201	258	287	321	334	361
	大专以下学历	37	27	16	15	18	19

表 8-4　A 医院医生职称结构 （单位：人）

职称结构	2013 年	2014 年	2015 年	2016 年	2017 年	2018 年
高级职称	51	53	59	63	58	61
中级职称	66	81	85	98	109	121
初级职称	42	41	40	45	57	53

通过×医院专家们的传经送宝，实现了优质医疗资源下沉，有力提升了 A 医院的医疗技术。作为一所县级人民医院，A 医院还肩负着指导下级乡镇卫生院和社区卫生服务中心的指导工作。依靠托管的良好契机，A 医院还大刀阔斧地进行了省、县、乡区域医疗联合体创建的尝试。作为承上启下的中坚，A 医院上接三级医院优质医疗资源，下联基层医疗机构，实现区域内协同救治，与所在县乡镇卫生院组建医疗共同体，打造出了县域范围内"基层首诊、双向转诊、急慢分治、上下联动"的就医新格局，满足了老百姓的多样化医疗需求。在原县卫计委的指导下，优化区域医疗资源配置，建立临床技能培训中心，建立检查检验、病理诊断、医学影像等中心，推进市(县)域内检查检验结果互认，降低医疗成本，使县域内患者更加便捷地享受优质医疗资源。在 2018 年 9 月国家卫计委"2017 改善医疗服务"行动擂台赛上，A 医院获得了最佳医疗实践金奖、合理调配诊疗资源第一名。这充分说明了 A 医院在医疗服务上的改进和医疗技术的提升所取得的成绩，以及和上下级医院紧密协作的成功。

×医院派驻 A 医院业务副院长访谈记录：

"不同的医院应该有不同的定位，像 A 医院这样的县医院全国有9000 多个，要办好这样的医院，关键是要有合理的定位，要意识到它们在整个医疗卫生领域中的作用。没有小看它们的意思，再让 A 医院发展 100 年也赶不上×医院。但这不是说它们就不行，而是说不同的医院要有不同的定位，我们托管就是从这个角度来入手的。首先医院要加强医疗质量，提高人员素质。这方面我们主要是通过强化'三级巡逻'、规范化培训来落实。另外，就是提高诊疗水平和诊疗的层级，在保证质量的同时，针对居民医疗需求，从各个点一一突破。骨科一直是✕医院的优势科室，这些年医疗技术发展很快，各种医疗设备更新速度很快。地方上的医院受到资金和人员方面的限制，在这些新业务的开展上一般要落后一些。这个情况我们原来在其他地方会诊、做手术的时候都看到过。所以，我们在骨科上找了几个具有一定地区领先地位的项目先开展起来，效果很好，地区和县里面也看到了起色，很鼓励我们这样搞。微创手术跟这是一个道理，微创也是凭借仪器设备开展诊疗，现在微创用得都很普遍了，病人痛苦少，预后也不错，这也是我们找准的一个突破口。现在看来，这几方面都不错。下一步，我们的打算是鼓励✕医院的教授把自己的研究生带过来搞临床和科研，想通过青年人的闯劲带一下 A 医院相关工作的开展。主要是想培育一下 A 医院的中青年骨干。如果有可能的话，还可以看看能不能留几个博士到 A 医院，这里现在博士这个层次的人才太少了，没有一定数量的高层次人才，科研和后续的发展就没有后继力量了。这方面，我们现在做得也很有起色，有几个博士在这里搞的科研都不错，都有成果。"

在医疗业务和运行管理上取得不错发展态势的同时，A 医院智慧医院也初具雏形。现在正在积极探索互联网医疗模式，建立了远程动态心电图系统，上线了手术麻醉系统、合理用药监测系统、移动护理系统、LIS 输血管理系统、耗材供应使用系统、医院感染管理系统、消毒供应管理系统、银医通系统等，促进医院医疗业务的智能化发展，极大地提高了基层医疗机构的诊断水平，保障医疗护理质量和安全，同时为患者提供了便捷、高效、优质的诊疗服务。为体现便民、利民、惠民的理念，医院还协同政府有关部门做好全面小康建设、健康扶贫等工作，以更好地体现公立医院的责任。按照县人民政府办公室关于实施农村建档立卡，贫困人口住院"先诊疗后付费"和"一站式"结算的文件精神及卫计局要求，A 医院认真部署相关工作，健全升级惠民便民的医疗服务体系，在县域内率先推行"先诊疗后付费"和"一站式"结算办法，为贫困患者开通生命"绿色通道"，通过三网联动"一站式"结算，让信息多"跑路"、群众少"跑腿"。

经过近五年的托管，A医院的医疗服务水平和诊疗能力都有了显著的进步。医院现有院区和床位数已经限制了其进一步的发展。为了更好地服务当地居民，让全市人民群众享有更高水平的医疗卫生服务，使县医院的发展能跃上新台阶，市委市政府决定对县人民医院实施整体搬迁。建成后的新院占地223亩，建筑总面积9.3万平方米，设置床位1000张，按照三级医院标准建设，它的投入使用将极大地改善就医环境，不断推进医院医疗水平再上新台阶。

A医院所在地卫计局规划科赵科长访谈记录：

"A医院这几年的发展相当不错，门急诊业务量、年入出院人次都在持续上升。有了×医院的支持，科研工作现在也在进行，估计不久以后应该可以取得突破。他们的神经内科已经成为省级重点学科了，这在我们县市还是第一个省级重点学科。总的来看托管模式开展得还是相当不错的。A医院现在的地方你可能也看到了，它在商业区，四周都没有任何发展空间了，医院环境进一步改造已经遇到了瓶颈，几乎没有太多的发展余地了。我们已经在新区规划了一块地，现在正在建设中，估计就是明年就可以搬迁了。新医院占地223亩，床位1020张，比现在的院区要大多了，就诊环境将彻底改变。当然，我们也希望县人民医院能在现有的基础上获得更大的发展。下一步他们的发展方向应该是像×医院一样，不仅自己要发展好，还要具备一定的服务输出能力，它毕竟是我们这里的龙头，还要指导下面基础的工作，也要下沉部分的资源。所以，未来A医院人才队伍建设非常关键，后面制约它发展的应该就是人。现在的人员结构中，高学历、高职称的人才还不够、太少，博士才2个，硕士好像10个左右吧。这样的人员结构跟我们给它未来的定位还差很多。下一步争取在以后的十多年托管中，看能不能摸索出什么办法，让╳医院帮我们基层留住人才。"

(四)远程医疗专科联盟

1. ╳医院远程医疗专科联盟现状

╳医院作为一所技术力量雄厚的卫生健康委员会直属医院，在"互联网+"医疗应用方面也走在全国医疗卫生领域的前列。早在20世纪90年代，互联网的应用逐渐普及时，╳医院就已经开始试水远程医疗，当时远程医疗的内容以在线会诊和小范围的学术交流为主。随着网络科技、物联网技术的发展，现在的远程医疗服务内容已远远超出过去的范围，涉及各种形式的会诊、远程诊断、远程查房、远程教学、远程手术、在线学术讨论和各种在线入院出院转诊手续的办理。

目前╳医院的远程医疗协同平台主要具有以下三方面的功能。首先，实现院内院外信息共享。基于临床数据中心，可以与已经建立起医疗联盟关系的下级医院共享电子病历，比如可以同已经建立医疗联合体关系的秭归县中医院共享电子病历数据，╳医院医生在患者的授权许可下，就能在武汉查看患者在下级医院就诊的病历记录。这为科学诊疗、合理用药提供了翔实的依据。通过掌上移动APP，远程医疗协同平台还为患者提供在医疗联合体内医疗机构就诊过程中所产生的完整、客观、连续的个人病历。其次，通过协同医疗服务平台可以实现远程查房、会诊、救护等工作。应用多功能一体化远程协同医疗服务平台，以互联网为媒体，╳医院可以与医疗联合体内下级医院间开展多学科远程会诊、同步病历讨论、远程管床、移动查房、车载救护、多院区晨会与会诊、远程影像、远程教学、科普宣教等工作。目前，╳医院已经与湖北省内外33家医院深入开展技术协作，挂牌"湖北省远程医学中心"。依托双向转诊功能模块支持区域医疗联合体，现在已经可以为已接入的34家基层医疗卫生机构提供预约诊疗、双向转诊、病历查询、检验检查结果查询等服务，有效推动了分级诊疗模式。再次，通过区块链应用，建立数据共享的信用体系。以往医疗联合体内的远程医疗协同服务，存在参与主体多、涉及业务广、安全风险高，各医疗机构间难以跨平台安全共享数据的问题，这都严重制约了远程医疗业务的开展和医疗联合体自身的发展。以×医院临床中心作为数据汇聚的平台，将区块链技术应用于底层网络技术架构体系中，"数据不上链，数据目录上链"。从而实现低成本、高安全的沟通方式，建立医疗联合体内医疗机构数据安全共享的信任体系，对医疗数据的安全存储和传输进行了有效管理，解决信息孤岛和数据安全的问题，这为今后基于网络的远程医疗服务发展奠定了坚实的技术基础。

　　×医院远程医疗专科联盟主要以互联网、MR、云平台为媒介，联合国内外多家医疗机构专科组成松散型技术医疗联合体。×医院现已建成了9个专科联盟。骨科由副高以上医务人员以"点对点"对接方式实现对恩施基层医院"手把手"的帮扶；心内科探索建立了"医疗质量监控—医学继续教育—管理能力提升"三位一体的模式；神经内科则联合中部省份86所医疗机构组建中部地区神经系统疾病医疗共享平台。远程医疗平台已成为优质资源下沉的重要手段。2017年完成远程会诊1532次、远程查房492次、远程教学168次、双向转诊2096例。

　　×医院心脏内科在心衰诊治领域走在全国前列，凭借强大的技术实力和同行中的声望，它牵头组建的湖北省心衰中心联盟覆盖湖北省内78家医院，为广大心衰患者搭建一个集重症救治、慢病管理、远程医疗于一体的规范化诊疗服务网络。组建的专科联盟是探索公立医院综合改革、推进分级诊疗制度建设的一种尝试。湖北省心衰联盟将推动城市大医院优质医疗资源下沉，开展对口帮扶基层，建设全省"预防—治疗—康复"三位一体心衰防治体系。×医院作为心衰中心联盟的核心单位，充分发挥学科示范、带动效应，与各联盟成员单位之间实现信息互通、上下联动，积极开展双向转诊、远程会诊、慢病管理、技术指导、继续教育等，打造湖北地区心衰患者的分级诊疗体系，从而提升区域内心衰诊治能力和医疗管理能力，让基层老百姓能享受更加高效精准的医疗服务。基层重症患者可通过联盟及时上转到╳医院接受治疗，病情稳定后再下转回当地进行康复，联盟成员间还会通过远程会诊、微信平台等对患者进行随访管理。

2018 年 1 月 10 日，╳医院骨科教授手术团队成功实施了全球首例混合现实技术三地远程会诊手术。此次远程会诊在武汉、新疆博尔塔拉州、美国弗吉尼亚三地同时展开，借助全新的基于混合现实技术的远程会诊系统，在三个地方同步顺利完成了异地远程术前讨论、医患沟通、现场手术指导。

╳医院骨科叶教授访谈记录：

"现在我们都进入 5G 时代了，手机、通信都比过去好用多了，主要是速度要比原来快多了。我们开展的混合现实技术说得通俗一点，可以理解为把通信技术和三维成像技术运用到医学领域中。混合现实（mixed reality），简称 MR，相对于 AR 把虚拟的东西叠加到真实世界，混合现实则是把真实的东西叠加到虚拟世界里。听起来好像是差不多的，反正都是把现实和虚拟混到一起，但其实差别是很大的。因为把虚拟的景象叠加到现实里相对比较容易，我们现在 VR 游戏、电视都有了，就是在真实的画面上显示虚拟的东西就行了。但要把现实的镜像叠加到虚拟里，那就比较难。因为首先我们得把现实的东西虚拟化，也就是先要用摄像头捕捉画面，但我们摄像头捕捉的画面都是二维的，也就是画面是一张画，没有立体感。所以还要把二维的图像通过计算机形成三维的虚拟图像，这叫 3D 建模。只有这样虚拟化以后，我们才能把它很好地融合进虚拟的 3D 世界里面。手术过程中有三维画面，能远程看到实际的影像，这对于我们指导手术的开展很重要。有了这个混合现实技术，我们就可以实时指导远在外地的医生开展手术了。今年我们就又以 5G 技术为通信工具，实施了一例混合现实技术手术，手术是在恩施咸丰开展的。病例是一位 76 岁的女病友，她在当地老家割草时，不慎从约 3 米高处坠落，臀部及左足着地，活动受限，双下肢不能活动，胸椎骨折合并不全瘫痪。县人民医院诊断为胸12椎体爆裂骨折并脊髓损伤。由于病友年纪较大，同时骨折程度较重，加上有血栓形成，外出就诊风险极大。手术当地医生开展有一定难度，如果是以前，那就必须我们前往当地才能实施手术。现在有了5G混合现实技术，就可以隔空指挥了。当天，县人民医院骨科蒋主任负责手术，他带上MR眼镜，就仿佛拥有了透视眼，患者病灶部位的全息投影成像，精准地悬浮在他眼前，除了能透视到患者身体内部的景象，他还能看到一支笔在告诉他植入螺钉的方向和部位，这支笔就是我在武汉实施的指导。最后，彭主任精准为病友植入6颗螺钉，成功完成手术。现在病人预后非常好。"

2. ×医院远程医疗专科联盟展望

远程医疗专科联盟发展很迅猛，但在实施中也遇到一些问题，比较突出的主要是信息共享问题。不同医疗机构医疗数据的标准不统一，数据兼容存在很大问题。各个医疗机构的信息系统往往都是由不同的厂商开发的，导致相同数据项在不同医疗机构的信息系统中的类型、值域等都存在较大差异，造成病人医疗数据无法在专科联盟间实现有效共享。其次，这种远程医疗专科联盟的整合效果受多种因素的干扰，核心医院在学科中的声望、学术地位，协作医院是否积极配合，以及网络通信是否通畅，都对医疗联合体能产生的协同作用有较大影响。

有效解决病人医疗数据的互联互通和标准化问题，需要多方面共同努力。一是各级医疗卫生机构需要加大对信息化建设的重视程度和投入力度，并制定长远发展规划，注重各种医疗卫生信息系统的标准化改造。二是要从国家层面加大医疗卫生信息化相关标准的制定和推广。调查中了解到×医院今后的相关工作主要有以下的打算。首先，建立长效运营机制，保障信息化工作可持续发展。充分考虑各项业务开展的投入和产出，填平补齐，弥补短板，支持必要的建设，避免重复建设，严控超常建设和盲目配置。同时，深入研究医疗联合体运行机制、绩效分配机制、价格、医保支付、设备采购等内容，切实加强运营能力，保障业务可持续发展。其次，根据互联网发展趋势，打造医联体医疗云模式。基于远程协同医疗服务平台，建立互联网云医院。以×医院为中心向医疗联合体内托管医院、直属分院、基层医疗卫生机构进行服务体系、监管体系的辐射，实现医疗资源上下贯通、信息互通共享、业务高效协同，便捷开展预约诊疗、双向转诊、远程医疗等服务，达到分级诊疗和急慢分治的效果。最后，探索新技术新应用，促进远程医疗的融合发展。积极开展基于 5G 网络通信技术的移动急救、远程会诊、机器人超声、远程查房、远程手术等应用层面的研究；融合区块链、边缘计算、大数据和人工智能技术，做到数据不出院，实现医疗联合体内用于临床、科研合作的数据安全共享；创新监管模式，强化事中事后控制，规范临床数据使用方式，确保数据安全。

三、N 市中心医院医疗联合体

（一）N 市概况

N 市是国家历史名城，位于湖北省西北部，居汉水中游，是鄂、豫、渝、陕毗邻地区的中心城市；下辖 3 个城区、3 个县级市和 3 个县。设有国家级高新技术产业开发区、经济技术开发区各一个和省级经济开发区一个，总面积 1.97 万平方千米。

N 市属北亚热带季风气候，冬寒夏暑，冬干夏雨，雨热同期，四季分明；除高山地区外，全年平均气温在 15～16℃之间，全年降水量在 820～1100 毫米之间。全年全市水资源总量 54.65 亿立方米，其中地表水资源量 49.89 亿立方米，地下水资源量 20.67 亿立方米，地下水资源与地表水资源不重复量 4.76 亿立方米；南水北调一期工程后，汉江干流入境减少 130 亿立方米以上。全年太阳辐射较为丰富，气候资源具有优势，极有利于农业生产潜力的发挥。地形为东低西高，由西北向东南倾斜。东部、中部、西部分别为丘陵、岗地、山地,约占 N 市总面积分别为 20%、40%、40%。

"十三五"以来,N 市坚持以习近平新时代中国特色社会主义思想为指导,经济社会发展坚持稳中求进工作总基调,大力推动高质量发展,近五年来全市地区生产总值平稳增长,按可比价格计算近五年平均增幅为 8.21%。2019 年全市实现地区生产总值 4812.8 亿元,全年居民消费价格比上年上涨 2.4%;全市完成财政总收入 477.1 亿元,地方一般公共预算收入 300.2 亿元,增长 1.6%,剔除减税降费政策等不可比因素影响,地方一般公共预算收入可比增长 12.1%。地方一般公共预算收入中,税收收入 201.7 亿元,占地方一般公共预算收入的比重为 67.2%。2019 年年末,全市户籍人口 589.8 万人,常住人口 568.0 万人,常住人口城镇化率达到 61.7%。全市居民人均可支配收入 28558 元;其中,城镇常住居民人均可支配收入 37297 元,农村常住居民人均可支配收入 18933 元。

全市共有卫生机构 3661 个,其中,医院、卫生院 214 个,疾病控制中心(防疫站)8 个,妇幼保健院 8 个;卫生机构床位数 39254 张;卫生机构人员 44804 人,其中,卫生技术人员 35820 人,执业医师 13779 人,注册护师(士)16119 人。

(二)N 市中心医院概况

N 市中心医院始建于 1949 年 7 月 1 日,是获原卫生部认证通过的全国首批三级甲等医院、国际爱婴医院、国际紧急救援中心网络医院、国家药物临床试验机构,是湖北省卫生和计划生育委员会重点建设的省级区域性医疗中心之一,综合实力位居湖北省医疗行业十强。医院于 2010 年成为湖北文理学院附属医院,开设临床医学、护理学、临床检验技术三个本科专业,同时也是华中科技大学同济医学院、武汉大学医学部等多所院校的教学医院,并承担相关本科生及研究生教育,2010 年成为湖北省首批住院医师规范化培训基地,2014 年被认定为全国首批住院医师规范化培训基地,下设 22 个专业基地。

医院分为南院区、北院区、东院区共三个院区,以及 B 分院和 C 分院两个分院;南院区地处 N 市古城内是最老的院区,北区和两个分院都是通过组建医疗联合体的形式整合而来,东院区是新建院区,目前一期工程已完工,后续还有二期工程。目前 N 市中心医院共有建筑面积 43.5 万平方米。医院定编病床位 3800 张,设 79 个病区,71 个专科,年门急诊量达185 万余人次,年出院病人数达 12.7 万余人次,年手术量达 7.3 万余台次。医院拥有 PET、CT、SPECT、3.0T 磁共振、128 排 CT、数字减影仪、DR、直线加速器、全飞秒激光、心脏彩超、四维彩超、各种内窥镜、高压氧舱、全自动生化免疫分析流水线、全自动血液检测流水线等十万元以上专业医疗设备八百多台(套),价值约 5.2 亿元。

N 市中心医院拥有一大批优秀卫生技术人才,其中一级主任医师 8 人,二级主任医师 16 人,三级主任医师 101 人;博士、博士后 77 人,硕士 667人;正、副教授 51 名,武汉大学医学部博士研究生导师 1 名,硕士研究生导师 7 名,生物医学工程硕士生导师 10 人;享受国务院津贴专家 7 人,省政府专项津贴专家 4 人,省有突出贡献中青年专家 5 人,市政府专项津贴专家 18 人,湖北省首届医学领军人才 1 人,湖北省高端人才引领计划人才1 人。能开展主动脉夹层腔内覆膜支架膈绝术,全飞秒激光小切口微透镜取出术、3D 腹腔镜下胰十二指肠切除术、3D 高清腔镜宫颈癌根治术、椎间孔镜下髓核摘除术等众多高难度手术;医院生殖医学、基因诊断技术已达国内先进水平,在省内同级医院中居领先地位。医院先后有心血管内科、妇科、产科、心胸外科、泌尿外科、神经外科、眼科、检验医学部、耳鼻咽喉科、儿科、麻醉科、肿瘤科、护理、影像科、呼吸内科、神经内科、消化内科、急诊科、普外科、血液内科、骨科、新生儿科、重症医学科、内分泌科、超声科、输血科 26 个科室被评为湖北省省级重点专科,医院的皮肤科白癜风治疗科(部级专科)被湖北省列入中医重点专病建设项目。

(三)N 市中心医院医疗联合体建设情况

N 市中心医院作为一家地市级三级甲等医院,在地缘上拥有一定的优势，本地区只有三所三甲医院，其中一所还是三甲中医医院，因此病源竞争上相对没有那么激烈。但和省级三甲医院相比，在人才、技术、专科、科研、教学和硬件上还是存在一定的差距；如果同县级二级医院相比，在新一轮医改中，所获政策扶持力度又不够大，而且县级医院与辖区人口距离上更近，医疗保险报销比例和新农合起付线有更多优惠。所以，地市级往往被视为新一轮医改中的"夹心层"，面临政府投入相对不够重视、政策支持力度相对不够、地域优势相对不明显的窘境，而且伴随我国经济十余年的高速发展，医院还面临运营成本日益增加的困难。此外，再加上 N 市中心医院地处 N 市汉江以南的古城区，属繁华商业中心区，空间发展受阻，所以早在本轮医药卫生体制改革之初，医院就确定朝医院集团化方向发展。

1. B 分院医疗联合体组建

在 21 世纪初，N 市中心医院只有南院区一个院区，占地 53 亩，建筑面积 12.95 万平方米，职工 1500 余名，其中卫生技术人员占 80% 以上；心胸外科、泌尿外科、神经外科、心血管内科、妇产科、眼科、检验科以雄厚的实力通过湖北省卫生厅评定，成为省级重点专科；开放病床 1000 多张，年门诊量约 60 万人次，年出院人数约 3 万人次，年手术量约 8000 台次，年医疗业务收入约 2.6 亿元。这在一个地级市还是相当不错的。但由于院区地处 N 市古城之内，发展受到地理条件限制，完全没有土地承载医院的进一步建设，医院日常平均临时加床 300~400 张，"一床难求"现象比较突出。

当时的 B 分院还隶属于万山经济开放区一家企业，是一所二级乙等企业职工医院，拥有职工 170 余名，占地面积近万平方米，其中医用建筑面积 6497.18 平方米，床位 100 余张，设有内、外、妇、儿等十几个以诊疗常见疾病为主的科室，年医疗业务收入 350 万元左右。受到世纪之处企业转制的影响，职工医院隶属企业经营效益不佳，急需剥离与主营业务无关的资产，决定向社会整体出让职工医院，分院职工面临下岗之忧。在当地市政府的组织下，N 市中心医院与企业经 1 年多磋商，最终双方于 2003 年达成协议，效仿企业并购方式，由 N 市中心医院出资 500 万元买断企业职工医院所有产权，整体并入 N 市中心医院，更名为 B 分院，医院等级仍为二级乙等。

收购完成后，B 分院整体纳入到 N 市中心医院统一管理，原企业职工医院 175 名干部职工全员下岗，重新根据岗位责任要求竞聘上岗，N 市中心医院从总部抽调部分骨干员工充实到 B 分院中，每周 N 院总部还定期派本院知名专家到 B 分院开设专家门诊。考虑到 B 分院与 N 市中心医院本院区同在汉江以北的一个城区，距离仅 6.6 公里，医用建筑面积也不大，原有卫生技术人员学历、职称相对较低，因此医疗服务定位于服务本辖区居民常见多发疾病服务需求，在功能上与 N 市中心医院形成互补。经过近十年的发展，2012 年 B 分院年医疗业务收入突破 2000 万元，医院固定资产整体翻了一倍，医疗服务能力得到极大提升，职工的平均收入也增长了 15 倍。为更好实现"强基层"的医改目标，区政府与 N 市中心医院协商拟进一步突出 B 分院的特色，提高其服务提供能力。具体规划是，首先将 B 分院建设成为本城区影像基地，基地内的影像医疗设备为 B 医院和辖区内基层医疗卫生机构共享共用，提高大型医疗设备的利用率；同时，B 医院为辖区内基层医疗卫生医务人员提供影像学科研教学平台，作为培训基地提升基层影像诊断水平，以缓解基层医疗卫生机构放射人才紧缺、影像检查难以开展的现实困境。其次，以现有 B 分院为班底，由区政府与 N 市中心医院共同出资 1 亿元联合筹建区人民医院，新筹建的区人民医院总建筑面积将达近 2.7 万平方米，比现在 B 分院大 4 倍多。建成后，B 医院整体搬迁到新院区，并更名为××区人民医院，医院产权关系不变，仍为 N 市中心医院下级二等乙级医院，作为三甲医院优质医疗资源下沉的平台。届时新医院开放床位数将达到 400~500 张，每年可接纳 30 万人次就医。这不仅能有效解决辖区内居民"看病难"的问题，也有利于完善该区的城市公共服务配套，一定程度上弥补片区医疗服务配套设施的空白。此外，新建成的区人民医院地理位置优越，处于该区三大乡镇卫生院的中心地理位置，交通便利，可以搭建社区、乡镇卫生院与二级医院以及二级医院与三级甲等医院双向转诊的绿色通道，进一步完善区医疗机构的设置，有效推动分级诊疗的落实。目前，区影像基地第一期建设已经完成，2015 年年底，基地购买了一台飞利浦 16 排螺旋 CT，该机具有分辨率高、成像快、图像清晰、三维成像效果佳等优势，可用于头部、四肢、胸部、腹部、盆腔脏器的扫描，大血管的造影成像，大大满足了辖区居民和基层医疗卫生机构的影像服务需求。区人民医院还在建设中。

N 市中心医院原院长刘教授访谈记录：

"十几年前我们刚接手 B 分院时，那时每天接诊的病员很少。当时社会主要是搞企业改革，很多国有企业都在搞政企分离，搞股份制改造，我们 N 市国有企业还是有不少的，很多职工都面临下岗的问题。B 分院隶属一个轴承企业，是东风汽车的配套企业，剥离非主营业务是必然的。合并前员工的思想不稳定，都不知道以后如何安置，能力强的骨干有些都自己调走了。合并后，为分担社会压力，市里要求我们尽量不要裁员。医院不是企业的核心资产，也不可能在医院上面有太多的投入，我们刚接手时医院的设备都比较陈旧。考虑到这些，我们班子当时就把它的功能定位为和我们老院区形成功能互补。这也主要是考虑到分院当时的实际状况，要按三甲的标准要求它确实有些困难，而且它离我们本院区只有 6 公里，辐射的范围都是重叠的，也搞三甲没有必要。搞专科也不太可能，它原来的基础就是综合性二乙，人员和设备都搞不了专科。在我们江北正好基层医疗卫生机构没有发展得太好的(当时)，定位常见病、做基层的牵头医院应该是很好的选择。现在已经过了十几年了，看来当时的选择是对的，分院有了极大的发展。以后它就是我们这个区的人民医院了，级别还是二级，主要还是面向基层，以多发疾病、常见疾病为主。区人民医院已经开工在做了，不过近期资金、建设上遇到一些问题，还要再等等才能完工。我们以后的设想就是把分院打造成江北这一遍基层的龙头，

而且还要成为全科医生等基层医学教育的培训基地。事实上，我们的
B 分院现在已经和江北 6 个基层医疗卫生机构组成了医疗联合体，指
导基层的医疗业务，为他们提供各种检查服务。"

2. 北院区医疗联合体组建

N 市中心医院北院区与 N 市中心医院老院区一江之隔，分属两个不同
的行政区。北院区始建于 20 世纪 50 年代，原隶属于铁路系统，是一所集
医疗、预防、康复、保健、教学、科研于一体的大型综合公立二级甲等医
院；2004 年由铁路系统划入 N 市，成为一所市直属医院，仍沿用其企业医
院的名称。医院地理位置十分优越，地处 N 市火车站和长途汽车站之间，
交通非常便利。医院占地面积 2.07 万平方米，建筑面积达 3.12 万平方米，
实际开放床位 370 张。医院开设内科、外科、妇产科、儿科、眼科、口腔
科、皮肤科等临床科室，特色科室有皮肤科和中医科。皮肤科始建于 1970
年左右，科室开展的中西医结合治疗白癜风科研课题研究曾获铁道部科技
进步一等奖，白癜风遗传学研究曾获教育部自然科学一等奖；中医科于
2009 年被湖北省卫生厅列为中医重点专病建设项目，2012 年成为湖北省
"十一五"中医重点专病项目。医院在交给地方前，主要的服务对象限于铁
路系统职工和家属，转制成为市属医院后，体制发生了重大的变化，开始
主动为辖区居民提供各种医院服务，积极参与到地方基层医疗卫生服务建
设中，以谋求更大的发展空间。2010 年，医院与区卫生局合作，投资三百
多万元改扩建同处一个街道的社区卫生服务中心，主动向基层医疗服务领
域渗透。

铁路医院原院长任院长访谈记录：

"我们原来是企业医院，隶属铁道部，性质比较特殊。那时的铁
路和现在不同，不能算真正的企业，旱涝保收，是标准的铁饭碗。我
们职工医院更加稳定了，工资、设备都有上级单位的拨款；服务方面

主要是对铁路职工和家属提供服务，医院的规模和特色都算具备一些吧，业务收入方面也不用很讲究，员工的日子过得也不错。后来交到地方上经营方式就要变化了，2003 年、2004 年的时候国家对医院的拨款不算多，比现在少多了，奖金、买设备都要靠自己，只有业务上去了才有发展。刚开始的时候，我们还是有很大的困难。一是我们自己感到不适应，原来在系统内是不错的医院，体制完全是国有化，可以说'皇帝的女儿不愁嫁'，没有什么忧患；一下子走向市场，管理方式、员工都很不适应，主要是如何面对市场、服务于地方我们有点不适应。另外就是地方居民对我们也不太了解，过去我们就没怎么为地方服务，本地居民一般有病也不会到我们这里来，双方都不了解。我们只有主动适应医疗市场的需要，首先我们还是要继续突出特色，皮肤科是我们的优势科室，我们首先就主推皮肤科，通过广告营销扩大我们在白癜风治理上的市场知晓率和医院的声誉，效果还是不错的，皮肤科的门诊量一直都很大。再就是主动扎入基层医疗服务市场。当时，我们也分析了，江北这一片三甲医院就有两家，一家是人民医院、一家是中医院，两家医院离我们都很近，就几公里的距离。以我们那时的实力肯定是没有办法和他们竞争的。所以，我们就向基层发展，走专科发展的路子。十年前吧，国家刚刚开始重视基层医疗机构的发展，要大力发展基层医疗服务，区卫生局也有这方面的一定工作任务要完成，我们就直接接管了这一片的社区卫生服务中心，主要是想利用社区扩大自己的影响，从侧面扩大我们的病员来源。专科发展方面，主要是突出肿瘤科、骨科和心外。为了发展这些专科，我们投入了不少，买了好多专业设备，比如说有 1.5T 超导型磁共振、陀螺刀、DR、多排螺旋 CT、血管造影系统、数字胃肠机、腹腔镜、宫腔镜、电切镜、直线加速器、全自动生化仪等；可以开展关节置换、颅内肿瘤切除术等手术，综合实力在市里排名还是很不错的。当然，向上发展的阻力也很大。"

以N市中心医院老院区(南院区)为核心基地,在收购了企业医院B二级乙等医院,促使江南的医疗前沿向南扩展之后;2013年,在N市地方政府的主持下,又接管了原二级甲等铁路医院(现在的北院区),使N市中心医院的医疗服务半径往城市西北继续拓展,在江北城区的中心地域实现医疗卫生服务覆盖。N市中心医院与铁路医院整合属于政府主导下合并,不涉及并购费用,合并后原企业医院名称注销,资产、人员整体合并到N市中心医院,名称改为N市中心医院北院区。市政府此举目的是为了更充分发挥N市中心医院的优质医疗资源优势,以及市铁路医院的区位优势,实现两院优势互补,促进N市区域性医疗中心建设的发展,缓解群众看病难问题。同时明确提出合并后两院统一化管理,实行"一套班子、两个院区、统一领导、统一管理",即人、财、物统一集中管理。合并后的医院按民主集中的原则,重新选取改组成立N市中心医院集团领导班子,北院区、B分部、南院区各成员完全组成一个利益责任共同体,实现了责权利一体化,各院区间建有转诊绿色通道。

与原铁路医院组建医疗联合体的目的不同于B分院,N市中心医院的战略意图主要是要将服务半径扩展到汉江以北的城区。考虑到江北城区已有两所三级甲等医院的现状,北院区中短期发展目标就是提升为三级甲等医院。为此在整合之初,新组建的领导班子就确定了"一体化管理,同质化服务"的管理模式。为迅速提升北院区实力,班子成员特意选派原在南院区任副院长的何博士率20余名学科业务精英和管理人才入驻北院区,强力推进人事制度和分配制度改革,加大先进医疗设备和设施投入,使北院区的技术、服务和管理水平在短时间内得到了全面提升。同时,还在北院区启动育才工程,让一批胸怀医院发展梦、积极进取的北院区优秀人才安心建功立业;通过业务技能训练、系列岗位培训、选派业务骨干到南院区和知名医院进修学习、定期邀请南院区知名专家和管理精英授课指导等在职培训方式,使员工素质和北区综合技术实力快速提升。仅仅通过一年余的"整合与磨合"的阵痛,北院区医疗业务就取得蓬勃发展,开展200余项新技术新业务,填补了北院区建院60多年来的诸多空白。2014年,北院区心脏内科就能常规性开展冠心病冠脉内介入治疗术、永久起搏器置入术、冠状动脉造影术、先心病房间隔缺损封堵术、冠状动脉球囊扩张+支架成形术、射频消融术、三维标测射频消融治疗频发室性早搏等先进心脏手术；神经外科也开展了重型颅脑损、颅内肿瘤的手术治疗，脑血管病介入手术，脑积水、大面积脑梗死、脑出血微创手术治疗等十多项新业务；泌尿外科也完成多例复杂性肾结石微创经皮肾穿刺钬激光碎石术、输尿管癌根治术、前列腺癌根治性切除术、超选择性肾动脉栓塞治疗重度肾挫裂伤、后腹腔镜下肾上腺肿瘤切除术等多项新业务，填补了该科手术史上的多项空白；心胸外科成功为患者切除长约20厘米食道纤维血管性息肉，利用胸部微切口切除肺部甜瓜大小的肺大疱，这在当时都属于难度较大的手术；骨科、普外科、眼科、妇产科、肾病科也屡创佳绩。北院区在周边地区的影响越来越大，综合实力显著增强，门诊人数、入住院人数、手术台数等重要指标大幅攀升。

医疗技术是医院立院之本，医疗质量是医院的生命线。为确保医疗质量，N市中心医院制定了联合查房制度，由南院区神经外科、耳鼻喉科、泌尿外科、妇产科等多个专科的科主任组成技术质控领导小组，各专科技术质控带头人负责组织本专科骨干组成质控团队，定期对南院区、北院区两个院区的住院病人进行"大查房"，深入了解患者病情，核审疑难病例治疗方案，从而保证两个院区的病人享受到真正的"同质化医疗"，使南北院区"一体化管理"真正实现。通过这种深度融合式的医疗联合体的运作，北院区的医疗技术、服务能力和服务质量得到全面提升，院区管理的科学化、规范化、制度化水平不断提高。2016年，N市中心医院两个院区一起以高分通过国家"三甲医院复评"，北院区的发展又翻开了新篇章。"一体化管理"还需要医院在发展过程中持续地进行改进和完善，不断地对顶层设计进行调整和优化。2017年，根据北院区的实际发展，N市中心医院领导班子又提出了"深度融合"的新思路，即两个院区间同一科室实行统一管理，统一分工合作，也就是说北院区的原有科室彻底整合到南院区对应科室中，成为科室的北院病区。南院区知名专家定期到北院区坐诊、查房和手术，北院区医务人员也将到南院区交流和学习，从而让两个院区的病人真正享受到完全相同品质的医疗服务。

3. N市中心医院与基层医疗机构组建医疗联合体

2014年，N市中心医院与原江南区卫生和计划生育委员会(现更名为卫生健康委员会)协商，以下辖B分院为核心医院，托管江南区7个乡镇卫生院和社会卫生服务中心。这一城乡医疗联盟成立的主要目的是帮扶江南区乡镇卫生院、社会卫生服务中心，提高基层医疗卫生机构的技术力量与管理水平，发挥二、三级医院的专业优势和区域医疗中心的带头作用，盘活N市存量医疗资源，以实现"小病在社区(卫生院)、大病到医院、康复回社区"的分级诊疗、双向转诊的医疗模式。

这一以基层医疗卫生机构为成员的医疗联合体管理机制为：实行监管理事会领导下的托管制，监管理事会是医疗联合体最高决策机构，B分院通过将优质医疗资源下沉，提升基层医疗卫生机构的服务能力，按一定比例分享医疗服务收入。各基层医疗机构仍具有独立法人资格，拥有独立经营场所，实行独立财务管理和独立的人事管理。

员工是组织的核心竞争力，优质医疗资源的核心是拥有高超诊疗技术的医务人员。B分院选派高年资医生轮流到基层医疗机构坐诊、查房、手术，以及定期开展义诊、健康教育，帮扶基层医疗卫生机构。但效果不佳，主要的原因是选派的医生也都是各所在科室的骨干，原本的工作任务就很繁重，每天在本院都要接诊50多个病人，或要完成几台手术。但在基层医院由于患者数量有限，每天最少时只看诊三五个病人，无手术可做，而且还需花费往来的车费、时间等。到基层行医只能按乡镇卫生院或社区卫生服务中心医疗业务收入一定比例折算收入，相比而言，下沉让其蒙受损失，因此都不太主动愿意到基层问诊行医。

B分院内科钱主任访谈记录：

"我一直就在B分院工作，从最开始的改制合并，到后来和基层医疗机构组建医联体我都一直在这里。按说组建医联体进一步扩大市场，主动深入到基层和农村是好事，是有利于我们发展的。但效果没有想象那样好。就说我们主动下沉到社区吧，最多也只能一周去一次，我们在本院也有自己的工作，不能长期待在那里，我们这几年也发展很快，病人也很多，自己有时都忙不过来。我们下基层也没几个病人来看病，有些病治疗用药他们那里也没有，有些检查也不能做。遇到这种情况，我们也感到很为难，要病人直接到我们 B 分院看病吧，怕社区有意见，这就是跟他们抢病源。不建议病人来，病又不好处理。慢慢时间长了，病人也就不去社区了，都直接到我们分院来了，他自己也知道，去了社区最后检查、拿药还是要到我们这里来，还不如直接来算了，又不是很远，公交都很方便。就算是欧庙、卧龙镇几个乡，现在来我们分院都不算太麻烦。欧庙、卧龙那里还好一点，病人比社区的多些。另外就是，青年、中年医生也不太愿意去基层。我们现在和 N 市中心医院是一体的，晋升发展上都是一个标准，在基层待长了业务得不到锻炼，科研完全没办法开展，晋升不上去。现在有些社区非常缺乏医生，市里也有规定，要求青年医生必须到基层待一段时间，他们去是去了，但是人在曹营心在汉，作用不大，时间一到就要走。我看晋升方式不变，基层是留不住人的。"

调查还发现，N 市基层医疗机构患者不多的主要原因之一是城区内医院较多，虽说是地级市，但三级甲等医院就有三家，另有十多所二级医院，近年来民营专科医院也构成了一定威胁。故此，基层医疗卫生机构对居民缺乏吸引力。如无相应的激励机制，基层医疗机构对三级医院的优质医疗资源无吸引力，即便组成医疗联合体，基层医疗卫生机构仍缺乏有效发展的动力。而且有些托管方式对核心医院的投入也过于依赖，全面托管共建要求三级医院出医生、出设备、出管理，城区街道只出场地、出经费、出考核。这给核心医院带来了很大的资源压力，尤其是对于 N 市中心医院这种自身还处于扩展发展期，东院区还需大量资金投入完成二期工程建设的医院而言，可能更感捉襟见肘了。

N市卫健委宋科长访谈记录：

"我们N市各级党委、政府在医疗卫生方面还是很重视的，每年投入都三四个亿，各级医疗机构的升级改造、标准化规范化建设都按要求在做。在医疗联合体建设上也取得了不错的成绩，现在各类医联体、医同体33个，优质医疗资源下沉、分级诊疗、双向转诊都开展得不错。比如，我们制定了15个专科47种疾病的分级诊疗目录，明确了不同等级医院的诊疗标准，大力推进基层首诊，组建家庭医生团队1000多个。2018年我们基层医疗门急诊、住院、出院人次都增长了5~10个百分点左右；基层医疗机构上转病人下降了37.03%，下转病人上升了43.78%。当然，我们在医联体建设中也存在一些问题。一是基层医疗机构建设上不均衡，总体上是农村好于城镇，现在所有的乡镇都有卫生院，而且由于乡镇合并的原因，有些乡镇还有两所卫生院，这种情况还比较多见。各县对乡镇卫生院投入都比较大，卫生院都达到建设标准，农村的基层首诊率都大幅提升，2018年比2015年提升了差不多10%。城区社区卫生服务中心建设就差些，有1/3卫生服务中心还是私营的，没有实现一个街道一家标准化公立社区卫生服务中心的目标。而且公立卫生服务中心人员都没有配齐，服务能力严重不足，城区首诊率比较低。二是基层人员老化、学历低的现象仍然比较突出，医生的平均年龄都差不多50岁了，60岁以上村医比例也很高，基层进人还是很困难，有些基层都10年没有进过新员工了。还有就是医疗联合体内，主要是托管、松散型的利益不一致的现象还比较突出，主要表现的问题就是上转容易、下转难，2018年下转病人只占转院病人的不到20%。"

四、Y县人民医院医疗共同体

(一) Y县概况

Y县隶属于江西省南昌市，地处江西省西北部，全县总面积665.49平方千米，人口30.44万，常住人口19.4万人。Y县下辖7个镇、3个乡、1个场。全县地势从西北向东南方向倾斜，以平原为主，土地总面积99.82万亩，其中耕地面积27.87万亩，低丘和平原82.55万亩，大部分低丘和平原地带都能进行农业生产；水面资源6.72万亩，占总面积的6.7%，适宜水产养殖业。气候属于中亚热带温湿类型，四季分明，气候温和，雨量充沛，霜期较短；年平均气温17.7℃，年平均降雨量1515.7毫米，平均降雨天数148.9天，年平均日照时数为1853.1小时，日照率为42%。京九铁路、昌九高速公路掠境而过，县城距南昌市区30分钟车程，距国际名山庐山60分钟车程，在南昌半小时经济圈和临空经济圈内。

2017年，Y县实现地区生产总值113.89亿元，其中第一产业增加值11.90亿元，第二产业增加值57.57亿元，第三产业增加值44.40亿元。县财政总收入13.49亿元，其中，地方财政一般预算收入8.74亿元；全年一般预算支出23.09亿元。城镇居民人均可支配收入29935元，农村居民人均可支配收入14602万元。

截至2017年年末，Y县有医疗卫生机构144所，其中二级甲等综合性医院1所(Y县人民医院)、二级甲等中医院1所(Y县中医医院)、妇幼保健院1所、一级综合性民营医院4所、乡镇中心卫生院2所，一般卫生院9所、村卫生室104所，门诊部6个，个体诊所10个。卫生计生监督机构1个，急救中心1个(设在Y县人民医院内)；疾控中心、健教所、血防站、皮防所、卫生计生监督执法局等公共卫生机构5个。全县医疗卫生机构拥有卫生技术人员1383人，其中执业医师(含助理)461人，注册护士451人，每千常住人口拥有执业医师(含助理)2.38人，每千常住人口拥有执业护士 2.32 人，乡村医生 298 人。全县共有编制床位数 1053 张，主要集中于两所二级甲等医院，乡镇卫生院和民营医疗机构床位数分别为 230 张、205 张。全县平均每千常住人口人拥有床位 5.43 张。总体而言，Y 县存在医疗卫生资源总量不足，医疗资源过于集中在城区，基层医疗卫生服务能力偏弱的不足。

（二）Y 县人民医院概况

Y 县人民医院创建于 20 世纪 30 年代，拥有近 90 年历史，是一所综合性二级甲等医院。医院占地面积 34.2 亩，总建筑面积 2.5 万多平方米，是一所集医疗、科研、教学、预防保健、急救、康复为一体的综合型医院。医院职工 620 余人，其中各类卫生专业技术人员 540 余人，卫生技术人员占全院总人数 87.90%；卫生专业技术人员中正高职称 3 人，副高职称 24 人，中级职称 90 余人；设有内科、外科、妇产科、儿科、中医科、五官科、血透科、精神科、康复科、感染性疾病科、门诊、急诊科、重症监护科、手术麻醉科 15 个临床科室，以及药剂、检验、放射、B 超、心电图、碎石、胃镜等 12 个医技科室和 16 个行政职能科室；编制病床 460 张，实际开放病床 500 张。医院拥有 1.5T 核磁共振、双排螺旋 CT 机、数字 X 线摄影系统、电子胃镜、腹腔镜、全自动生化分析仪、体外碎石机、24 小时动态心电血压系统等仪器设备。医院可开展肝脏肿瘤切除术、胃癌根治术、全髋关节置换术、颅内血肿清除术等各类手术，平均年门急诊病人 20 余万人次、出院病人 2.25 万余人次、手术台次约 3000 余台。

（三）Y 县人民医院医疗共同体建设情况

1. Y 县医疗共同体建设目标

医疗共同体也叫医疗卫生共同体或医疗服务共同体，它的定义至今仍莫衷一是。从已公开发表的文献来，医疗共同体一词最早正式出现在 2017 年 4 月国务院办公厅下发的《国务院办公厅关于推进医疗联合体建设和发展的指导意见》(国办发〔2017〕32号)文件中，该文件中明确指出的医疗联合体形式共有四种，但不限于四种，它们分别是城市医疗集团、县域医疗共同体、跨区域专科联盟和边远贫困地区远程医疗协作网。由此来看，医疗共同体是医疗联合体的一种形式，而且多专指适用于我国农村地区县乡村三级医疗卫生机构组建的医疗联合体，在医疗共同体内县乡村三级医疗机构应通过特定的分工协作机制，有效整合三级医疗卫生资源，建立起目标明确、权责清晰、统一管理、利益兼容的县域级医疗服务体系。

Y县卫生和计划生育委员会按照国务院《深化医药卫生体制改革的意见》要求，根据《江西省医疗卫生服务体系规划(2017—2020年)》以及《南昌市医疗机构设置规划(2011—2020年)》关于开展医疗联合体的指导意见，在2017正式全面开始探索县域医疗机构医疗共同体的组建。针对Y县总体医疗资源相对不足、医疗资源分布不均、基层医疗卫生机构服务能力较弱和居民就医无序、患者县外流失率较高的现实问题，充分发挥县级医疗机构的龙头作用，整合县、镇、村医疗卫生资源，促进医疗资源纵向流动合理配置，引导优质医疗卫生资源下沉，优化全县医疗卫生服务提供体系，逐步建立起权责明确、分工合理、有效协作的县、镇、村三级医疗共同体。重点任务有三个：一是切实提升基层医疗卫生机构的服务能力，出台分级诊疗方案，落实分级诊疗制度；二是促进医防结合，整合预防、诊疗、康复等医疗卫生服务，使县域内就诊率达90%；三是准备推行医疗保险支付制度改革，在医疗共同体内实行按人头总额预付方式改革，打造智慧医疗"云平台"。

2. Y县人民医院医疗共同体运行模式

(1)Y县人民医院组建方式。Y县是江西省医疗共同体建设试点地区之一，2017年Y县开始正式启动县域医疗共同体组建工作。针对当地医疗卫生资源总量相对不足的现状，县卫生计生委决定以县人民医院和中医院为核心医院，分别建立Y县人民医院医疗共同体和Y县中医院医疗共同体。医疗共同体内各单位原有机构法人地位、机构性质、机构职能、隶属关系、人员人事关系、财政投入、收费标准、债权债务等都暂不改变，单位名称前增挂某某县域医疗共同体抬头。组建之初，成员包含Y县人民医院、8所乡镇卫生院和县妇幼保健院。

（2）Y县医疗共同体理事会管理模式。在Y县县卫生计生委统筹领导下，由参与医疗共同体组建的Y县人民医院、县妇幼保健院、乡镇卫生院和村医代表共同成立医疗共同体理事会，理事会理事长由核心医院Y县人民医院院长担任，理事由医疗共同体各医疗机构负责人和村医代表担任。理事会是医疗共同体最高权力机构，通过定期召开联席会议的方式，商讨、决策制定医疗共同体章程、成员的权利义务、相互协作、人才培养、资源共享等各种事宜；理事会办公室是理事会下常设机构，负责处理共同体内各种日常具体事宜。医疗共同体理事会这一治理模式，促进了各医疗机构落实分工协作机制建立，为存量医疗资源再配置，提升基层医疗卫生机构服务水平和整体运行效率提供了组织保障。

（3）明确各级医疗机构功能定位，打通转诊通道。明确各级各类医疗卫生机构的职责，具体而言就是县人民医院主要负责急重危病人和各种专科疾病的诊疗，以及常见病、多发病的诊疗，并接收诊疗下级医疗机构转诊的病人；妇幼保健院着重发挥专业特色优势，并负责指导基层医疗卫生机构开展相关公共卫生服务；乡镇卫生院则主要负责公共卫生和诊断明确的常见病多发病诊疗工作，同时为上级医院已经做出明确诊断、病情稳定的各种慢性病患者、康复期患者、晚期肿瘤患者等提供相应的治疗、康复和护理服务。明确上下级医疗机构间的转诊程序，促进纵向协作。医疗共同体各单位医务办公室共同协商制定双向转诊服务流程，形成快速、便捷、准确的绿色通道。县人民医院对基层联系的转诊病人优先预约、优先收治，建立快速入院渠道。具体双向转诊标准和相关病种按《医疗机构手术分级管理办法（试行）》《江西省DRGs手术分级分类目录（2016年版）》和《江西省医疗机构双向转诊管理规范（试行）》执行。上转病人主要标准：基层医疗卫生机构不具备相关医疗技术临床应用资质或手术资质的；重大伤亡事件中伤情较重、急性中毒者症状较重及临床各科急危重症，病情难以控制的；病情复杂，医疗风险大、难以判断预后的；因技术、设备条件限制不能诊断、处置的；依据有关法律法规，须转入专业防治机构治疗的；市、县卫生计生行政部门规定的其他情况。在征得病人或家属同意后，县医院可向下转诊病例主要包括：常见病、多发病，基层医疗卫生机构有能力诊治的；诊断明确的患者，处理后病情稳定，已无需继续住院但需长期管理的；各类手术后病情稳定，仅需康复医疗、定期复诊或需长期管理的；恶性肿瘤晚期仅需保守、支持、姑息治疗或临终关怀的；市、县卫生计生行政部门规定的其他情况。为使双向转诊渠道畅通，合理引导病人到基层医疗机构接受后期治理，规定对符合规定的双向转诊住院患者可以连续计算起付线；基层医疗卫生机构可按上级医疗卫生机构医嘱备案采购基本医保目录内非基本药物，保证下转病人用药和治疗的延续性。

　　(4)整合医疗资源，提升基层实力。加强医疗共同体内人员、设备等各类资源共享。县人民医院作为医疗共同体内的核心医院，实力相对具有优势，要根据各乡镇卫生院的具体情况选派专家定期到基层坐诊、查房，加强对基层医务人员的业务指导；并制订人才培养计划，采用集中培训的方式，定期在县人民医院内召集各基层医疗卫生机构医务人员前来培训。2017年和2018年，县人民医院已为基层培训各类卫生技术人员113人，38人住院医师规范化培训合格，开展了1500余人次执业医师考核，开办各类讲座100余场。2018年，县人民医院还选派2名临床经验丰富、具有一定管理经验的中年骨干到两所能力相对较弱的乡镇卫生院担任兼职业务副院长，帮助薄弱卫生院提高管理水平，规范临床业务工作，提升医疗服务水平。为缓解病人负担，医疗共同体内各成员检查结果互认；而且还通过医院信息系统(HIS)、医院检验系统(LIS)、医学影像信息系统(PACS)等远程通信工具，依托县人民医院在心电图、影像诊断和各临床科室上的优势，开展了在线诊断和会诊工作，以缓解基层医疗技术人员，尤其是诊断医师匮乏的难题。截至2018年年底，已经在线会诊813人次，完成各种检查诊断312人次。医疗共同体还利用规模优势，在部分物资采购、垃圾清运等后勤服务上打包集中采购降低运营成本。

Y县卫生健康局医政医管股刘股长访谈记录：

"我们县这几年发展速度虽然比较快，主要是乡镇企业发展比原来好，但总的来说在我们这个地区经济还是比较弱的，在区县排名也就倒数1~3名吧。经济发展相对滞后，医疗发展肯定也就缺乏支持，这都是必然的。省里、市里都有区域卫生规划指标，到2020年每千常住人口床位数、执业医师数、注册护士数、公共卫生人员数、县综合医院床位数都有指标，这些我们现在都还有不小差距。县人民医院有搬迁计划，估计2020年可以到新区去，新院区建好了综合医院床位数500张的目标就可以达到，这个应该没有问题，但其他指标还是有很大的压力。另外，我们县医疗资源分布不均的现象很突出，主要的医疗资源都集中在县里，县里的资源都集中在人民医院，乡镇一级的医疗资源相对薄弱。这也就带来了问题，人民医院人满为患，基层医院没有什么病人。老表们都到县里来看病，县人民医院都忙不过来。我们组建医共体一来是响应上级的政策，二来也是想看能不能缓解这种现状。组建的医共体实行理事会制，好像多数的县医共体都是这样搞的，主要是县人民医院牵头，其他都是理事。不过这种方式也有问题，下面卫生院的院长觉得他们在理事会里没起到什么作用，自己的想法很难在理事会提出来，只能是人民医院想怎么弄就怎么弄。其实在这一点上，我们也是有点担心的。本来县人民医院就基本掌握了主要的医疗资源，现在搞医共体让它掌握更多资源，直接把手插到乡镇基层去，这会不会最后搞成一家独大呢？"

（5）试行按人头的总额预付制。2018年年初，Y县人民医院与××中心卫生院组建为紧密型医疗共同体，中心卫生院的产权关系、机构性质、财政投入、收费标准等都保持不变的条件下，人员安排、薪酬发放、资源调配使用和各业务科室发展等中心卫生院的一切具体管理权限都委托给县人民医院行使。同时，县医疗保障局、县卫生计生委根据该中心卫生医院近3年的医疗服务数量，并结合镇常住人口变化情况，将当年统筹总额按一定比例提取风险金后，连同公共卫生服务经费一同打包，交给Y县人民医院包干使用。2018年试行按人头的总额预算制，主要原则是：超支原则不补，结余留用，动态调整。

3. Y县医疗共同体运行效果

首先，Y县人民医院医疗共同体组建以来，人民医院对乡镇卫生院和村医的帮扶力度相较于过去明显加大。主要的帮扶形式有：第一，通过专家坐诊、团队巡诊、对口帮扶、结对帮扶等措施，针对各乡镇和村居民医疗服务需求的特点，以及乡镇卫生院和村卫生室医疗服务的短板，提供针对性的上门服务和技术指导。截至2018年年底，一年多的时间人民医院已经委派各类专家下沉坐诊142人次，组织医护团队开展巡回医疗21次，每个乡镇卫生院都至少和一个临床科室结成较固定的对子，建立微信群、QQ群方便不同机构间的医务人员彼此沟通。第二，制订在职人才培养计划，主要通过住院医师规范化培训和系列的专题培训方式，集中乡镇卫生院和村卫生室医务人员到人民医院接受培训，提高服务技能。一年多来，医院已开办各类主题培训100余场，培训人次113人，其中住院医师规范化培训合格38人。第三，县人民医院主要通过医院信息信息系统、医学影像信息系统和微信、QQ等远程通信工具，为基层医疗机构提供各种形式的在线医疗诊断和咨询活动，通过"数据多跑路、患者少跑路"方便患者，间接实现优质医疗资源下沉。

其次，通过组建紧密型医疗共同体，落实大健康理念。健康中国的建设就是要更新包含居民、医疗卫生机构为主的所有社会个体和组织的观念，全方面对危害健康的一切因素进行干预，将医疗卫生关口前移到预防环节，提倡"治未病"。但以往的按项目付费制给医疗卫生机构的激励是病人越多越好，只有诊疗的患者多了，医疗业务收入才能上去，县乡一类机构中，至少县医院所受激励如此。乡镇卫生院这一层级的医疗机构自从实行"双线收支"制以来，同时再加上医疗服务能力本身的不足，医务人员缺乏，不同程度地存在"重防保、轻医疗"的现象。总之，医疗服务和卫生服务在衔接上存在一定的不契合之处。而实行按人头总额预算制和紧密型医疗共同体后，县人民医院和中心卫生院在观念上都发生了根本的改变。他们充分意识到疾病预防、卫生宣教的作用，只有有效地对不健康因素尽早、尽快进行干预才能减少疾病的发生。为此，他们专门联合县人民医院临床骨干和中心卫生院医务人员组成全科医师健康管理团队，主要由人民医院的骨干牵头制定辖区居民健康管理计划，卫生院医务人员则负责具体执行落实。健康管理中如发现需要医治的患者，及时由卫生院实施诊疗，必要时上转至县人民医院诊疗。更难能可贵的是，由于意识到公共卫生服务的重要性，中心卫生院在提供 12 项基本公共卫生服务中提高了对服务质量的把控，把居民健康管理落实到实处。如此分级诊疗的制度也得到较好的贯彻，大病不出县的指标也得到一定程度的执行。

Y县人民医院医务科杨科长访谈记录：

"2017 年组建医共体以来，我们医院在优质医疗资源下沉上是落实得很好的。我们医院还专门成立了医共体办公室，办公室就设在我们医办内，专门负责联络、转诊等相关的协作事宜。医共体的各种活动一般都由我们来组织。我们现在实行的医共体有不同的形式，主要有两种吧。一种是紧密型的，我们和××中心卫生院就是这种，他们基本上是全盘子交给我们医院管理，卫生院实行的是按人头总额预算制，就是今年卫生院的所有医疗卫生服务方面的投入都在年初制定好，结余留用、超支不补。我们也委派了一个中年临床骨干到他们那里任业务副院长，主要抓平时的日常工作。这种方式运行效果还是很好的，我们对他们的支持力度也是最大的。就这大半年，他们的业务量有了很大的提高，病人都基本能固定在镇上了。这也缓解了我们医院病人太多的现状。另一种方式就是比较松散型的，主要就是我们派专家去他们那里坐诊、会诊，他们遇到处理不了的病人就转上来……现在看来，这两种方式都有利弊。紧密型的效果虽然好，但如果都这样搞，我们医院也负担不了。我们也就是一个县级医院，人手、设备等各方面能力也有限，也需要上级单位的支持，我们今年也和省人民医院建立了医联体，接受省里医院的帮助。紧密型的医共体造成我们向外'输血'太多，基本要在中心卫生院常年派驻七八人才能起到作用。如果所有卫生院都这样操作，我们肯定受不了，我们向外派驻的都是骨干，抽了这么多骨干走那肯定不行……松散型的主要问题就是，这种形式要很长的时间才能见效，短期1~2年是不能有根本性转变的。"

Y县人民医院医疗共同体运行也存在一些不尽如人意之处，突出表现有以下几方面：第一，除紧密型的医疗共同体外，县乡医疗共同体的协调性不够高，分级诊疗的制度落实不尽理想，县医院对基层卫生院公共卫生和全科医师基础医疗服务的指导、参与有限，不同医疗机构间的合作多集中在浅层次的技术指导、短期培训、转诊安排上，而且指导培训类的活动系统性不够。

第二，基层医疗卫生机构的医疗服务能力提升有限，部分基层的主要工作任务还是放在公共卫生服务上，医疗服务能力有待加强。乡镇一级和县医院之间的医疗服务功能实际是存在一定重叠的，他们都可以诊疗常见疾病、多发疾病，而且在按项目付费制度下，县医院必然有扩大医疗业务量的冲动。另外，乡镇卫生院普遍存在不同程度人手短缺的局面，部分卫生院也安于主要提供公共卫生服务的现状。

某卫生院全科医师万医生访谈记录：

"跟县人民医院结成对子，组建医疗共同体肯定是好事，对我们的基层工作肯定是有促进和帮助的。但这些帮助要说有很大作用倒不一定，刚开始挂牌的时候，我们也在镇里和村里做了一些宣传，病人是多了一些。但县医院的医生也不能长期在我们镇里坐诊、开刀吧，次数都是有限的。慢慢地病人也摸清这个规律了，习惯去县里看病的，还是照样去了。到我们这里看病的，还是主要以老年人为主，他们来我们这里看病还是觉得我们这里便宜，只要不是什么大的问题，还是到我们这里来……上级医院对我们的帮助其实是有限的。就拿我们全科医师来讲吧，跟他们在县医院看病其实是有区别的，他们都是专科医生，都从专科角度来看病出方案，没有站在我们的角度思考问题。培训也是这样，都是一个个的专科主题培训，我又不是专科医生，有的方面我肯定做不到像他们那样。还有就是，我觉得搞的培训也不够系统，今天可能给你培训呼吸内科的一个主题，过几个星期又搞一个骨科，过一段时间又搞一个肿瘤的。如果能按我们全科医师的角度搞一个系统一点的培训就好了。另外就是，我们全科医师工作都要穿村入户，要到居民家里，有我们的行医方式和诊疗规则，我们除了看病，还主要要搞初级卫生保健，他们来只是坐诊的话，对我们的帮助真的是有限……要我说，要真的想提高我们基层的服务能力，那就要提高我们的工资、提高我们的待遇，增加我们基层人员才行。"

第三，医疗共同体内整体的协同性还可提高，运行模式还有待摸索完善。比如，虽然通过心电图分析远程协作网、医学影像报告远程协作等通信手段缓解了基层医疗技术人员匮乏的难题，但在检查结果互认的执行上还是有不足之处。目前的资源再配置方式还有很大的改进空间。现在主要实行的专家下基层坐诊、医疗团队巡诊等方式短期内确实可以提高基层服务能力不足的缺陷，让居民在家门口就享受到县城里的医疗服务，但这种方式的辐射范围必然有限，甚至不可能在整个医疗共同体内普遍实行，也没有持久性。县乡两级医疗机构两极分化、门诊忙闲不均的现象得不到彻底的解决。

患者王同志访谈记录：

"看到镇卫生院挂了县人民医院的牌子了，那又有什么用，卫生院也没有太多的变化，要是得了病还是要到人民医院去才行。现在看病都要做检查，卫生院检查设备又少，看不出病的话转到人民去又要做检查，钱花得还多些……检查结果互认那都是理想主义，设备都不一样结果怎么能一样呢？手机的价格不同，你能说它们的功能是一样的吗，质量是一样的吗？远程会诊那是要预约时间的，又不是去看病就可以远程。如果真的病了，哪能等到预约的时间，还不如直接去县里算了，现在去县里也方便，车子也多。"

乡镇卫生院胡院长访谈记录：

"县人民医院专家到我们这里来肯定是有帮助的，这对提高我们的医疗服务水平肯定是有帮助的。凡是上面要来坐诊、查房或搞讲座，我们都要求相关科室人员全部到场，好好利用这些学习机会提高自己的业务水平。如果是坐诊的话，我们都安排了相应的医生全程陪同，一是给他们打下手，帮他们处理一些基本的事情；二来就是要求全程学习，就像师傅带徒弟那样……说实话，虽然上级医院一直都在业务上指导我们，没有组成医共体前，我们就存在业务上的指导关系。他们来指导、坐诊、查房可以提高我们医院的服务能力，但也不能让他们天天都来。这种形式的帮扶作用是有限的，对提高我们医务人员的能力也是有限的。就拿坐诊、查房来说吧，我们虽然派了相关科室的医生跟着学，但这个星期是这个科室的医生来，过两个星期又是另外的科室医生来，也没个固定的安排，来的医生也不固定。这样的话，你想效果肯定是会有影响的。我们这里病人也不是很多，离县又不远，就是去南昌也很方便，条件好一点的家庭看病也都去县里和南昌了。上面的医生来这里坐诊一天也看不了几个病人，久而久之他们下来的热情就没有了。来的医生都是上级医院的，我又没有权力去管别人，他们晚点来、早点走我们也管不了……"

五、基层医疗机构服务能力及医联体实施效果评价

（一）基层医疗机构服务能力评价

1. 多发病常见病能满足居民需要

基层医疗卫生机构基本都在居民区周边，居民就诊在物理距离上的可及性高；而且基层医疗卫生机构的就诊人数明显少于高等级医院，医患之间势必有更宽裕的沟通时间，因此患者对其服务态度评价较好。居民在基层医疗卫生机构的医疗服务需求以常见疾病治疗、妇幼保健和康复治疗为主，这些医疗服务基层医疗卫生机构都能提供。从 N 市乡镇卫生院服务状况调查结果来看，就能有力证实这一现象。住院患者的疾病严重程度、复杂程度无疑高于门诊患者，因而考察住院服务提供现状能更有效地反映基层医疗卫生机构的服务提供能力。从住院病例种类来看，我国现阶段发病率排序前 10 位的疾病，以及具有一定地域特点的地方疾病大多能在乡镇卫生院获得治疗。比如因水质原因，泌尿系结石就是 N 市地方疾病的一种，该地大多数乡镇卫生院能诊疗此类疾病。基层医疗卫生机构接诊病例中，各种呼吸系统疾病、循环系统疾病病例尤多，这也说明基层医疗卫生机构在该类疾病诊疗上具有一定的能力，基本可以满足各地居民需要。常见妇科疾病和各种良性肿瘤切除术病例近年明显增加。从卫生统计数据来看，这类疾病也是我国目前发病率逐渐增多的疾病，该类疾病住院病人数上升，说明基层医疗卫生机构在应对病种结构变化上还存在一定蓄势待发之力，有可提高的空间。

2. 医疗服务提供增速较缓慢

2018 年，全国医疗卫生机构门诊和住院总诊疗人次为 83.1 亿人次，比 2017 年增加 1.3 亿人次，增长了 1.6%。其中，医院总诊疗人次为 35.8

亿人次，占比43.1%；基层医疗卫生机构总诊疗人次44.1亿人次，占比53.1%；其他医疗机构总诊疗人次3.2亿人次，占比3.9%。与2017年比较，医院总诊疗人次增加1.4亿人次，基层医疗卫生机构总诊疗人次减少0.2亿人次。2018年基层医疗卫生机构中，乡镇卫生院和社区卫生服务中心(站)门诊量为19.2亿人次，比2017年增加0.4亿人次；乡镇卫生院和社区卫生服务中心(站)门诊量占门诊总量的23.1%，所占比重较2017年上升0.1个百分点。2018年，全国医疗卫生机构入院人数为25453万人，比2017年增加1017万人，增长4.2%；其中，医院入院人数为20017万人，占比78.6%；基层医疗卫生机构入院人数为4375万人，占比17.2%；其他医疗机构入院人数为1061万人，占比4.2%。与2017年比较，医院入院增加1017万人，基层医疗卫生机构入院减少75万人，其他医疗机构入院减少10万人。总体而言，基层医疗卫生机构医疗服务增速过缓，提供的医疗服务所占比重逐年降低。从N市乡镇卫生院住院病种结构变动趋势可看出，乡镇卫生院每年所提供的服务种类和服务数量变化不大，开展的新业务、新技术不多。这些说明整体服务量增加是由居民医疗服务需求增加引致，而不是源于自身能力的提升。高倩、王子伟(2018)等其他学者对我国2010—2017年乡镇卫生院服务现状的研究也得出类似结论，乡镇卫生院提供的医疗服务数量虽逐年递增，但与二、三级医疗机构同期横向比较，相对增幅就小得多了；甚至部分地区的乡镇卫生院服务量还有递减的现象。[①] 发展滞缓纵然是呈现的问题，但换个角度思考，也预示着我国基层医疗卫生机构还有较大的服务能力提升空间。

3. 需拓宽医疗服务范围

基层医疗卫生机构的主要功能是：提供基本医疗服务和公共卫生服务。"基本"是其功能定位的特点，故而服务能力提升的重心要放在提供居

---

① 高倩，王子伟，闫磊磊. 乡镇卫生院医疗服务提供的回顾性研究[J]. 医学与社会，2018，31(10)：19-21，25.

民日常医疗卫生服务需要上，具体来说就是扩展基本医疗服务范围和增加服务数量。从实地调查结果来看，基层医疗卫生机构在妇产科、儿科、五官科提供的服务数量很少。当然，这其中也有一些地方出于要保证新生儿死亡率、5岁以下儿童死亡率达标，刻意限定基层服务内容的原因，更多还是自身的因素。另外，上级医院转诊的慢性病人和术后恢复期治疗的病人也很少，而这些种类的医疗服务都是乡镇卫生院和社区卫生服务中心服务能力标准中明确了的应具备的服务能力。医疗卫生服务都要由医务人员提供，提高医务人员素质，确保医务人员数量就成为扩展服务范围的关键。现实中，基层医疗卫生机构人才引进非常困难，各地基层医疗机构床工比持续下降佐证了这一现象。医疗卫生设备配置不齐，基本药物制度限定了基层药品使用，以及某些地区医疗卫生行政机构医疗技术规范和卫生健康考核达标压力都在一定程度上制约了以五官科、儿科、产科为代表的医疗业务的开展。另外，现行的薪酬制度也是不可忽视的因素，"双向收支"、总额预算制僵化执行，也使得基层医疗卫生机构医务人员缺乏拓宽服务范围、开展新业务新技术的动机。

4. 基层现实条件限制了分级诊疗的实施

基层医疗卫生机构服务提供能力不足主要受制于人力资源和部分设备设施的缺乏，经济发展相对滞后的区域该现象更为明显。由于面临人才引进的困难，当下基层医疗卫生机构的主要医务人员年龄大多在45~60岁之间，该年龄层次人员学历普遍偏低，知识结构相对滞后。常规的进修、带教查房、培训等方式对提高其技能帮助不大，该年龄层次的医务人员执业能力已基本完全定型，职业发展几乎达到上限，没有可拓展的空间。此外，有些基层医疗卫生机构缺乏应有的医疗信息记载、管理、传递的条件和平台，有些地区具备硬件条件，但在职员工不具备使用能力，最终导致各医疗机构间无法实现有效的衔接。这极大地限制了双向转诊，尤其是下转病患的实施。

(二) 医疗联合体实施效果评价

1. 医务人员对医疗联合体实施效果评价

在基层医疗卫生机构中，通过自制调查问卷了解医疗联合体实施效果。共发放问卷 230 份，整理回收有效问卷 206 份，有效率 89.57%。问卷采用自制半结构式问卷进行调查，问卷分为三部分，其中第一部分为调查对象的基本情况，第二部分为医务人员对所在单位医疗联合体建设的评价，第三部分为开放式问卷，问题主要为医务人员对本单位医疗联合体建设有何建议。封闭式问题采用 Likert 4 级标度方法编制，将调查对象对本单位参与医疗联合体建设后各方面的感知和认可程度分为"很好、较好、一般、无改进" 4 级，所有评价条目均为高优项目，分数越高，评价结果越好。运用 SPSS 21.0 对问卷的内容信度和结构效度进行检验，得出 Cronbach's α 为 0.759，KMO 值为 0.752，问卷的内容信度和结构效度良好。

调查对象男女比例为 1:1.02；年龄结构上，以 30 岁及以下和 31~40 岁为主，比例分别为 48.62% 和 38.12%；从学历来看，以大专为主，比例为 46.20%,；从岗位来看，以医师和护士为主，占比 43.75% 和 45.20%；从工作年限来看，工作时间在 5 年以下、5~10 年、11~20 年的医务人员分别占比 39.23%，30.94% 和 21.55%。从职称来看，初级和中级职称合计占比 90.61%，以初级职称为主。

整体而言，认为实施医疗联合体对提高基层医疗卫生机构能力提升确实有帮助的比例为 72.99%，基层医疗卫生机构人员尤其认同此结果。通过与高等级医院建立医疗联合体后，基层医疗卫生机构员工进修机会更多、更方便了；基层医疗卫生机构中检验、放射医师缺乏的状况可通过远程医疗的方式得到很大改善；上级医院专家到基层坐诊使得乡镇卫生院、社区卫生中心患者满意度有了明显提升；建立了绿色通道，向上转诊也更为便利了。值得一提的是，远程医疗在诊疗、会诊上评价效果很一般，主要原因是远程医疗费用相对基层日常费用标准较高，远程会诊的及时性不佳，患者并不十分认同。调查结果详见表8-5。

表8-5　基层医务人员医疗联合体实施效果调查结果

评价项目	很好	较好	一般	无改进
培训	14	119	68	5
远程医疗	23	36	93	54
检验放射能力改进	30	74	54	48
双向转诊	28	107	46	44
患者满意度	23	104	46	52
总体效果	26	124	44	12

不过，通过对三级医院医务人员的访谈发现，医疗联合体开展的整体效果与基层医务人员评价大相径庭。在双向转诊方面，三级医院医生认为本院医疗资源已经比较紧张，有时无法安排合作卫生院和社区上转的病人。当病人已进入康复期或达到转入低等级医疗机构治疗条件时，病人和家属往往不愿意下转；即便最终下转，也需要额外做大量的沟通工作。而且城市社区卫生服务中心床位数普遍偏少，医务人员配备也不多，医疗设备配备也不一定十分齐全，最后复查不一定能做，这些都限制了下转病例的开展。乡镇卫生院、社区卫生服务中心应承担康复、慢病诊疗等职能，但由于社区卫生服务中心病床和人力资源紧张，目前，除高血压病例外，其他慢性病药品缺乏(不在基本药品目录内)，病人无法在基层住院长期康复。另外，上级医院专家即便能够下沉，基层医疗卫生机构设备缺乏、药品数量以及种类规格的不足，都会影响下沉专家作用的发挥。而且，三级医院医生下沉到基层医院，往往都没有相应的管理机制和轮岗机制，谁该下沉，下沉后如何管理都是问题。三级医院医生原本工作任务就很繁重，很多下沉到社区坐诊的医生都是头一天下夜班后连续出诊的，或者是利用医生们的休息时间完成下沉任务。因此，三级医院医生出诊查房更多地是

出于履行政府工作任务、医院安排者居多，不是太情愿。此外，到基层出诊个人收入还会受到影响，通常到基层医疗卫生机构出诊，只是由合作医疗机构提供基本出诊费，科室和本院不另外给予激励补助，故下沉积极性普遍不高。

2. 紧密型医疗联合体提升基层服务能力短期效果较好

紧密型医疗联合体相对于其他整合形式而言，对核心医院和成员医疗机构的利益调整力度最大，此中如涉及产权变更则整合程度更深。本研究调查对象中，X 医院在武汉市西南部国家级产业开发区建立的 S 医疗联合体就属于紧密型医疗联合体，这种类型的医疗联合体通过责权利高度统一后(一般权力集中在核心医院层面)，出于利益的兼容性，核心医院会视基层医疗卫生机构为自身组成的一部分，无论是运作管理还是员工认识上，都更容易实现内部资源的再配置。武汉 S 医院紧密型医疗联合体由于权力集中，利益一致，在医疗资源采购上，可以将原各基层医疗卫生机构分散采购的方式统一为集团采购，实现"以量换价"的议价优势，降低采购成本。人员统一管理，原基层医疗卫生机构员工可获得更多、更便利的学习、发展机会。核心医院员工将基层医疗卫生机构视为本院有机组成部门，高素质医务人员也减少了到基层行医的抵触，对于年轻医务人员更是如此。实际工作中，很多实施紧密型医疗联合体的医院都把使优质医疗资源下沉到基层医疗机构和住院医生轮转相结合，青年医生也多欣然接受。内部实行一体化管理，使分级诊疗的医疗模式相对更容易实现，居民也更愿意配合实践这一新的就医方式。

当然，这种模式也有其自身的不足或实施的难度。首先，地方政府可能并不愿意让渡基层医疗卫生机构的受益权、支配权给核心医院；其次，不同医疗机构之间既有的管理方式、薪酬分配机制以及文化差异，容易导致在整合期内激发不同部门员工之间的矛盾，并导致整合过程过长，徒增管理成本；另外，驱动机制有点功利化，容易诱发核心医院过度追逐经济收益。托管型医疗联合体还可能由于双方员工都意识到联盟的建立有一定的时间期限，故易产生临时观念。核心医院优秀员工持临时观念的话，就不愿被下沉到基层，或者即便下沉也是"人浮于事"。基层医疗卫生机构员工也可能意识到托管变革的阶段性，主观上认为即使一段时间内管理制度，甚至薪酬待遇都发生变化，但以后还会恢复如旧，就可能不听从托管的管理了。

3. 松散型医疗联合体对提高基层服务能力效果有限

通过整理 N 市中心医院在江北区组建的纵向型医疗联合体和 Y 县人民医院医疗共同体的调查问卷和访谈发现，松散型医疗联合体在实施中存在以下问题：

（1）医疗联合体内各级医疗机构职责分工不明确。在实施过程中上级医院的医护人员不能完全融入基层医疗卫生机构的工作中，存在分工不明确的现象。

（2）医疗联合体内各级医疗卫生机构协作不紧密。由于医疗联合体是原卫计委倡导并主持的一项利民措施，各级医疗卫生机构容易产生一定的应付心理，虽成立了医疗联合体，但没有产生太多的协同作用，主要表现为：核心医院医护人员下派后，个别员工应付了事，不能积极发挥作用；核心医院科室对下派工作支持力度不够，下派人员水平并不高，配合不积极，专家下沉到基层出诊、带教，其实并未能真正扭转基层医疗技术力量薄弱的现状，医疗联合体组建没有获得太大效果。

（3）双向转诊中"上转容易、下转难"现象突出。下派医护人员，在患者的转诊方面，转到核心医院的患者较多，而下转到基层医疗卫生机构的少之又少，甚至有时核心医院对常见病患者即使在加床甚至难以住院时仍坚持收入住院，而并未向基层医疗卫生机构转诊。

第九章　结论及建议

2020 年全国第七次人口普查显示，我国 65 岁以上老年人口已达 19064 万，占总人口 13.50%，60 岁以上人口为 26402 万人，占总人口 18.70%。按照国际标准，我国已经进入老龄化社会，而且进入 21 世纪，我国老龄化进程还呈现越来越快的趋势。与老龄化伴随而来的是各种慢性疾病发病率的增高和疾病治疗负担的加重。国外经验表明，通过整合不同类型的医疗卫生服务提供者，构建一体化的医疗服务体系，对提高医疗卫生服务质量和降低医疗卫生服务成本有显著效果。我国政府自 2009 年启动新一轮医疗卫生体制改革以来，就把提升基层医疗卫生机构服务能力作为改革的重点，主张通过建立具有中国特色的医疗联合体，治理医疗卫生领域中体系碎片化、服务间断化的问题，实现医疗卫生服务的连续性、整体性和协同性，打造各级医疗卫生机构各司其职、分级诊疗的格局。

一、主要结论

(一)医疗联合体利益兼容机制有待完善

目前，我国绝大多数医院属于差额拨款单位，医院等级越高往往实际拨款与机构实际支出差额越大，医院必须通过医疗业务收入弥补财政补助的不足。城市社区卫生服务中心和乡镇卫生院所获财政拨款与所处地区经济发达程度有极大关系。如果所处地区经济较发达，则可以获得全额财政拨款抵消所有医疗卫生服务支出，而且还可以获得发展所需资金，比如我国上海、东莞、北京等地区的基层医疗卫生机构就如此。但如果医疗机构所在地区经济欠发达，则可能医务人员工资都只能获得半额补偿。因此医疗业务收入是各级医疗机构不得不考虑的问题。根据激励相容理论，要使组织内不同群体行动协调一致去实现组织目标，必须处理好不同群体间的利益分配问题，以获得各群体的最大合作。医疗联合体的组建也一样，如果要使联合体内不同医疗机构相互协同，使分级诊疗、双向转诊的目标得以实现，必定要以利益相容为提前。从实际运营来看，涉及产权变革类似于企业兼并式的医疗联合体在利益兼容上表现得最突出，基层医疗机构完全成为上级医院的一部分，也就不存在利益不兼容的疑虑。X 医院与 S 医院组建的医疗联合体，以及 N 市中心医院北院区医疗联合体就属于这种类型。但这种形式的联合也有城市大医院"跑马圈地"之嫌，调查中，S 医院和 N 市中心医院北院区医疗服务能力确在数年后得到提升，但它们也都升级为三甲医院，这视乎有点违背提升基层医疗卫生机构服务能力、完善三级医疗服务体系、落实分级诊疗制度的初衷。

（二）紧密型医疗联合体不一定最优

以提升基层医疗卫生机构服务提供能力为主要目的的医疗联合体建设在我国开展的时间还算不太长，目前对紧密型、松散型、托管型等不同医疗联合体形式尚未有确切的定义。一般认为涉及部分产权变动，如受益权、处分权变更，或以托管为手段，实行管理权统一的医疗联合体为紧密型医疗联合体。从我国已有的实践和理论研究而言，多数观点认为紧密型医疗联合体要比松散型好。这一观点的主要理由是：通过产权变更或职权的重新划分，可以破除基层医疗卫生机构、县级医院的现有运行机制和制度的羁绊，以便更彻底地给基层医疗卫生机构设计新的运行模式。诚然，紧密型医疗联合体在破旧立新上明显占优，短期来看，这一模式确是较快实现医疗资源重新配置的有效手段。但长期看，在当今整个医院行业筹资制度没有根本变革的前提下，医院普遍存在最大化自身医疗业务收入的激励动机，这可能会驱使核心医院将基层成员医疗机构重组成自身的分支机构，将医疗联合体作为拓展市场占有率的一种手段，而并非通过优质医疗资源下沉，缓解看病难、看病贵的难题。各地政府更不能以促成医疗联合体的组建，而将基层医疗卫生机构财政投入的负担转嫁给大医院。组建医疗联合体的最终目的之一是要在基层医疗卫生机构建立能吸引优秀人才，盘活现有资源的运行机制。

（三）医疗联合体组建伴随一定的交易成本

任何的制度变迁都会伴随一定的交易成本，医疗联合体的组建也不例外。对医疗联合体中核心医院而言，从组建之初起就要抽调医院高层管理人员参与谈判，制定重组方案，开始对成员医疗机构进行全面的尽职调查。医疗联合体成立后，下派骨干医务人员到基层行医，安排基层医疗卫生机构人员到本院进修，在基层医疗卫生机构开展各类培训，甚至有时还要专门新购或调剂医疗设备到基层，这些组建医疗联合体的金钱成本十分巨大。现实中，各地也并没有明确的责任划分，核定转制成本如何负担，政府也不一定有专项财政资金给予补偿。核心医院多出于社会责任考虑承担了大部分的费用支出。但鉴于现行的医院补偿制度，要认识到医院追求经济收益的必然性，而这可能会强化医疗联合体的趋利性，反而事与愿违。沙锥模型分析结果显示，要提高基层医疗卫生机构服务能力，卫生政策、财政投入是首要前提条件，也再次证实医疗联合体建设中政府的首要主体作用。

（四）医疗联合体对全科医生素质提高的效果有限

全科医生在整个医疗服务体系中的职能定位与专业性质明显有别于专科医生。全科医生在分级诊疗体系中，首先担任首诊服务的职责，需要向辖区居民提供各种初级卫生保健服务；其次，在社区中还肩负居民健康管理的职责，在现实中这一职能主要是通过家庭医生签约服务的方式实现，具体包括建立居民个人健康档案，有针对性地进行健康宣教、随访评估、定期体检等；此外，他们为高等级医疗机构传递、协调、更新患者的健康、诊疗信息，成为高等级医疗机构与居民的桥梁；最后，全科医生在专业范围内也要从事一定的教学与科研工作。上述全科医生的工作职责显然有别于三级医院的专科医生，就我国目前三级医院科室设置和医疗专家的特长而言，难以开展有效的指导。

（五）上级医院帮扶形式有待创新

农村三级医疗卫生服务网中，以县人民医院和中医院为代表的县级医疗卫生机构是龙头，它们属于临床治疗型医院，是县域内临床疑难常见病、多发病和急重症病人的救治中心，是确保"大病不出县"的最重要关口。乡镇卫生院是三级医疗服务网的主体，是县级医疗卫生机构和村卫生所的中枢，是县乡设立的卫生行政兼医疗预防工作的综合性医疗机构，主要负责提供诊断标准明确的常见病、已诊断明确的慢性疾病诊疗和各类公共卫生服务，是医疗联合体建设中能力提升的重心。目前，提升乡镇卫生院的主要方式是县级医院下派医务人员驻点、定期坐诊或巡诊的方式来实现。但是县级医院现在也普遍面临医务人员不多、临床工作量大、骨干医务人员缺乏的困境，故以这种方式对存量医疗资源进行再配置是否可以长期坚持执行很值得思考。另外，有些县级医院还抽调具有一定科室管理经验的临床专家到基层任专职或兼职副院长，这种做法对迅速提高基层医疗卫生机构的管理水平和服务能力诚然很好。不过，具有管理能力的临床型医务人员对于县级医院来说也是难得的复合型人才，这种方式的帮扶是否可在县域医疗联合体中广泛推广也值得深入探究。相比较而言，往基层医疗机构派驻具备管理能力的医务人员对城市大医院来说更具可行性，毕竟它们的人才储备要比县级医院丰富得多。

（六）基层全科医生综合素质不高，部门专科能力亟待加强

据 2018 年 2 月 10 日中央电视台《焦点访谈》节目报道，目前我国全科医生共有 20.90 万人。但取得全科医生培训合格证书的仅有 13.15 万人；学历结构上，有大学本科学历者仅占 37.4%。而且因为缺乏合格的带教师

资，即便拥有培训证书或本科学历的全科医生的专业技能仍可能被质疑。调查中，卫健委专家和基层医疗卫生机构管理者认为：当前的全科医生在处理常见病多发病、心理健康、医患沟通技巧等方面的能力仍需提高。目前，各地在健康宣教、随访监督、转诊、体检计划等方面如何收费都没有一个统一的标准，部分地区某些全科医生提供的服务甚至免费。虽然现在正在开展的家庭医生签约服务增加了签约服务费，但收费标准过于笼统，很难细化到每一项健康管理服务上，进而致使全科医生缺乏健康管理工作的积极性，甚至出现居民家庭医生签约和居民健康档案造假现象。现代临床医学专业化程度日益细化，专科诊疗新型设备层出不穷，诊疗手段日新月异，眼科、耳鼻喉、口腔、儿科等专科分工细致，基层医疗卫生机构该方面的服务能力日渐萎缩。同时，随着居民生活水平的提高，人们对获得专科服务的诉求日益强烈，往往不愿到基层享用此类服务，进而形成"服务能力弱—居民不来看病—临床经验缺乏—能力进一步弱化"的恶性循环。

（七）松散型医疗联合体更适合于纯技术性联合

松散型纵向医疗联合体中，由于核心医院与成员医疗机构间技术水平差异较大，各级医疗机构组织文化与经营理念不一致，容易出现"各谋己利""联手不连心"的现象。核心医院由于缺乏足够的利益驱动，可能偏向于把一些能力强、水平高的医师留在本院，而将能力较低、水平一般的医师"支援在外"，导致医疗联合体技术扶持效果低下。同时，核心医院由于缺乏人事权，面对来院进修的基层医疗卫生机构的医务人员，很少有医院能够做到以提升诊疗能力、知识技能为目的，更多的是为了完成培训工作而进行培训，进修学习成果不显著。所以，尽管人力资源的双向流动是医疗联合体内有效调配存量人力资源，提升基层能力的重要手段，但松散型的医疗联合体管理模式缺乏配套的人力资源奖惩激励机制，往往造成人力资源配置、利用效率低，甚至进行无效的双向流动。另外，各基层医疗卫生机构出于自身多方面需求，或只是为了完成加入医疗联合体的行政指令，会同时加入多个医疗联合体，常常出现"一女二嫁"甚至"一女多嫁"的局面。表面上，加入多个医疗联合体可以获得多家更高等级医院的支持，但由于帮扶主体责任多元化，反而更容易产生形式主义，核心医院提供的专家巡诊、教学查房、手术带教可能只是停留在数量、形式上而已，而对基层医师医疗能力的提升帮助甚少。N市和Y县的有些基层医疗卫生机构就有此现象。而单纯技术性医疗联合体本身并不需要在财产权上进行任何的重新组合，成立医疗联合体的目的更多是为了技术的交流，故而松散型的方式比较适合。这种方式的医疗联合体具有组建交易成本低、付出少，专科建设积极性高、发展速度快，区域专科资源互补，专科专病响应时间短、救治时间快等优点。不足之处在于稳定性差、可持续性有待观察，效果受牵头单位学科地位与声望影响大等。

二、对策建议

（一）组建紧密型医疗联合体迅速提升基层服务能力

实证研究发现，涉及产权重组、全权托管的紧密型医疗联合体，在短期内对提高基层医疗卫生机构医疗服务能力的效果优于其他形式的医疗联合体。深圳市医疗联合体建设开展得也较早，有紧密型深圳罗湖医疗集团模式、以技术为纽带的福田区人民医院松散型医疗联合体模式、深圳市第二人民医院同龙岗区组建的"市—区—社康"三级松散型医疗联合体模式，它们的运行效果和本研究结论相似，同样发现紧密型医疗联合体在提升基层医疗卫生机构服务能力上效果最好。我国目前的紧密型医疗联合体几乎都属于集权式管理模式，集权管理能迅速地再配置联合体内资源、重设计运行机制，节省运行机制转型的时间、精力等协调成本。其具体特点如下：

（1）打破了管理体制和隶属关系的限制，从整体层面协调资源配置，将人财物的统筹权交由最高决策机构行使；

（2）破除原有机构间利益不相容格局，真正形成利益共同体，改变了其他医疗联合体建设可能存在的"联体不联心"状态；

（3）紧密型医疗联合体是发挥医保预付制激励约束作用的前提条件。医保的控费激励约束作用需要通过"总额预付+按病种付费+按人头付费+其他"的复合型支付方式实现，只有当医疗联合体整体作为医保打包支付的一个单位时，医保"总额预付，结余留用"的激励作用才有发挥的空间。

（二）政府要在医疗联合体建设中落实主体责任

三级医疗服务提供体系的构建，形成急慢病分治、首诊在基层新的诊疗秩序，重新调整医疗资源在各级医疗机构的配置无疑属于宏观层次顶层设计范畴，政府需承担主要职责。改善基层医疗卫生机构基础条件，提高服务能力，不能寄望三级医院主动下沉优质医疗资源。首先，在医疗联合体建设上，政府要成为发起者、组织者和运行的监管者；医疗联合体建设涉及财政、物价、医保、人社、卫健等多个部门，仅依靠卫生行政部门难以形成合力，需要政府出面统筹领导。其次，政府的主要职责应综合体现在财政补助、医保支付、医疗收费、薪酬分配、绩效考核等诸多方面。组建医疗联合体，促进优质医疗资源下沉，对不同层级医疗机构而言都会产生一定的制度变迁成本，高等级医疗机构更要面对改进基层行医软硬件条件的显性成本。这些成本显然不应由医疗机构自身承担，强行摊派极可能导致供给诱导需求的出现，医疗联合体中基层医疗卫生机构会演变成提供高等级医疗服务的三级医院的分支机构，而忽视基本医疗服务、公共卫生服务的供给。为此，卫生行政部门要细化医疗联合体考核内容，监控医疗联合体的基础性防保任务是否得以落实，同时还要防范特定区域内，服务提供者利用医疗行业离散性的特点形成市场势力，甚至垄断地区医疗市场。此外，还可在综合考虑学历、学位、毕业院校类别、执业年限、执业技能和岗位的基础上，进一步细化基层医疗卫生机构员工职业等级认定标准，扩大员工工资等级级差，提高优秀员工薪酬福利待遇，缓解人才招聘困局。

（三）构建医疗联合体法人治理结构

医疗联合体法人治理结构的构建是理顺医疗联合体内部权责利关系，

实现管办分离，资源统筹，提高行政效率的重要手段。医疗联合体内有效法人治理结构的建立亟须打破管理体制和产权障碍。建设紧密型医疗联合体有助于法人治理结构的实现，医疗联合体的法人治理结构包含理事会/管委会、监事会、运营管理层等机构。政府将医疗联合体委托给理事会/管委会进行管理，并在此中任职；理事会/管委会负责医疗联合体重大战略制定和决策，其成员由外部理事和内部理事组成；监事会是医疗联合体外部法定的监督管理机构，由政府行政机构负责组建，对理事会/管委会、运营管理层的行为进行监督。运营管理层主要负责集团的日常运行工作，对理事会负责，接受监事会监督。结合本研究和国内某些医院集团的法人治理结构的经验，理事会或管理委员会等模式可以较好地平衡各利益主体的权利，由各地卫健委或地方政府作为理事会理事长或管委会主任则更易体现顶层设计的意图；重要决策权高度集权化的同时，日常运营权力可以充分下放给各医疗联合体运营管理层。本研究中，X医院在武汉产业开发区组建医疗联合体，采用的开发区医疗联合体建设发展管理委员会领导下的院长负责制就属于这种模式。深圳罗湖医院集团理事会制也与之相仿。罗湖区区长担任医院集团理事长，以更好体现地方政府的主导作用；通过取消集团内所有医疗机构行政级别，成立唯一法人主体，形成利益共同体；以医保支付方式改革促进为抓手，以控费为导向，确保以预防为主的健康管理模式和分级诊疗格局的形成。

（四）兼容医疗联合体内各方利益

利益共享是医疗联合体长期有效运行的基础，也是医疗联合体构建最大的障碍。医疗联合体是各级医疗机构通过协作形成的共同体，这个共同体存在着许多利益相关者，医疗联合体的运作必然会涉及各利益相关者的利益，而不同利益相关者的利益诉求不尽相同。在医疗联合体特别是松散型医疗联合体中，大医院和基层医疗卫生机构在经济上是两个独立的实体，具有不同的利益倾向，存在竞争关系。因此，必须建立起风险共担、收益共享的机制，发挥医疗联合体的整合效应。几种典型的医疗联合体形态中，涉及所有权变更或高度集权托管型医疗联合体利益相容的机制较容易建立；松散型医疗联合体各方利益的协调需要耗费更大的协商成本，而且利益均衡受制于所有利益相关者，均衡状态容易被扰动。

（五）根据居民需求优先发展专科建设

2016 年，国务院就发布了《中医药发展战略规划纲要（2016—2030年）》（国发〔2016〕15 号）的通知，明确指出要大力发展我国的中医医学，满足人民群众日益增长的对简便价廉的中医药服务的需求，拓宽中医药服务领域，2030 年中医药服务要在基层医疗卫生机构实现全覆盖。而且我国的历史经验表明，中医在诊疗慢性病、老年病等各类疾病上具有成本低、预后好的优点，这对我国应对当前老龄化社会发展的趋势大有益处。但从调查数据来看，开设有中医科的基础医疗机构仅六成。伴随"三孩"政策的实施，基层医疗卫生机构儿科医生短缺的现象更加突出，尤其在我国农村地区，妇女保健和儿童保健亟待加强。现实中，很多地区的基础医疗卫生机构的妇幼儿童保健工作由内科或全科医生兼职，他们的工作负担已经很重，远不能满足妇幼儿童的医疗服务需求。耳鼻喉五官科和眼科等专科专业人才基层也很缺乏。这些专科建设要引起地方医疗卫生行政部门的注意和重视，要成为医疗联合体建设的重点之一。

（六）发挥医保在医疗联合体建设中的激励约束作用

医疗保险作为医疗服务体系的重要支付方，对医疗机构的医疗行为起着重要的约束激励作用。医保在医疗联合体中的激励约束作用在紧密型医疗联合体中更容易充分发挥。付费制度设计上，可将医疗联合体视为一个整体单位，作为打包支付的对象，实行"总额控制，结余留用"的总额预付制，以引导其重视基本医疗服务和公共卫生服务的提供。同时，这种总额预付制需与医疗联合体绩效考核相结合，在医疗联合体绩效考核中将医疗联合体下辖服务区域内居民的健康状况和就医体验作为重要考核指标，以避免医疗联合体内成员机构一味追求节约费用而推诿病人的情况。在这种机制下，支付制度既具有强烈的控费导向，同时又有助于将医疗联合体中的不同等级医疗机构变为真正的利益共同体。这个共同体的目标在于用最少的资源满足辖区居民的就医需求，而非一味追求规模，追求服务量，追求医疗业务收入。医疗联合体将更加注重合作，提高基层服务能力，以便将患者转入收费较低的基层医疗机构。在这种机制下，医疗联合体将主动形成"控费—提高基层医疗卫生机构服务能力—基层首诊/及时下转病人—提高辖区居民健康水平"的医疗模式。

（七）合理看待远程医疗在基层医疗卫生机构中的作用

网络科技发展促生了许多新兴的医疗服务形式，极大地拓展了医疗服务的半径，湖北省许多医疗机构开展了各种史无前例的尝试，例如：武汉协和医院开创了全球首例混合现实技术三地远程会诊手术，中南医院成立了首家5G医院，基层卫生院也普遍开设了远程诊室，利用远程阅片方式，解决了基层医疗卫生机构放射医生严重缺乏的困境。但也要看到远程医疗在应用中存在的问题。首先，远程医疗成本较高，如远程多学科会诊费用国家、省级1130元一次，地市级305元一次，县级211元一次，这对某些基层患者而言还不如直接到三级医院就诊划算。通过远程医疗方式问诊病患，实际是两地医务人员在同时为一位病患提供服务，医疗服务成本自然贵。其次，远程医疗在某些类别的服务上实施效果不一定尽如人意。比如通过5G和VR技术实施远程会诊手术指导，通过一只标记笔"穿越"至千里之外，在"病灶"上圈圈点点，告诉手术操作者如何实施的混合现实技术，它最大的难题在于手术实施者不一定能按要求精准操作。最后，远程医疗所产生的责任问题是医务人员最关注的。疾病诊疗有赖于医生根据个体特征对患者主诉、体征、检查结果综合评价后做出，但大多数远程医疗主要是高等级医院医生通过基层医生提供的信息做出诊断结论，诊断准确性很大程度上依赖于基层医生是否客观、全面、准确地提供疾病诊断所需一切资讯，如有误诊责任难以划分。结合调查情况来看，远程医疗在基层医疗卫生机构中，目前更多适用于诊断已经十分明确的慢性疾病的日常指导治疗。

参 考 文 献

[1] 刘楠. 试论医疗联合体的发展与集约型医疗集团[J]. 医院管理杂志, 1990, 6(1): 35-36.

[2] 科斯. 企业、市场与法律[M]. 盛洪, 陈郁, 译. 上海: 上海三联书店, 1990.

[3] 张五常. 经济组织与交易成本[M]. 北京: 经济科学出版社, 1992.

[4] 中华人民共和国国家统计局. 中国统计年鉴[Z]. 北京: 中国统计出版社, 1992.

[5] 张维迎. 西方企业理论的演进与最新发展[J]. 经济研究, 1994(11): 11-14.

[6] 宁宪嘉, 王景华. 天津市城乡居民脑卒中流行病学调查 6 年前瞻性研究[J]. 中华流行病学杂志, 1995, 16(5): 281-284.

[7] 张维迎. 所有制、治理结构及委托——代理关系[J]. 经济研究, 1996(9): 35-39.

[8] 凯·希尔博斯通. 关于"相关利益者"的争论: 公司的治理结构[J]. 经济社会体制比较, 1996(3): 65-68.

[9] 臧继全, 丁森. 成立大型医院集团的尝试[J]. 中华医院管理, 1997, 13(5): 298-299.

[10] 杨瑞龙, 周业安. 论利益相关者合作逻辑下的企业共同治理机制[J]. 中国工业经济, 1998(1): 18-23.

[11] 平乔维奇. 产权经济学: 一种关于比较体制的理论[M]. 蒋琳琦, 译. 北京: 经济科学出版社, 1999.

[12] 刘俊海. 公司的社会责任[M]. 北京：法律出版社，1999.

[13] 多纳德逊，邓非. 有约束力的关系——对企业伦理学的一种社会契约论的研究[M]. 赵月瑟，译. 上海：上海社会科学院出版社，1999.

[14] 廖玲英. HMO 的管理型医疗服务及其启示[J]. 贵州商专学报，1999，12(2)：42-46.

[15] 任苒. 区域卫生规划与卫生资源配置[J]. 医学与哲学(人文社会医学版)，2000，21(5)：8-9.

[16] 张五常. 经济解释——张五常经济论文选[C]. 上海：上海三联书店，2000.

[17] 杨瑞龙，周业安. 利益相关者理论及应用[M]. 北京：经济科学出版，2001.

[18] 李苹莉. 经营者业绩评价——利益相关者模式[M]. 杭州：浙江人民出版社，2001.

[19] 沈艺峰，林志扬. 相关利益者理论评析[J]. 经济管理，2001(8)：23-26.

[20] 赖特·米尔斯. 社会学的想象力[M]. 陈强，等译. 北京：三联书店，2001.

[21] 陈宏辉，贾生华. 利益相关者理论与企业伦理管理的新发展[J]. 社会科学，2002(6)：34-38.

[22] 周良荣，蔡冬华. 优化湖南省卫生资源配置，切实搞好区域卫生规划[J]. 中国卫生经济，2002，21(9)：37-38.

[23] 贾生华，陈宏辉. 利益相关者界定方法述评[J]. 外国经济与管理，2002(5)：25-28.

[24] 王富珍，齐亚莉，李辉. 疾病负担研究的方法学进展——疾病负担综合评价[J]. 疾病控制杂志，2003，18(6)：537-539.

[25] 中华人民共和国国家统计局. 中国统计年鉴[Z]. 北京：中国统计出版社，2003.

[26] 白宣娇. 医联体：利益问题亟待解决[J]. 医院领导决策参考，2003

（13）：37-39.

[27] 孙胜伟，周岚，赵列宾，等. 瑞金医院实施多元化办医策略的初步研
究[J]. 中国医院管理，2003，23（11）：10-12.

[28] 冯强. 襄樊市尿石症的流行病学研究[D]. 武汉：华中科技大学，
2003.

[29] 刘国恩，William H Dow，傅正泓，等. 中国的健康人力资本与收入增
长[J]经济学季刊，2004，4（1）：112-113.

[30] 中华人民共和国国家统计局. 中国统计年鉴[Z]. 北京：中国统计出
版社，2005.

[31] 印辉，于润吉. 医疗机构人员编制以床定人应改为按工作量定人[J].
中国卫生经济，2005，24（5）：65-66.

[32] 周奇文. 大庆市高血压经济负担及其影响因素研究[D]. 长春：吉林
大学，2005.

[33] 贺红梅. 基于企业生命周期的利益相关者管理及其实证研究[D]. 成
都：四川大学，2005.

[34] 付俊文，赵红. 利益相关者理论综述[J]. 首都经济贸易学院学报，
2006，8（2）：25-29.

[35] 田虹. 从利益相关者视角看企业社会责任[J]. 企业天地，2006（1）：
45-48.

[36] 李永秋，李士雪，张英洁. 关于医院集团发展的问题和建议[J]. 中
国卫生事业管理，2006，22（1）：19-20.

[37] 岳公正. 管理型医疗运行机制特征与案例分析——镇江案例分析[J].
北方经济，2006（2）：39-41.

[38] 郑健壮. 资源整合理论的集群竞争力[J]. 工业工程与管理，2006，
11（3）：124-129.

[39] 姚兆余，张莉. 欠发达地区农村家庭养老的基本状况和社会动因——
以安徽省绩溪县宅坦村为例[J]. 中国农史，2006，25（4）：105-111.

[40] 翟屹，胡建平，孔灵芝，等. 中国居民高血压造成冠心病和脑卒中的

经济负担研究[J]. 中华流行病学杂志, 2006, 27(9): 744-747.

[41] 马中柱. "矛盾辩证法" 辨析[J]. 学术研究, 2007(3): 5-8.

[42] 王建生, 姜垣, 金水高. 2002 年我国高血压的疾病负担分析[J]. 中国慢性病预防与控制, 2007, 15(3): 194-196.

[43] 王唤明, 江若尘. 利益相关者理论综述研究[J]. 经济问题探索, 2007(4): 11-14.

[44] 李宏伟, 赵丽梅, 刘宇辉. 社区老年高血压患者血压控制现状调查[J]. 中国初级卫生保健, 2007, 21(9): 60-61.

[45] 李娟, 于保荣. 疾病经济负担研究综述[J]. 中国卫生经济, 2007, 29(11): 72-74.

[46] 张琛. "管理型医疗" 在我国医疗保障体系构建中的作用研究[D]. 重庆: 第三军医大学, 2007.

[47] 范关荣, 袁蕙芸. 我国医院集团的形成与发展[J]. 中华医院管理, 2007, 23(5): 332-335.

[48] 蔡玲玲, 张开金, 翟成凯, 等. 社区居民慢性病现状及疾病经济负担研究[J]. 现代预防医学, 2007, 34(3): 434-435.

[49] 孙逊, 欧崇阳. 我国医院集团形成动因分析[J]. 解放军医院管理杂志, 2008, 15(11): 1060-1061.

[50] 刘华. 新华社区脑卒中的疾病负担及人群防治干预策略的经济学评价[D]. 上海: 复旦大学, 2008.

[51] 刘军, 赵冬, 刘群, 等. 中国多中心急性冠脉综合征患者高血压控制现况[J]. 中华高血压杂志, 2008, 10(1): 16-20.

[52] 代涛, 何平, 王小万, 等. 我国卫生服务资源的互动与整合[J]. 卫生经济研究, 2008(8): 3-4.

[53] 孙红梅, 吴丽芹, 周奇文. 高血压病经济负担的影响因素研究[J]. 齐齐哈尔医学院学报, 2008, 29(22): 2700-2702.

[54] 中华人民共和国国家统计局. 中国统计年鉴[Z]. 北京: 中国统计出版社, 1992.

[55] 李蓓达，栗治强，姚兆余. 农村老年人生存状态调查报告——基于对苏南、苏北地区的调查[J]. 南方论刊，2009(2)：105-111.

[56] 孙晓. 利益相关者理论综述[J]. 经济研究导刊，2009(2)：10-11.

[57] 任苒. 医学整合的必要性与必然性[J]. 医学与哲学(人文社会医学版)，2009，30(5)：6-9，13.

[58] 任苒. 医学整合与卫生改革[J]. 医学与哲学(人文社会医学版)，2009，30(11)：11-13.

[59] 许朝晖. 组建以医保总量为纽带的医疗集团提高区域卫生资源整合效率[J]. 中国卫生质量管理，2009，16(6)：75-77.

[60] 杨政. 关于城市居民健康需求与公共卫生事业发展的若干思考[J]. 消费导刊，2009(8)：68-69.

[61] 侯占伟，吴焕. 浅析我国医疗资源纵向整合中存在的问题及建议[J]. 中国卫生事业管理，2009，26(4)：249-250.

[62] 陶杰，蔡乐，杨媚，等. 云南省农村居民高血压患病现状及经济负担分析[J]. 现代预防医学，2009，36(23)：4456-4457.

[63] 赖小玫，刘朝杰. 澳大利亚全科医生培养使用方法对中国人才队伍建设的启示[J]. 卫生软科学，2009，23(4)：470-473.

[64] 董鸣，陈维鹏. 公立医院收购民营医院后运行管理模式探析[J]. 中国医院，2009，13(1)：43-45.

[65] 裴丽昆，刘朝杰，David Legge，等. 全民医疗保障制度的挑战——澳大利亚卫生体制的启示[M]. 北京：人民卫生出版社，2009.

[66] 陈伟伟. 我国高血压社区防治进展——技术、策略与实施[J]. 心血管病学进展，2010，31(3)：322-326.

[67] 辛英，饶克勤，徐玲. 我国城乡居民家庭高血压疾病经济负担分析[J]. 中国卫生经济，2010，29(5)：69-71.

[68] 贾清平，甘筱青. 农村居民就医行为影响因素的实证分析[J]. 安徽农业科学，2010，38(11)：5940-5942.

[69] 桑新刚，尹爱田，宋眷燕，等. 农村慢性病患者疾病负担及新农合补

偿分析[J]. 中国公共卫生，2010，26（5）：606-608.

[70] 董忠，李刚，谢瑾，等. 北京市成年人主要慢性病流行特征分析[J]. 中国公共卫生，2010，26（3）：357-358.

[71] 李颖，田疆. 澳大利亚卫生人力资源管理改革及对我国的借鉴意义[J]. 中国卫生政策究，2011，4（3）：57-60.

[72] 刘晓婷. 我国城乡居民脑卒中疾病负担研究[D]. 北京：中国疾病预防控制中心，2011.

[73] 邬沧萍，杨庆芳.“老有所为”是我国积极应对人口老龄化的客观要求[J]. 人口与发展，2011（6）：65-66.

[74] 乔良，邓颖，胥馨尹，等. 四川省疾病预防控制系统慢性病防控机构基础配置现状及公平性研究[J]. 预防医学情报杂志，2012，28（1）：26-30.

[75] 李承政，邱俊杰. 中国农村人口结构与居民消费研究[J]. 人口与经济，2012（1）：49-56.

[76] 陈国忠，李晓庆，钟文玲，等. 福建省疾控机构慢性病防控能力建设现状分析[J]. 中国公共卫生管理，2012，28（1）：534-535.

[77] 任莤，许晓光，刘明浩，等. 辽宁省医疗资源纵向整合模式特征与效果[J]. 中国医院管理，2012，32（2）：1-3.

[78] 任彦孔，倪啸尘，彭浩. 加强慢性病防控工作刻不容缓[J]. 中国卫生经济，2012，31（8）：45-46.

[79] 侣社花. 社区慢性病患者管理中存在的问题与对策[J]. 中国卫生产业，2012（35）：185-185.

[80] 中华人民共和国国家统计局. 中国统计年鉴[Z]. 北京：中国统计出版社，2013.

[81] 毛静馥. 卫生人力资源管理[M]. 北京：人民卫生出版社，2013.

[82] 王海鹏，孟庆跃. 慢性病患者医疗服务利用影响因素及其趋势研究[J]. 中国初级卫生保健，2013，27（8）：83-85.

[83] 林婧，赵丹丹，马捷，等. 上海市瑞金-卢湾医疗联合体运行模式的

实践与思考[J]. 医学与社会，2013，26(7)：25-27.

[84] 朱凡，高卫益，马捷，等. 新医改背景下瑞金-卢湾医疗联合体运行模式的实践与思考[J]. 中国医院管理，2013，33(5)：10-12.

[85] 吴鸿珠，余辉，叶佩丽，等. 老年慢性病患者居家护理评估表的应用[J]. 医院管理论坛，2013，30(6)：60-62.

[86] 陈清梅，尹爱田，韩志琰，等. 山东省农村地区住院可分流病种患者就医机构选择研究[J]. 中国卫生经济，2013，32(7)：56-58.

[87] 郑勇，张红，魏功美，等. 医学商业智能在慢性病管理与服务中的运用及其效果研究[J]. 中国全科医学，2013，16(7)：793-797.

[88] 郝模. 卫生政策学[M]. 北京：人民卫生出版社，2013.

[89] 徐伟，刘志荣，谢建嵘，等. 安徽省慢性病基础配置现状及公平性研究[J]. 安徽预防医学杂志，2013(5)：325-328.

[90] 董骏武，罗庆，刘军安，等. 慢性病管理与区域医疗卫生服务体系的优化[J]. 中国社会医学杂志，2013，30(5)：299-301.

[91] 中华人民共和国国家统计局. 中国统计年鉴[Z]. 北京：中国统计出版社，2014.

[92] 王丽敏，邓茜，王黎君. 中国慢性病综合监测回顾与展望[J]. 中国医学前沿杂志(电子版)，2014，6(3)：1-4.

[93] 孙霞，张雪文，张丹丹，等. 某市 20～50 岁居民慢性病 KAP 调查[J]. 济宁医学院学报，2014，37(1)：44-46.

[94] 司向，翟屹，施小明. 中国慢性非传染性疾病预防控制能力评估[J]. 中华流行病学杂志，2014，35(6)：675-679.

[95] 宇传华，崔芳芳. 全球疾病负担研究及其对我国的启示[J]. 公共卫生与预防医学，2014，25(2)：1-5.

[96] 李丽平，傅华. 群组看病模式：慢性病管理体系的创新[J]. 中国慢性病预防与控制，2014，22(6)：750-753.

[97] 朱凡，黄千浪，高卫益，等. 上海瑞金-卢湾医疗联合体实施现状与对策[J]. 中国医院管理，2014，34(9)：21-23.

[98] 朱永芬，蔡乐，崔文龙，等．云南省富民县吸烟相关慢性阻塞性肺病的经济负担研究[J]．昆明医科大学学报，2014(12)：34-37.

[99] 邵英，杨云娟，肖义泽．云南省2008年疾病预防控制系统慢性病防控机构基础配置现状[J]．卫生软科学，2014(8)：500-504.

[100] 张春华，丁贤彬，毛德强，等．重庆市80岁及以上高龄老人临终前慢性病患病情况及医疗负担分析[J]．中国慢性病预防与控制，2016，24(12)：921-924.

[101] 林娟娟．构建医疗联合体的关键问题分析及其对策建议[J]．南京医科大学学报，2014(2)：104-107.

[102] 席晶晶，夏小亮，司向，等．2011年全国疾控机构慢性病预防控制人力资源配置的现状分析[J]．中国慢性病预防与控制，2014，22(3)：287-289.

[103] 姜立文，宋述铭，郭伟龙．我国区域纵向医联体模式及发展现状[J]．医学与社会，2014，27(5)：35-38.

[104] 马慧芬，朱炜明，张鲁豫，等．县域医疗联合体对新农合住院患者县内就诊率的影响[J]．中国卫生政策研究，2015，8(10)：29-33.

[105] 王陇德．中国脑卒中防治报告[M]．北京：中国协和医科大学出版社，2015.

[106] 尹孔阳，刘艳辉，郭琳．人口老龄化背景下多元化养老模式的选择[J]．中国老年学杂志，2015，(12)：34-37.

[107] 李培林，陈光金，张翼．2016年中国社会形势分析与预测[M]．北京：社会科学文献出版社，2015.

[108] 刘瀚洋，穆云庆，冯泽永．美国管理型医疗对我国社区健康管理的启示[J]．医学与哲学(人文社会医学版)，2015，36(9)：74-77.

[109] 张建军，徐在福．应对人口老龄化我国老年教育发展对策研究[J]．工业技术与职业教育，2015(1)：45-49.

[110] 张鲁豫，朱炜明，马慧芬，等．青海省湟中县医疗联合体改革实践[J]．中国卫生政策研究，2015，8(10)：24-28.

[111] 陈曼莉，苏波，王慧，等. 美国责任医疗组织的制度设计与启示[J]. 中国卫生经济，2015，34（3）：94-96.

[112] 国家卫生和计划生育委员会. 2014 中国卫生和计划生育统计年鉴[M]. 北京：中国协和医科大学出版社，2015.

[113] 胡盛寿. 中国心血管病报告[M]. 北京：中国大百科全书出版社，2015.

[114] 黄淑惠，叶世岳，刘豫瑞. 从脑卒中筛查防治实践探讨中国慢性病管理新模式[J]. 中国初级卫生保健，2015，29（4）：65-67.

[115] 襄阳市统计局. 襄阳统计年鉴[Z]. 北京：中国统计出版社，2015.

[116] 蔚晗，江启成，王丽丹，等. 安徽省卫生资源配置公平性现况研究[J]. 医学与社会，2015，28（7）：4-6.

[117] 马玉琴，滕海英，孙宁，等. 农村医疗支出贫困人群门诊就医行为及其影响因素调查[J]. 中国全科医学，2016，19（1）：100-105.

[118] 田海滨. 慢性病防治工作现状存在的问题及对策[J]. 世界最新医学信息文摘，2016，16（7）：27-31.

[119] 刘芳，袁雁飞，陈骏籍，等. 2010—2013 年中国疾控机构慢性病防控人力资源变化趋势[J]. 中国慢性病预防与控制，2016，24（5）：394-395.

[120] 刘文萃. "健康中国"战略视域下中国农村慢性病风险防范与治理推进策略研究[J]. 领导科学论坛，2016（17）：50-59.

[121] 王道峰，夏令国，林琳，等. 区域医疗联合体运作成效：基于"滕山医联体"实证分析[J]. 卫生软科学，2016（6）：14-17.

[122] 李岳峰. 医疗联合体的收益与最优边界——基于交易成本理论的分析[J]. 卫生经济研究，2016（7）：3-6.

[123] 徐望红，张勇，王继伟，等. 中日两国慢性病防控策略比较及政策启示[J]. 中国慢性病预防与控制，2016，24（8）：593-596.

[124] 熊伟，杨茂康. 关于乡镇卫生院服务量萎缩的探讨[J]. 中国农村卫生，2016（23）：16-22.

［125］中华人民共和国国家统计局. 中国统计年鉴［Z］. 北京：中国统计出版社，2017.

［126］王德征，沈成凤，张颖，等. 天津市 15 年急性心肌梗死发病率变化趋势分析［J］. 中华心血管病杂志，2017，45（2）：154-159.

［127］王梦媛，颜建国，张伶俐，等. 美国节余分享计划下的责任医疗组织制度研究［J］. 卫生经济研究，2017（3）：53-57.

［128］冯晶晶，刘宇飞，靖瑞锋. 慢性病管理的国际经验及启示［J］. 中国药房，2017，28（8）：1009-1012.

［129］陆素颖，周跃华，梁大艳，等. 肇庆市慢性非传染性疾病预防控制能力基线调查分析［J］. 华南预防医学，2017，43（1）：97-100.

［130］陈峰燕. 南通市养老服务业存在的问题及对策［J］. 时代经贸，2017（16）：49-51.

［131］国家卫生计生委统计信息中心. 2010—2016 中国卫生人力发展报告［M］. 北京：中国协和医科大学出版社，2017.

［132］国家卫生和计划生育委员会. 中国卫生和计划生育统计年鉴 2017［M］. 北京：中国协和医科大学出版社，2017.

［133］周群. 已改背景下的医联体管理模式研究［D］. 南京：东南大学，2017.

［134］郭华，陈卫平，朱华淳，等. 某市医院医联体的构建及实施成效［J］. 江苏卫生事业管理，2017，28（5）：12-15.

［135］高润霖. 冠心病疾病负担-中国出路［J］. 中国循环杂志，2017，32（1）：1-4.

［136］傅卫. 推进健康中国建设促进健康经济发展［J］. 中国卫生，2017，11（1）：38-39.

［137］鲁盛康，蒋春红. 新农合政策下麻城农民常见疾病医疗服务利用调查与分析［J］. 当代经济，2017（25）：114-117.

［138］中华人民共和国国家统计局. 中国统计年鉴［Z］. 北京：中国统计出版社，2018.

[139] 王静，邱卫华，刘静静. 老年综合评估在高龄老人健康管理中的作用[J]. 中国临床保健杂志，2018，21(5)：714-718.

[140] 李小芳，潘云龙，王永祥. 松散型医联体双向转诊的现状思考[J]. 江苏卫生事业管理，2018，29(3)：269-271.

[141] 国家心血管病中心. 中国心血管病报告 2018[M]. 北京：中国大百科全书出版社，2018.

[142] 高倩，王子伟，闫磊磊. 乡镇卫生院医疗服务提供的回顾性研究[J]. 医学与社会，2018，31(10)：19-21，25.

[143] 鲁盛康，蒋春红. 基于 Logistic 回归模型的武汉社区居民医疗机构选择影响因素分析[J]. 当代经济，2018(1)：110-112.

[144] 鲁盛康，蒋春红，张亮. 湖北省城乡居民门诊就医选择影响因素分析[J]. 中华医院管理杂志，2018，34(1)：76-79.

[145] 襄阳市统计局. 襄阳统计年鉴[Z]. 北京：中国统计出版社，2018.

[146] 马艺，李顺平. 重庆市彭水县基层医疗卫生横向医联体改革成效分析[J]. 医学与社会，2019，32(2)：52-56.

[147] 孔灵芝. 健康中国——使命与责任[J]. 首都公共卫生，2019，13(3)：113-114.

[148] 中国高血压防治指南修订委员会. 中国高血压防治指南(2018 年修订版)[J]. 中国心血管杂志，2019，24(1)：24-55.

[149] 李凤艳. 人口老龄化背景下我国养老模式的思考[J]. 现代职业育，2019(4)：23-26.

[150] 黄祥辉，魏占祥，杨文兵. 人口老龄化对城乡居民消费的影响研究——基于计量模型[J]. 商业经济研究，2019(9)：39-42.

[151] 鲁盛康，肖海燕，蒋春红. 武汉慢性病患者就医行为浅析[J]. 当代经济，2019(5)：151-153.

[152] 鲁盛康，蒋春红，胡媛荣，等. 武汉居民选择医疗机构的影响因素分析[J]. 医学与社会，2019，32(6)：50-52.

[153] 鲁盛康，黄宁玲，邓江南，等. 湖北襄阳地区卫生院医疗服务提供

现状研究[J]. 当代经济, 2019(6)：156-158.

[154] 熊智. 我国慢性病防治面临的挑战与对策[J]. 中国慢性病预防与控制, 2019, 27(9)：720-721.

[155] 王魁. 医院概论第二版[M]. 合肥：中国科技大学出版社, 2020.

[156] 邓勇, 梁俊容. 汕大第一附属医院托管朝南民生医院的实践与探索[J]. 中国医院院长, 2020, (14)：64-66.

[157] 世界银行. 中高等收入国家的指标[EB/OL]. [2020-09-13] http://data.worldbank.org.cn/income-level/UMC,2020.

[158] Friedman M. Capitalism and freedom[M]. Chicago：University of Chicago Press, 1962.

[159] Ansoff I. Corporate strategy[M]. New York：McGraw Hill, 1965.

[160] Suchman E A. Social patterns of illness and medical care[J]. Journal of Health and Human Behavior, 1965, 6(1)：2-16.

[161] Grossman M. On the concept of health capital and the demand for health[J]. Journal of Political Economy, 1972, 80(2)：223-255.

[162] Freeman R E, Reed D L. Stockholders and stakeholders：a new perspective on corporate governance[J]. California, Management Review, 1983, 25(3)：88-106.

[163] Donaldson T, Dunfee, T W. Integrative social contracts theory：a communitarian conception of economic ethics[J]. Economics and Philosophy, 1984, 11(1)：85-112.

[164] Freeman R E. Strategic management：a stakeholder approach[M]. MA：Pitman Publishing Inc., 1984.

[165] Alarcon R D, Walter-Ryan W G, Shaw L. Inappropriate admissions to psychiatric wards [J]. South Medical Journal, 1985, 78(7)：827-832.

[166] Grossman S J, Hart O D. The costs and benefits of ownership：a theory of vertical and lateral integration[J]. Journal of Political Economy, 1986, 94(4)：691-719.

[167] Frederick W C, Davis K, Post J E. Business and society, corporate strategy, public policy, ethics[M]. New York: McGraw Hill, 1988.

[168] Freeman R E, Evan W M. Corporate governance: a stakeholder interpretation[J]. Journal of Behavioral Economics, 1990, 19(4): 337-359.

[169] Hart O. Property rights and the nature of the firm[J]. Journal of Political Economy, 1990, 98(6): 1119-1158.

[170] Barney J. Firm resources and sustained competitive advantage [J]. Journal of Management, 1991, 17(1): 3-10.

[171] Fredrick W C. The moral authority of transnational corporate codes[J]. Journal of Business Ethics, 1991, 10(3): 165-177.

[172] Charkham J P. Corporate governance: lessons from abroad[J]. European Business Journal, 1992, 4(2): 8-16.

[173] Clarkson M. A risk-based model of stakeholder theory: proceedings of the toronto conference on stakeholder theory[C]. Center for Corporate Social Performance and Ethics. Toronto: University of Toronto, 1994.

[174] Freeman R. The politics of stakeholder theory: some future directions[J]. Business Ethics Quarterly E, 1994(4): 409-421.

[175] Clarkson M. A stakeholder framework for analyzing and evaluating corporate social performance[J]. Academy of Management Review, 1995, 20(1): 92-117.

[176] Charkham J P. Keeping good company: a study of corporate governance in five countries[M]. Oxford: Oxford University Press, 1995.

[177] Donaldson T, Preston L E. The stakeholder theory of the corporation: concepts, evidence, and implications[J]. Academy of Management Review, 1995, 20(1): 65-91.

[178] Lorthouse L L, Jeffs M, Cracchiolo-Caraway A, et al. Emotional distress reported by women and husbands prior to a breast biopsy[J]. Nursing Research, 1995, 44(4): 196-201.

[179] Bolduc D, Lacroix G, Muller C. The choice of medical provider in rural Benin: a comparison of discrete choice models[J]. The Journal of Health Economics, 1996, 15(4): 477-498.

[180] Robinson C J, Casalino L P. Vertical integration and organizational network in health care[J]. Health Affairs, 1996, 15(1): 7-22.

[181] Kongstvde P R. Essentials of managed health care[M]. 2nd ed. Gaithersburg: Aspen Publishers, 1997.

[182] Mitchell R K, Agle B R, Wood D J. Toward a theory of stakeholder identification and salience: defining the principle of whom and what really counts[J]. Academy of Management Review, 1997, 22(4): 853-886.

[183] Blair M M. For whom should corporations be run: an economic rationale for stakeholder management[J]. Long Range Planning, 1998, 31(2): 195-200.

[184] Wheeler D, Sillanpaa M. Including the stakeholders: the business case [J]. Long Range Planning, 1998, 31(2): 201-210.

[185] Blair M M, Stout L A. A team production theory of corporate law[J]. The Journal of Corporation Law, 1999, 85(2): 247-328.

[186] Cooke P. Clusters and regional specialization[J]. The Town Planning Review, 2001, 72(2): 245-246.

[187] Plescia, Marcus, Koontz, et al. Community assessment in a vertically integrated health care system [J]. American Journal of Public Health, 2001, 91(5): 811-814.

[188] Burns L R, Pauly M V. Integrated delivery networks: a detour on the road to integrated health care? [J]. Health Affair, 2002, 21(4): 128-143.

[189] Jowett M. Health insurance and treatment seeking behavior: evidence form a low-income country [J]. Health Economics, 2004, 13(9): 845-857.

[190] Richard G A. US and UK health care: a special relationship? [J]. British Medical Journal, 2005, 330(7493): 727-729.

[191] Cortese D, Smoldt R. Taking steps toward integration[J]. Health Affairs, 2007, 26(1): 68-71.

[192] Friedman M. The social responsibility of business is to increase its profits [J]. New York Times Magazine, 2007, 13(33): 173-178.

[193] Kodner D L. All together now: a conceptual exploration of integrated care [J]. Healthcare Quarterly, 2009, 13(Special): 6-15.

[194] Qian D. Determinants of health care demand in poor rural China: the case of Gansu Province[J]. Health Policy and Planning, 2009, 24(5): 324-334.

[195] Sarma S. Demand for outpatient healthcare[J]. Applied Health Economics and Health Policy, 2009, 7(4): 265-277.

[196] Suter E, Oelke N, Adair C, et al. Ten key principles for successful health systems integration [J]. Healthcare Quarterly, 2009, 13 (Special): 16-23.

[197] OECD. OECD health data 2008: statistics and indicators for 30 countries [R]. Paris: Organization for Economic Cooperation and Development, 2013.

[198] Kingslan J. Integrated healthcare systems: an english perspective[R]. Beijing: Second Annual Symposium on China Health Policy and System Research, 2012.

[199] Murray C, Lopez A D. Measuring the global burden of disease[J]. New England Journal of Medicine, 2013, 369(5): 448-457.

[200] Yan Z, Chen Y, Xiang Z, et al. Current level and determinants of inappropriate admissions to township hospitals under the New Rural Cooperative Medical System in China: a cross-sectional study[J]. BMC Health Services, 2014, 14(1): 649.

[201] Feigin V L. Update on the global burden of ischemic and hemorrhagic stroke in 1990-2013: the GBD 2013 study [J]. Neuroepidemiology,

2015, 45(3): 161-176.

[202] Feigin V L, Mensah G A, Norrving B, et al. Atlas of the global burden of stroke (1990-2013): the GBD 2013 study [J]. Neuroepidemiology, 2015, 45(3): 230-236.

[203] Porter M E. Redefining health care: creating value-based competition on results[M]. Boston: Harvard Business School Press, 2016.

[204] World Health Organization. Health expenditure per capita, by WHO Region, 2000-2015 [EB/OL]. [2020-09-11] https://apps. who. int/nha/database/Search/Index/en? q=Health+expenditure+per+capita.

[205] Monticone S, Ascenzo F D, Moretti C, et al. Cardiovascular events and target organ damage in primary aldosteronism compared with essential hypertension: a systematic review and meta-analysis [J]. Lancet Diabetes Endo, 2018, 6(1): 41-50.

[206] Egan B M, Li J, Davis R A, et al. Differences in primary cardiovascular disease prevention between the 2013 and 2016 cholesterol guidelines and impact of the 2017 hypertension guideline in the United States[J]. Journal Clinical Hypertense, 2018, 20(6): 991-1000.

[207] Wang Z, Chen Z, Zhang L, et al. Status of hypertension in China: results from the China hypertension survey, 2012-2015 [J]. Circulation, 2018, 137(22): 2344-2356.

[208] Australian Institute of Health and Welfare. Australian's hospitals 2008-09 at a glance [EB/OL]. [2021-01-11] http://www. aihw. gov. au/WorkArea/DownloadAsset.aspx? id=10737421723.

[209] Australian Institute of Health and Welfare. Australia's health 2020 in brief [EB/OL]. [2021-01-11] https://www. aihw. gov. au/reports/australias-health/australias-health-2020-in-brief/contents/summary.

中英文词汇对照表

中文词汇	英文词汇
责任医疗组织	Accountable Care Organizations
初级保健联盟	Allied Primary Health Practitioners
动物福利维护集团	Animal Welfare Pressure Groups
澳大利亚卫生与福利局	Australian Institute of Health and Welfare
文献计量学	Bibliometrics
美国蓝盾和蓝十字	Blue Cross Blue Shield
布鲁金斯学会	Brookings Institution
绑定/分段支付	Bundled/Episode Payments
美国医疗保险与医疗补助服务中心	Centers for Medicare & Medicaid Services
公众型利益相关者	Community Stakeholders
契约型利益相关者	Contractual Stakeholders
达特茅斯医学院	Dartmouth Medical School
数据包络分析	Data Envelopment Analysis
日间医院病房	Day Hospital Facilities
确定型利益相关者	Definitive Stakeholders
诊断相关组合	Diagnosis Related Groups
尊享医疗公司	Dignity Health
直接的利益相关者	Direct Interest Groups
伤残调整寿命年	Disability Adjusted Life Year

中文词汇	英文词汇
疾病谱	Disease Pattern
老年抚养比	Elderly Dependency Rate
消费过度敏感性	Excess Sensitivity of Consumption
预期型利益相关者	Expectant Stakeholders
美国通用电气公司	General Electric Company
全球疾病负担	Global Burden of Disease
总额预付费	Global Payment
国内生产总值	Gross Domestic Product
健康维护组织	Health Maintenance Organization
《健康维护组织法案》	HMO Act
间接的利益相关者	Indirect Interest Groups
整合型医疗服务系统	Integrated Delivery System
凯撒医疗集团	Kaiser Permanente
潜在型利益相关者	Latent Stakeholders
精益生产	Lean Production
管理型医疗服务	Managed Care
管理委员会	Management Committee
医疗服务	Medical Service
老年医疗保险	Medicare
结余共享计划	Medicare Shared Saving Program
米切尔评分法	Mitchell Score-based Approach
多锥细分法	Multi-dimensions Classification Method
英国国家医疗服务体系	National Health Service
新加坡国立医疗服务集团	National Healthcare Group
新加坡国立大学健康系统	National University Health System
慢性非传染性疾病	Noninfectious Chronic Disease
老年人口系数	Old Population Coefficient

中文词汇	英文词汇
单向结余分享	One-sided Shared Savings
帕累托效率	Pareto Efficiency
帕累托最优	Pareto Optimality
部分按人头支付/总额付费	Partial Capitation/Global Payments
《保护患者和平价医疗法案》	Patient Protection and Affordable Care Act
定点服务组织	Point of Service
优选服务提供组织	Preferred Provider Organizations
初级保健信托	Primary Care Trust
基础医疗保健服务	Primary Health Care Services
主要的非社会利益相关者	Primary Non-social Stakeholders
主要的社会性利益相关者	Primary Social Stakeholders
兰德公司	RAND Corporation
资源整合理论	Resource and Integration-based View
基于资源的企业理论	Resource-based View of The Firm
沙锥模型理论	Sandcone Theory
沙锥模型	Sandcone Model
次要的非社会利益相关者	Secondary Non-social Stakeholders
次要的社会利益相关者	Secondary Social Stakeholders
新加坡国立保健服务集团	SingHealth
利益相关者理论	Stakeholder Theory
标化患病率	Standardized Prevalence Rate
斯坦福研究所	Stanford Research Institute
随机前沿分析	Stochastic Frontier Approach
萨特健康中心	Sutter Health
协同理论	Synergistics
病人为中心医疗之家	The Patient-centered Medical Home
全要素生产率	Total Factor Productivity

续表

中文词汇	英文词汇
全面质量管理	Total Quality Management
权衡	Trade-off
交易成本	Transaction Costs
双向结余分享	Two-sided Shared Savings
世界卫生组织	World Health Organization

附　　录

附录一：《基层医疗卫生机构医疗卫生服务现状
调查问卷》

非常感谢贵单位对"基层医疗卫生机构服务能力提升"课题研究工作的理解和支持，所有数据材料仅用于课题研究分析，课题组将给予严格保密。再次感谢您的配合。

第一部分　医院基本情况、收支状况及资产情况

一、医疗机构基本情况

A01 医疗机构名称＿＿＿＿＿＿＿＿

A02 本医疗机构服务覆盖人群数＿＿＿＿＿人

A03 本医疗机构与＿＿＿＿＿＿＿＿＿＿＿上级医院组建了医疗联合体，医疗联合体的形式是＿＿＿＿＿＿＿＿（紧密型还是松散型，如果上级医院托管本院，长期派员直接负责本基层医疗卫生机构运营，甚至收购本机构可视为紧密型）。

二、医院人员情况

指标		年	年	年	年
代码	在职正式员工总数				
B01人员	1. 卫生技术人员数				
	其中：执业(助理)医师				
	注册护士				
	医技人员(如检验、药剂)				
	2. 其他技术人员(如工程师等)				
	3. 管理人员				
	4. 工勤人员				

2019 年医务人员结构(如近 3 年人员结构变化较大，请各年填写一份)

岗位	职业情况		职称			学历			年龄			
	获得执业资格	暂无执业资格	高级	中级	初级及以下	大学及以上	中专高职高中	初中及以下	>55	35~55	25~35	<25
医生												
护士												
医技人员												

三、医院业务工作情况

代码	指　标	年	年	年	年
C01 门诊 工作	总治疗人次				
	其中：门诊人次				
	急诊人次				
	门急诊次均费用(元)				
C02 住院 工作	编制床位数(张)				
	实际开放床位数(张)				
	实际开放总床日数(天)				
	出院人次				
	实际占用总床日数(天)				
	病床使用率(%)				
	病床周转次数(次)				
	出院者平均住院天数(天)				
	出入院诊断符合率				
	次均住院费用(元)				
C03 公共 卫生 工作	计划免疫人次				
	新建健康档案				
	健康档案中有动态记录份数				
	5岁以下儿童体检人次				
	0~6岁儿童随访人次				
	产前检查人次				
	孕妇产前、产后随访人次				
	>65岁老年人健康体检人次				
	高血压规范管理人数				
	糖尿病规范管理人数				
	精神障碍者规范管理人数				
	肺结核管理人数				

四、医院资产负债情况（单位：元）

代码	指　　标	年	年	年	年
D01 资产	总资产				
	流动资产总额				
	其中：货币资金				
	财政应返还额度				
	应收及预付款项				
	存货				
	减：坏账准备				
	其他应收款				
	在加工材料				
	待摊费用				
	固定资产总额				
	其中：房屋及建筑物				
	专业设备				
	一般设备				
	其他固定资产				
	在建工程				
	无形资产				
D02 负债	总负债				
	应付账款				
	预收医疗款				
	应缴账款				
	应交税费				
	应付职工薪酬				
	应付社会保障金				
	长期负债总额				

续表

代码	指　　标	年	年	年	年
D03 净资 产	净资产				
	固定基金				
	事业基金				
	专用基金				
	其中：医疗风险基金				
	职工福利基金				
	奖励基金				
	其他专用基金				
	财政补助结(转)余				
	未弥补亏损				

五、医院收入支出情况(单位：元)

代码	指　　标	年	年	年	年
E01	上年专项结余				
E02 收入	总收入				
	财政补助收入				
	其中：基本建设补助				
	设备购置补助				
	人员经费补助				
	公共卫生服务补助				
	专项补助				
	上级补助收入				
	医疗收入				
	其中：门诊收入				
	挂号收入				

续表

代码	指　　标	年	年	年	年
E02 收入	诊察收入				
	检查、化验收入				
	治疗收入				
	住院收入				
	床位收入				
	诊察收入				
	检查、化验收入				
	手术收入				
	护理收入				
	药品收入				
	其中：门诊药品收入				
	住院药品收入				
	其他收入				
E03 支出	总支出				
	医疗卫生支出				
	其中：医疗支出				
	公共卫生支出				
	财政基建设备补助支出				
	其他支出				
	待摊费用				
E04	收支结余				
E05 结余 分配	结余分配				
	加：事业基金弥补亏损				
	加：年初待分配结余				
	减：提取职工福利基金				
	转入事业基金				
E06	期末待分配结余				

附录二：《基层医疗卫生机构员工问卷调查表》

您好！本调查旨在了解我国基层医疗卫生机构医疗服务提供现状，以便更好地改进。调查为匿名，任何人无法得知您的想法或对有关问题的看法，请您如实填写。谢谢您的合作！

一、个人概况

1. 您的性别：_____；您的年龄：_____

2. 您的岗位类型(　　)

    A. 医生　　　　　　　　B. 护士

    C. 医技人员　　　　　　D. 医疗机构管理者

    E. 政府行政机构人员

3. 您在医疗卫生领域工作年限为(　　　)

    A. 1~5 年　　　　　　　B. 5~10 年

    C. 10~20 年　　　　　　D. 20 年以上

4. 和本地大多数居民相比，您觉得自己经济收入如何(　　　)

    A. 高　　　　　　　　　B. 比较高

    C. 中等　　　　　　　　D. 偏低

5. 您对现在的工作状态满意程度(　　　)

    A. 很满意

    B. 比较满意

    C. 一般

    D. 不满意(请简注原因：_____)

二、医务人员日常工作方面(您如果没从事临床工作不用回答此部分)

6. 您日常工作主要内容是(　　)

    A. 临床医疗　　　　　　　　B. 公共卫生服务

    C. A、B 两项工作量相当　　D. 其他,请简注:＿＿＿＿＿

7. 您是否定期或不定期接受过相关卫生业务知识的培训(　　)

    A. 是,经常定期参加　　　　B. 经常不定期参加

    C. 曾经参加过一两次　　　　D. 从未参加过

8. 上级部门为提高农村卫生服务采用的培训方式中,您比较接受的是

    (　　)(可多选)

    A. 专门召开会议,集中培训　B. 利用例会进行培训

    C. 小班培训(小于 30 人每次)D. 现场培训

    E. 其他,请注明＿＿＿＿＿

9. 您认为上级部门培训内容最好包括(　　)(可多选)

    A. 疾病防控基本知识　　　　B. 疾病诊疗技术

    C. 人际交流技巧　　　　　　D. 宣传材料使用方法

    E. 如何记录宣传材料接收及发放情况

    F. 其他,请注明:＿＿＿＿＿

10. 请将以下制约基层医疗服务质量的因素,按重要性大小排序(大)

    ＿＿＿＿＿(小)

    A. 医生诊疗水平　　　　　　B. 没有合适的药品

    C. 设备设施缺乏　　　　　　D. 缺乏有效的激励手段

11. 本地区已经开展医疗联合体的建设,您认为由此本院发生了哪些

    改变(　　)(可多选)

    A. 上级医院定期派专家来我院坐诊

    B. 上级医院定期派专家来我院指导在职培训

    C. 医务人员可以更便捷地到上级医院培训学习

    D. 可以共享部分上级医院的医疗资源

E. 通过远程医疗或其他方式可以便捷地联系上级专家及时解答工作中的疑问

F. 实施联合增强了本院声誉，前来就诊患者增多

G. 实施联合本院实力增强，开展了新医疗业务项目

H. 实施联合后，有了技术支持工作自信心增强

I. 因有了指导，自己感到业务能力提高了

J. 上级医院较原来更多向本院转出病人

K. 病人在向上级医院转诊过程中，看病更便捷

12. 上述变化中，请您认为哪些变化最显著，请按程度大到小排序(最多列5项，无则不填)

1. ＿＿＿　2. ＿＿＿　3. ＿＿＿　4. ＿＿＿　5. ＿＿＿

变化显著程度大　　　　　　　　　　　　　　　　　　　变化显著程度小

13. 请您为今后医疗联合体建设提出几条建议

14. 就您了解，本院管辖的村卫生室硬件、人员能满足当地医疗需求吗？请您简述一下本院是如何指导村医医疗业务工作的

附录三:《基层医疗卫生机构管理者问卷调查表》

您好!本调查旨在了解我国基层医疗卫生机构医疗服务提供现状,以便更好地改进。调查为匿名,任何人无法得知您的想法或对有关问题的看法,请您如实填写。谢谢您的合作!

一、个人概况

1. 您的性别:_____;您的年龄:_____
2. 您的岗位是:_____
3. 您在医疗卫生领域工作年限为( )

    A. 1~5 年   B. 5~10 年

    C. 10~20 年   D. 20 年以上

二、医院管理者访谈的主要内容

1. 医疗机构概况

2. 近年医院经营现况(以下为访谈参考问题,但不限于此)

(1)新医改实施以来,医院的经营大致概括如何?例如,市场竞争和改革前相比有无变化;长远看如何规划才能有助于医院长远的发展(如是在医疗服务提供上,还是公共卫生服务提供上,抑或医养结合探索新模式)?作为近城区卫生院感到的压力有哪些?

(2)国家的各种扶持基层医疗卫生机构的政策有没有具体落实?如收支两条线、各种财政拨款是否足够各种对应的开支,员工的各项社会保险是否按标准缴纳，取消药品零差价是否获得足够的财政补助，相应的医疗服务价格调整是否到位？

(3)本地居民对本院提供的服务是否满意？还有哪些期待？

3. 制约医院服务能力的主要因素是什么(以下为访谈参考问题，但不限于此)

已有的研究表明基层医疗卫生机构服务能力有待提高的主要原因是：医务人员素质不高、人员年龄老化、设备较差。除此之外，您觉得还有什么原因呢？现有的政策能否有效改善这种局面呢？以下的困惑是否存在？

(1)现有政策约束了医院经营灵活性。实现收支两条线、药品零差价等政策限制了医院的收入，基层医疗卫生机构按统一标准建设可能导致基层医疗卫生机构千孔一面，难以发展各自的特色。这些必然会使管理者失去一部分经营灵活性，导致人才引进乏力，缺乏有效手段激励现有员工。

(2)现有医疗卫生体系在分工上存在一定的不公正客观现象。如现实中，全科医生确受到体系和社会的区别对待，他们的职业生涯发展和收入和同行相比有一定差距。这必定对基层服务能力提升造成一定的影响。

(3)基层人事用工制度存在吸引人才、留住人才的掣肘。如何突破薪酬少、职业发展前景小的现实？

4. 医疗联合体运营方面的访谈(以下为访谈参考问题，但不限于此)

(1)与哪家上级医院组建了医联体，与上级二三级医院建立的技术帮扶和分工协作的关系纽带是什么(也就是基础是什么，比如上级医院收购卫生院、托管、利润分成、名义上的联盟等)？定点帮扶的具体措施是什么？医联体带来了哪些实质性的改变(主要指医疗业务活动的开展、医疗业务收入变化、人员培训进修等)？

(2)医联体有效整合了诊疗信息系统吗？如何整合，哪些医疗信息实现了共享等？本地区的分级诊疗信息管理系统有何特点？

(3)医联体运营中是否采用远程医疗等网络技术，如果有是如何使用的，效果如何？(具体可提问题：①上级医疗机构按何标准、如何获得提供远程医疗服务的补偿？②远程医疗提供过程中，诸如 X 光片、CT 片等医技科室的检查结果如何传递？③基层医疗卫生机构与上级医院是否约定相对固定的时间开展远程医疗服务？④远程医疗服务如果出现诊疗差错谁承担相应责任？⑤患者对远程医疗满意吗？他们对远程医疗还有哪些期待？⑥基层医务人员觉得远程医疗可以提高自身医疗技术水平吗？可以有效提高基层医疗卫生机构服务提供能力吗？)

(4)您认为医联体内上级医院、乡镇卫生院联合有内在动机吗？这种内在动机是什么？如何没有的话，仅凭行政手段进行整合，需要哪些政府举措才会有效达到应有的目标呢？

(5)医联体运行中还存在哪些不足，您认为应该如何改进呢？比如在医联体内分工上是否合理，病人转出/转入是否顺畅，阻碍医联体内医疗资料向下配置的羁绊为何？

(6)一般认为影响基层医疗卫生机构能力提升的因素有：A. 卫生政策(如收支两条线、三级服务体系的分工等)，B. 医保政策，C. 医联体治理方式，D. 基层医疗卫生机构的自治权限，E. 薪酬等激励制度，F. 员工职业发展前景，G. 医疗机构的硬件条件。请依次从最重要影响因素到一般影响因素排序：

1. ＿＿　2. ＿＿　3. ＿＿　4. ＿＿　5. ＿＿　6. ＿＿　7. ＿＿

重要影响因素　　　　　　　　　　　　　　　　　　　一般影响因素 →

(7)您认为通过医联体有效提高基层医疗服务水平的有效方式有哪些？

附录四:《基层医疗卫生机构服务能力提升调查问卷》

您好! 本调查旨在了解我国基层医疗卫生机构医疗服务提供现状,以便更好地改进。调查为匿名,任何人无法得知您的想法或对有关问题的看法,请您如实填写。谢谢您的合作!

请您根据国家卫生健康委员会发布的乡镇卫生院和社区卫生服务中心《服务能力标准(2018 版)》B 档为标准(可参见调查表后基层医疗卫生机构服务能力 B 档主要要求),对以下各项指标在基层服务能力建设中的重要性打分评价,1 表示"不重要",2 表示"不太重要",3 表示"一般",4 表示"重要",5 表示"非常重要"。调查时发放的是电子问卷,形式与此略有不同。

一、卫生政策

1. 专项政策或细则条款:＿＿＿＿＿＿

    (1)不重要   (2)不太重要

    (3)一般   (4)重要

    (5)非常重要

2. 政策执行情况:＿＿＿＿＿＿

    (1)不重要   (2)不太重要

    (3)一般   (4)重要

    (5)非常重要

二、财政投入

1. 日常运营经费:＿＿＿＿＿＿

    (1)不重要   (2)不太重要

（3）一般 （4）重要

（5）非常重要

2. 专项建设经费：_____

（1）不重要 （2）不太重要

（3）一般 （4）重要

（5）非常重要

三、设备设施

1. 基础设施：_____

（1）不重要 （2）不太重要

（3）一般 （4）重要

（5）非常重要

2. 专业设备：_____

（1）不重要 （2）不太重要

（3）一般 （4）重要

（5）非常重要

四、人员配备

1. 员工总数：_____

（1）不重要 （2）不太重要

（3）一般 （4）重要

（5）非常重要

2. 年龄结构：_____

（1）不重要 （2）不太重要

（3）一般 （4）重要

（5）非常重要

3. 中高职称人数：_____

（1）不重要 （2）不太重要

(3)一般　　　　　　　　(4)重要

(5)非常重要

五、服务产出

1. 公共卫生服务数量：_____

　　(1)不重要　　　　　　　(2)不太重要

　　(3)一般　　　　　　　　(4)重要

　　(5)非常重要

2. 医疗服务数量：_____

　　(1)不重要　　　　　　　(2)不太重要

　　(3)一般　　　　　　　　(4)重要

　　(5)非常重要

3. 医疗服务种类：_____

　　(1)不重要　　　　　　　(2)不太重要

　　(3)一般　　　　　　　　(4)重要

　　(5)非常重要

基层医疗卫生机构服务能力 B 档主要要求

一、主要任务

可提供居民常见病、多发病的门诊服务；提供适宜技术，安全使用设备和药品；提供中医药服务，基本公共卫生服务及有关重大公共卫生服务，计划生育技术服务，转诊服务，接收转诊病人和一定的急诊急救服务；提供住院服务，开展一级常规手术。负责村卫生室业务和技术管理。

二、科室设施

设立全科医疗科、内(儿)科、外科、妇(产)科、中医科、口腔科、康复科、中医综合服务区,设置输液室、急诊(抢救)室、肠道及发热诊室等。设置药房(中西药房分设)、检验科、放射科、B超室、心电图室(B超与心电图室可合并设立),消毒物品储藏室(可依托有资质的第三方机构)。公共卫生科或预防保健科包含:预防接种室、预防接种留观室、儿童保健室、妇女保健室、健康教育室、听力筛查、智力筛查室等。有开展计划生育技术服务场所及相关设施,有计划生育科普知识宣传资料架和药具展示柜等,计划生育咨询室、手术室分开设置。

三、设备设施

20张床位以上,建筑面积300平方米以上,每增设1张床位,建筑面积至少增加50平方米。设备配置达到《医疗机构基本标准(试行)》(卫医发〔1994〕第30号)要求,并配备必要的中医药服务设备,以及DR、彩超、全自动生化分析仪、血凝仪、十二导联心电图机、空气消毒机、麻醉机、胃镜、呼吸机以及与诊疗科目相匹配的其他设备。

四、人员配置

人员达到《医疗机构基本标准(试行)》(卫医发〔1994〕第30号)要求,且卫生技术人员数不低于全院职工总数的80%,全科医师不低于1名,中医类别医师不少于2名;大专及以上学历卫生技术人员比例达到50%以上,辖区内每万服务人口注册全科医师数不少于2人。

五、基本医疗服务

至少能够识别和初步诊治60种常见病、多发病(具体病种请参见卫计委发布《基层医疗卫生机构基本医疗服务能力标准(2018版)》),近3年累计收治住院病种不低于50种。医务人员能对循环系统、呼吸系统急危重症患者和肾功能衰竭、急性中毒、休克及一般急危重症患者作出初步诊断和急救处理,掌握心肺复苏术、电除颤、腹腔穿刺术;能够开展清创、缝合、止血、包扎、简易骨折固定(如夹板外固定等)等急救技术。对急性创伤、急诊分娩、急性心肌梗死、急性脑卒中、急性颅脑损伤、高危新生儿等重点病种具备初步识别与处理能力，掌握胸腔穿刺、气管插管、气管切开等技术；建立危重患者"绿色转诊通道"。

开展血常规、尿常规、便常规、肝功能、肾功能、淀粉酶、血脂、血清电解质、血糖检测、ABO红细胞定型、ABO血型鉴定、凝血功能、糖化血红蛋白、乙型肝炎血清标志物、HCV抗体、艾滋、梅毒抗体检测（初筛）、Rh血型鉴定等检验项目。

六、公共卫生服务

具备《国家基本公共卫生服务规范（第三版）》相关要求。辖区常住居民电子健康档案建档率达到75%以上，健康档案使用率达到70%以上，电子健康档案数据与医疗信息互联互通。利用互联网、手机终端等新媒体、新形式开展健康教育，健康教育形式和频次达到规范要求。对辖区内常住的0~6岁儿童规范开展健康管理服务，新生儿访视率达到90%以上；常住的孕产妇规范开展健康管理服务，早孕建册率、产后访视率分别达到90%以上；老年人健康管理率达到67%以上，对患病老年人及时治疗或转诊，对发现有异常老年人及时转诊并随访转诊结果。高血压患者管理率达到40%以上，糖尿病患者管理率达到35%以上，规范管理率达到70%以上；肺结核患者管理率达到90%以上。65岁及以上老年人、0~36个月儿童中医药健康管理率分别达到50%以上。传染病疫情报告率、传染病疫情报告及时率达到95%以上。

后　记

我国政府历来重视医疗卫生事业的发展，始终把人民生命安全和身体健康放在首位，一直高度关注广大人民群众"看病难、看病贵"的问题。为破解难题，我国政府一方面通过完善医疗保障制度，实现基本医疗保险全面覆盖，为人民群众提供更多的医疗就诊资金保障，缓解"看病贵"的现象。医疗保险经过二十多年的发展，已逐步实现参保人群全覆盖，医保基金收支规模不断扩大，医疗保障能力显著增强，"看病贵"的现象可以说已经得到根本扭转。但我国医疗资源分布不均，优质资源集中在大城市，那些常年分布在群众身边的普通医疗机构卫生设施相对不足，特别是缺少经验丰富、年富力强的医疗人力资源的现状还比较突出。从而造成城市大医院与基层医疗机构冰火两重天的境地，这既造成医疗资源使用忙闲不均，也额外增加了人民群众不必要的就诊经济负担和不便。

从 2013 年起，我国就开始推行医疗联合体的建设，促进医疗资源纵向整合，加强大医院与基层医院之间人才、利益、内涵建设的一体化，让二者各司其职、互动、共享，为人民群众提供全方位、全周期、连续的健康服务。这项史无前例的改革没有经验可循，如何破除行政隶属、财政投入、医保支付、人事管理等诸多体制方面的壁垒，实现不同医疗机构间的有机融合亟待探究。带着这些疑问，鲁盛康、马鸣、杨忆文带领湖北第二师范学院和华中科技大学在校生组成团队开展相关研究。研究中，鲁盛康主要负责研究整体设计、资料收集与分析和调查工具设计等工作；马鸣主要负责现场调研的组织、安排，以及调研资料的收集整理；杨忆文则主要负责文献资料的查阅收集和调研工具的设计等工作。研究团队历时一年多，深入湖北、江西、湖南、安徽四省调查大小各类医疗机构 28 所、政府机关 8 个，访谈各类人员 57 名，收集整理各类文字资料 50 余万字。本书共有九章 25 万余字，其中，鲁盛康主要负责起草大纲，以及第一章、第五章、第六章、第七章、第八章、第九章的资料整理分析和撰写，共 16 万余字；马鸣和杨忆文主要负责参考文献的整理，和第二章、第三章、第四章的资料整理分析和撰写，共 9 万余字。

本研究得以顺利开展，直至撰写成书，得到了各地卫生健康委员会（局）、人力资源与社会保障局和各级医疗卫生机构的支持与帮助，在此表示衷心的感谢！尤其感谢湖北第二师范学院在研究中给予资金上的支持！感谢湖北第二师范学院和华中科技大学两校学生在调查开展中的无私奉献！最后也衷心感谢家人对我们的研究所做的默默支持！